"十二五"普通高等教育本科国家级规划教材

国家卫生健康委员会"十四五"规划教材

全 国 高 等 学 校 教 材

供八年制及"5+3"一体化临床医学等专业用

循证医学

Evidence-based Medicine

第4版

主　　编　康德英　许能锋

副 主 编　李晓枫　王小钦　周宝森

数 字 主 编　王小钦

数字副主编　李晓枫　刘晓清　周宝森

人民卫生出版社

·北 京·

图书在版编目（CIP）数据

循证医学 / 康德英，许能锋主编 . —4 版 . —北京：
人民卫生出版社，2023.8
全国高等学校八年制及"5+3"一体化临床医学专业
第四轮规划教材
ISBN 978–7–117–35023–5

Ⅰ. ①循… Ⅱ. ①康… ②许… Ⅲ. ①循证医学 – 高
等学校 – 教材 Ⅳ. ①R499

中国国家版本馆 CIP 数据核字（2023）第 158664 号

人卫智网	www.ipmph.com	医学教育、学术、考试、健康，
		购书智慧智能综合服务平台
人卫官网	www.pmph.com	人卫官方资讯发布平台

循 证 医 学
Xunzheng Yixue
第 4 版

主　　编：康德英　许能锋
出版发行：人民卫生出版社（中继线 010-59780011）
地　　址：北京市朝阳区潘家园南里 19 号
邮　　编：100021
E - mail：pmph @ pmph.com
购书热线：010-59787592　010-59787584　010-65264830
印　　刷：北京汇林印务有限公司
经　　销：新华书店
开　　本：850×1168　1/16　印张：15　插页：1
字　　数：444 千字
版　　次：2005 年 8 月第 1 版　　2023 年 8 月第 4 版
印　　次：2023 年 9 月第 1 次印刷
标准书号：ISBN 978-7-117-35023-5
定　　价：58.00 元
打击盗版举报电话：010-59787491　E-mail：WQ @ pmph.com
质量问题联系电话：010-59787234　E-mail：zhiliang @ pmph.com
数字融合服务电话：4001118166　E-mail：zengzhi @ pmph.com

编　者

（以姓氏笔画为序）

丁士刚（北京大学）

王小钦（复旦大学）

田文静（哈尔滨医科大学）

刘金来（中山大学）

刘晓清（北京协和医院）

许能锋（福建医科大学）

李亚斐（陆军军医大学）

李晓枫（大连医科大学）

杨　茗（四川大学）

吴心音（中南大学）

邸阜生（南开大学）

张　玲（首都医科大学）

周宝森（中国医科大学）

俞　琼（吉林大学）

贾莉英（山东大学）

黄　建（浙江大学）

黄亚玲（华中科技大学）

康德英（四川大学）

曾宪涛（武汉大学）

秘　书

张永刚（四川大学）

数字编委

（数字编委详见二维码）

数字编委名单

融合教材阅读使用说明

融合教材即通过二维码等现代化信息技术，将纸书内容与数字资源融为一体的新形态教材。本套教材以融合教材形式出版，每本教材均配有特色的数字内容，读者在阅读纸书的同时，通过扫描书中的二维码，即可免费获取线上数字资源和相应的平台服务。

本教材包含以下数字资源类型

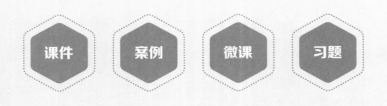

本教材特色资源展示

获取数字资源步骤

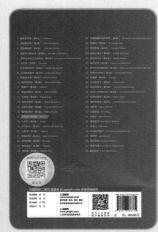

①扫描教材封底二维码（箭头所示），激活获得授权。

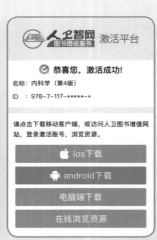

②下载 APP 和电脑客户端。

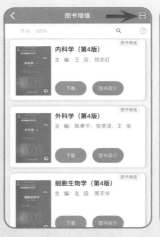

③使用 APP 扫码功能（箭头所示），扫描书中二维码浏览资源。

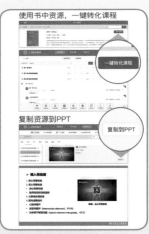

④认证教师后，通过电脑客户端使用书中资源快速创建课程，或将资源复制到 PPT 中教学使用。

APP 及平台使用客服热线　　400-111-8166

读者信息反馈方式

欢迎登录"人卫e教"平台官网"medu.pmph.com"，在首页注册登录（也可使用已有人卫平台账号直接登录），即可通过输入书名、书号或主编姓名等关键字，查询我社已出版教材，并可对该教材进行读者反馈、图书纠错、撰写书评以及分享资源等。

全国高等学校八年制及"5+3"一体化临床医学专业第四轮规划教材　修订说明

为贯彻落实党的二十大精神,培养服务健康中国战略的复合型、创新型卓越拔尖医学人才,人卫社在传承 20 余年长学制临床医学专业规划教材基础上,启动新一轮规划教材的再版修订。

21 世纪伊始,人卫社在教育部、卫生部的领导和支持下,在吴阶平、裘法祖、吴孟超、陈灏珠、刘德培等院士和知名专家亲切关怀下,在全国高等医药教材建设研究会统筹规划与指导下,组织编写了全国首套适用于临床医学专业七年制的规划教材,探索长学制规划教材编写"新""深""精"的创新模式。

2004 年,为深入贯彻《教育部 国务院学位委员会关于增加八年制医学教育(医学博士学位)试办学校的通知》(教高函〔2004〕9 号)文件精神,人卫社率先启动编写八年制教材,并借鉴七年制教材编写经验,力争达到"更新""更深""更精"。第一轮教材共计 32 种,2005 年出版;第二轮教材增加到 37 种,2010 年出版;第三轮教材更新调整为 38 种,2015 年出版。第三轮教材有 28 种被评为"十二五"普通高等教育本科国家级规划教材,《眼科学》(第 3 版)荣获首届全国教材建设奖全国优秀教材二等奖。

2020 年 9 月,国务院办公厅印发《关于加快医学教育创新发展的指导意见》(国办发〔2020〕34 号),提出要继续深化医教协同,进一步推进新医科建设、推动新时代医学教育创新发展,人卫社启动了第四轮长学制规划教材的修订。为了适应新时代,仍以八年制临床医学专业学生为主体,同时兼顾"5+3"一体化教学改革与发展的需要。

第四轮长学制规划教材秉承"精品育精英"的编写目标,主要特点如下:

1. 教材建设工作始终坚持以习近平新时代中国特色社会主义思想为指导,落实立德树人根本任务,并将《习近平新时代中国特色社会主义思想进课程教材指南》落实到教材中,统筹设计,系统安排,促进课程教材思政,体现党和国家意志,进一步提升课程教材铸魂育人价值。

2. 在国家卫生健康委员会、教育部的领导和支持下,由全国高等医药教材建设研究学组规划,全国高等学校八年制及"5+3"一体化临床医学专业第四届教材评审委员会审定,院士专家把关,全国医学院校知名教授编写,人民卫生出版社高质量出版。

3. 根据教育部临床长学制培养目标、国家卫生健康委员会行业要求、社会用人需求,在全国进行科学调研的基础上,借鉴国内外医学人才培养模式和教材建设经验,充分研究论证本专业人才素质要求、学科体系构成、课程体系设计和教材体系规划后,科学进行的,坚持"精品战略,质量第一",在注重"三基""五性"的基础上,强调"三高""三严",为八年制培养目标,即培养高素质、高水平、富有临床实践和科学创新能力的医学博士服务。

4. 教材编写修订工作从九个方面对内容作了更新:国家对高等教育提出的新要求;科技发展的趋势;医学发展趋势和健康的需求;医学精英教育的需求;思维模式的转变;以人为本的精神;继承发展的要求;统筹兼顾的要求;标准规范的要求。

5. 教材编写修订工作适应教学改革需要,完善学科体系建设,本轮新增《法医学》《口腔医学》《中医学》《康复医学》《卫生法》《全科医学概论》《麻醉学》《急诊医学》《医患沟通》《重症医学》。

6. 教材编写修订工作继续加强"立体化""数字化"建设。编写各学科配套教材"学习指导及习题集""实验指导/实习指导"。通过二维码实现纸数融合,提供有教学课件、习题、课程思政、中英文微课,以及视频案例精析(临床案例、手术案例、科研案例)、操作视频/动画、AR模型、高清彩图、扩展阅读等资源。

全国高等学校八年制及"5+3"一体化临床医学专业第四轮规划教材,均为国家卫生健康委员会"十四五"规划教材,以全国高等学校临床医学专业八年制及"5+3"一体化师生为主要目标读者,并可作为研究生、住院医师等相关人员的参考用书。

全套教材共48种,将于2023年12月陆续出版发行,数字内容也将同步上线。希望得到读者批评反馈。

全国高等学校八年制及"5+3"一体化临床医学专业 第四轮规划教材 序言

"青出于蓝而胜于蓝",新一轮青绿色的八年制临床医学教材出版了。手捧佳作,爱不释手,欣喜之余,感慨千百位科学家兼教育家大量心血和智慧倾注于此,万千名医学生将汲取丰富营养而茁壮成长,亿万个家庭解除病痛而健康受益,这不仅是知识的传授,更是精神的传承、使命的延续。

经过二十余年使用,三次修订改版,八年制临床医学教材得到了师生们的普遍认可,在广大读者中有口皆碑。这套教材将医学科学向纵深发展且多学科交叉渗透融于一体,同时切合了"环境-社会-心理-工程-生物"新的医学模式,秉持"更新、更深、更精"的编写追求,开展立体化建设、数字化建设以及体现中国特色的思政建设,服务于新时代我国复合型高层次医学人才的培养。

在本轮修订期间,我们党团结带领全国各族人民,进行了一场惊心动魄的抗疫大战,创造了人类同疾病斗争史上又一个英勇壮举!让我不由得想起毛主席《送瘟神二首》序言:"读六月三十日人民日报,余江县消灭了血吸虫,浮想联翩,夜不能寐,微风拂煦,旭日临窗,遥望南天,欣然命笔。"人民利益高于一切,把人民群众生命安全和身体健康挂在心头。我们要把伟大抗疫精神、祖国优秀文化传统融会于我们的教材里。

第四轮修订,我们编写队伍努力做到以下九个方面:

1. 符合国家对高等教育的新要求。全面贯彻党的教育方针,落实立德树人根本任务,培养德智体美劳全面发展的社会主义建设者和接班人。加强教材建设,推进思想政治教育一体化建设。

2. 符合医学发展趋势和健康需求。依照《"健康中国2030"规划纲要》,把健康中国建设落实到医学教育中,促进深入开展健康中国行动和爱国卫生运动,倡导文明健康生活方式。

3. 符合思维模式转变。二十一世纪是宏观文明与微观文明并进的世纪,而且是生命科学的世纪。系统生物学为生命科学的发展提供原始驱动力,学科交叉渗透综合为发展趋势。

4. 符合医药科技发展趋势。生物医学呈现系统整合/转型态势,酝酿新突破。基础与临床结合,转化医学成为热点。环境与健康关系的研究不断深入。中医药学守正创新成为国际社会共同的关注。

5. 符合医学精英教育的需求。恪守"精英出精品,精品育精英"的编写理念,保证"三高""三基""五性"的修订原则。强调人文和自然科学素养、科研素养、临床医学实践能力、自我发展能力和发展潜力以及正确的职业价值观。

6. 符合与时俱进的需求。新增十门学科教材。编写团队保持权威性、代表性和广泛性。编写内容上落实国家政策、紧随学科发展,拥抱科技进步、发挥融合优势,体现我国临床长学制办学经验和成果。

7. 符合以人为本的精神。以八年制临床医学学生为中心,努力做到优化文字:逻辑清晰,详略有方,重点突出,文字正确;优化图片:图文吻合,直观生动;优化表格:知识归纳,易懂易记;优化数字内容:网络拓展,多媒体表现。

8. 符合统筹兼顾的需求。注意不同专业、不同层次教材的区别与联系,加强学科间交叉内容协调。加强人文科学和社会科学教育内容。处理好主干教材与配套教材、数字资源的关系。

9. 符合标准规范的要求。教材编写符合《普通高等学校教材管理办法》等相关文件要求,教材内容符合国家标准,尽最大限度减少知识性错误,减少语法、标点符号等错误。

最后,衷心感谢全国一大批优秀的教学、科研和临床一线的教授们,你们继承和发扬了老一辈医学教育家优秀传统,以严谨治学的科学态度和无私奉献的敬业精神,积极参与第四轮教材的修订和建设工作。希望全国广大医药院校师生在使用过程中能够多提宝贵意见,反馈使用信息,以便这套教材能够与时俱进,历久弥新。

愿读者由此书山拾级,会当智海扬帆!

是为序。

中国工程院院士
中国医学科学院原院长　刘德培
北京协和医学院原院长
二〇二三年三月

主编简介

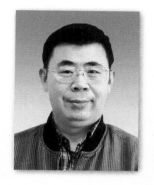

康德英

教授,硕士研究生导师。现任四川大学华西医院方案设计与统计办公室主任。兼任中华医学会临床流行病学和循证医学分会副主任委员/方法学组组长、世界中医药联合会疗效评价委员会副会长、四川省医学会临床流行病学专委会候任主任委员、四川省预防医学会妇科肿瘤预防与控制专委会常务委员、中华医学会结核病学分会、临床流行病学和循证医学分会委员。同时兼任《中华流行病学杂志》等4本杂志编委以及《中华医学杂志(英文版)》等8本国内外医学期刊特约审稿人或同行评议专家,国家自然科学基金函评专家,教育部学位论文评审专家。

从事教学工作28年。主要研究方向是循证医学、临床流行病学及其方法学。主编全国高等学校临床医学专业八年制规划教材《循证医学》2部,副主编国家级规划教材和专著《临床流行病学与循证医学》4部。先后发表SCI收录论文33篇。承担或参与国家行业专项课题、国家自然科学基金等10余项。先后获得教育部科技进步奖二等奖2项、四川省科技进步奖三等奖2项等。参与国内专家共识和指南制定3项。

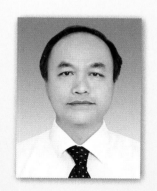

许能锋

教授,硕士研究生导师。曾任福建医科大学教务处处长和发展规划办公室主任、中国人民政治协商会议福建省委员会十至十二届委员、中华医学会临床流行病学和循证医学分会第四至六届委员会委员。现任福建卫生职业技术学院校长、2018—2022年教育部高等学校公共卫生与预防医学专业教学指导委员会委员、公共卫生与卫生管理类专业教学指导委员会主任委员兼预防医学专业分委会主任委员。

从事流行病学、临床流行病学、循证医学教学与科研工作35年。在福建省创建"临床流行病学""循证医学""现场流行病学"3门研究生和本科生教育新课程,以及福建医科大学"临床科学研究方法学"博士研究生课程。以第一作者发表学术论文37篇;主编、副主编、参编国家规划教材17部,主编、参编配套教材12部,参编著作2部。获福建省科技进步奖三等奖3项,福建省高等教育教学成果奖特等奖1项、一等奖4项和二等奖2项。

副主编简介

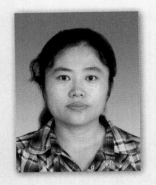

李晓枫

教授,硕士研究生导师。现任大连医科大学公共卫生学院流行病学教研室主任,主要承担流行病学、循证医学等课程。现任中华预防医学会循证预防医学专业委员会委员、辽宁省医学会临床流行病学与循证医学分会常务委员等职务。长期从事慢性非传染性疾病流行病学、循证医学等方面研究,主持参与了多项国家级、省部级、市级课题。近年来在国内外学术期刊发表数十篇学术论文,主编、参编多部规划教材及专著。曾获辽宁省优秀教师、大连医科大学教学名师等称号。

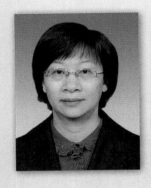

王小钦

教授,博士研究生导师。现任复旦大学附属华山医院血液科副主任,复旦大学循证医学中心副主任,中华医学会临床流行病学和循证医学分会主任委员,上海市医学会临床流行病学与循证医学分会前任主任委员,中国老年医学学会血液学分会红细胞疾病学术工作委员会委员,中国临床肿瘤学会(CSCO)生物统计学专家委员会委员。研究方向为血液学、临床流行病学和循证医学。负责多项大型国际合作课题、国家级和省部级课题。发表论文 200 余篇,其中 SCI 收录论文 60 篇,主编和参加编写医学专著 10 余部。科研成果获得上海市科技进步奖三等奖和上海市医学奖三等奖,主编的教材《现代临床流行病学》获得上海市普通高校优秀教材奖。教学成果获上海市教委教学奖一等奖。

副主编简介

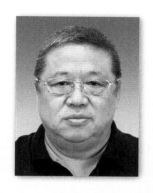

周宝森

二级教授,博士研究生导师。中国医科大学附属第一医院临床流行病与循证医学研究室主任,国务院政府特殊津贴获得者,辽宁省优秀教师。中华医学会临床流行病学和循证医学分会委员,中华预防医学会流行病学分会委员,辽宁省医学会临床流行病学与循证医学分会主任委员,辽宁省预防医学会流行病与卫生统计学专业委员会主任委员。从事流行病学方法学、肿瘤流行病学和肿瘤病因学研究。参编人民卫生出版社出版的国家规划教材《流行病学》第 5 版、第 6 版、第 7 版。先后获得沈阳市优秀专家、沈阳市领军人才、辽宁省高校优秀研究生导师、辽宁省优秀科技工作者荣誉称号。承担国家自然科学基金等科研课题 10 多项,发表科研论文 236 篇,获辽宁省科技进步奖一等奖。

前　言

循证医学本质上是一门新兴交叉的前沿临床基础学科,也是指导临床医疗进行科学诊治决策的方法学。立足于临床实践,针对患者具体的临床问题所形成的诊治方案,应建立在最新、最佳的科学证据基础之上,这是与传统经验医学的最大区别所在。同时循证医学强调个体化原则,基于个体患者的循证问题,检索证据、评价证据,将最佳证据应用于具体临床实践时,再进一步结合患者实际情况、主观意愿以及具体的医疗环境和技术条件等,医患共同决策后付诸临床实践。

本教材第 1 版、第 2 版、第 3 版问世后,相继入选"十一五""十二五"普通高等教育本科国家级规划教材和国家卫生健康委员会"十二五"规划教材,表明了本教材是一本深受欢迎的优秀教材。

本轮修订过程中,坚持"精品战略,质量第一"的编写宗旨,强调三高(高标准、高起点、高要求)、三严(严肃的态度、严谨的要求、严密的方法)、三基(基础理论、基本知识、基本技能)、五性(思想性、科学性、先进性、启发性、适用性)的修订原则。严把政治导向,密切结合国家需求,做好顶层设计。在本轮第 4 版的修订中,以继承与发展为指导思想,结合本学科的最新进展和八年制循证医学教学的调研反馈,对第 4 版的内容作了一些创意性修订,共设 18 章,并与时俱进新增真实世界证据一章。教材结构上以证据发现与甄别、证据整合与评价、证据转化与应用为主线,按先理论后实践顺序,在系统阐述循证医学基本理论、基本方法的基础上,以解决病因、诊断、治疗、预后等四大循证临床问题为示范,强化医学生如何在临床实践中发现并提出待循证问题、查证用证等解决问题的实战能力。

我们共同的愿望是在全国一流教材的基础上,从精英教育的特点、医学模式的转变、信息社会的发展中汲取学科新进展及新知识,不断丰富本教材的科学内涵,力求"更新""更深""更精",使之永葆一流教材水平。

本轮教材修订得到了四川大学华西临床医学院/华西医院领导的大力支持、人民卫生出版社的具体指导和无私帮助,一并致以衷心的谢意!

洪旗、盛永成、汪琴、李莉、赵重阳等五位同志在本教材图表编排和文字编辑等方面均付出了辛勤劳动和奉献,在此致以诚挚的感谢!

本轮修订中,尽管全体编委尽心尽责,但毫无疑问仍会有某些不足,敬希应用本教材的师生与同道,给予批评和指正!

康德英　许能锋

2023 年 7 月

目　　录

第一章
绪　论

要点

1. 循证医学是一门临床医学的基础学科,学好循证医学应立足于临床实践,早临床、多临床、反复临床。

2. 循证医学又是临床科学诊治决策的方法学,针对患者具体的临床问题所形成的诊治方案,应建立在最新、最佳的科学证据基础之上,这是与传统经验医学的最大区别所在。

循证医学(evidence-based medicine,EBM)本质上为一门临床医学的前沿基础学科,是指导临床医疗进行科学诊治决策的方法学。立足于临床实践,针对患者具体的临床问题所形成的诊治方案,应建立在最新、最佳的科学证据基础之上,这是与传统经验医学的最大区别所在。循证医学集不同认识论之大成,强调以证据为中心、兼顾理性推理,并规避对证据的教条式解读。循证医学既然被称为"临床科学诊治决策的方法学",必然通用于临床医学各个学科及其他医学相关领域,如内科、外科、妇产科、儿科、口腔、中医药、护理、心理卫生、公共卫生、卫生政策与管理等。不同之处,仅在于各个学科特点及循证临床实践的具体形式而已。因而,有些学科往往在其名称之前,常冠以"循证"二字以表其"新意"!

循证医学对推动临床医学进步的贡献有目共睹,其在医学实践中对医学学科发展的重要性足以和抗生素和麻醉相提并论。

第一节　循证医学概述

一、循证医学的概念

循证医学是指临床医生针对个体患者,在充分收集病史、体检及必要的实验室和影像检查基础上,并结合自身的专业理论知识与临床技能,围绕患者的主要临床问题(如病因、诊断、治疗、预后以及康复等),检索、查找、评价当前最新最佳的研究证据,进一步结合患者的实际意愿与临床医疗环境,形成科学、适用的诊治决策,并在患者的配合下付诸实施,最后分析与评价其效果。

实践循证医学,既能有效地解决个体患者的临床问题、改善预后和促进患者康复,同时也会推动临床医疗水平的不断提高,实现医患"双赢"。由此可见,为追求最佳诊治效果,循证医学对个体患者的诊治决策是建立在当前最新、最佳的证据基础之上,是"基于证据的临床医学",有别于传统意义上基于临床经验的医学模式。EBM强调三个原则:①证据本身的异质性,证据质量良莠不齐,证据质量越高,其对诊断效能、预后和健康干预效果的估计越接近于事实;②证据集成的必要性,不能单靠某些/部分证据形成诊疗决策,应综合利弊分析;③证据应用的非充分性,证据是循证医学实践的必要条件,但并非充分条件,需要结合患者意愿、医疗环境、技术条件等进行综合决策。

作为一门新兴交叉的临床医学基础学科和临床实践新模式,自20世纪90年代以来,循证医学理念在我国得以迅速普及和推广,当然其中难免会出现一些偏差或误区。如将"系统综述(systematic review)或大型多中心随机对照试验"直接等同于"循证医学";或将循证医学冠以"临床科研方法学";特别是近些年数据驱动的真实世界研究方兴未艾,"循证医学已过时、已崩溃"的说法甚嚣尘上;还有"循证医学就是本本主义和教条主义,认为循证医学的发展是用指南和共识约束了医生的决策,而否定了医生价值"等等。这些概念上的误区和偏见,在所难免地会造成一些误导,应引以为戒,有必要回顾和了解一下有关循证医学的由来和发展历程。

二、循证医学的发展简史

(一)循证医学的起源

严格意义上的循证医学理念并非凭空出世,其起源可以追溯到希波克拉底时代,那时的临床决策依据一直在"经验"和"严谨观察的事实"之间摇摆。希氏将翔实记录得到的大量"事实"作为观察性证据引入医学实践,如实阐述事实、通过类比决策,但不轻易建立假设,因此很少犯错。希氏曾问诊发现一位嚼柳树皮刷牙的患者感冒似乎症状比其他人轻微,于是也开始向其他患者推荐柳树皮治疗。而基于经验观察的中医辨证论治理论,往往建立诸多假设,如《本草纲目》记载:孕妇吃过兔肉,则"生子兔唇",类似还有吃蟹"令子横生"、吃生姜"令儿盈指"等;这些观察性研究有其先天局限性,无法主动控制各种干扰因素,观察者只能被动观察记录,而设立对照、开展干预性研究第一人首推阿维森纳(Avicenna 980—1037 年),他完成的巨著《医典》从 11 世纪到 17 世纪一直被西方列为主要医学教科书。为证明不良环境对生存的影响,他做了一个著名实验:将两只体质、喂养方式相同的羊羔,分别置于不同环境下圈养,一个生活环境闲逸,另一只则与狼笼为邻,结果后者逐渐消瘦并很快死去。几乎在同一时代,我国宋代《本草图经》中也有一验证人参疗效的实验记载:"相传欲试上党人参者,当使二人同走,一与人参含之,一不与,度走三、五里许,其不含人参者,必大喘,含者气息自如者,其人参乃真也"。这些实验尽管已具备干预性临床试验的雏形,但粗放、不受控制的临床观察经验和生理推理等仍长期在临床决策中占主导地位。

近 300 年来,医学实践要求建立在科学可信证据上的呼声日趋高涨。1747 年 5 月 20 日 James Lind 医生在公海一条名为 Salisbury 船上开展了 12 名坏血病船员参与的临床试验:12 名船员被安排在同一房间,日常饮食也相同,进而每 2 人一组分为 6 组,分别给予苹果酒、硫酸丹剂、醋、海水、香料大蒜和芥子混合物、橘子和柠檬等不同干预。6 天后发现只有 1 组(橘子和柠檬)起效。

到 19 世纪中叶,但凡受过正规培训的临床医生都具备近现代生物学、人体解剖学、生理学、病理学、免疫学、临床医学等基本理论知识,他(她)们对患者的诊治,也是从临床实际出发,根据患者的临床特征,再结合自己掌握的理论知识和临床经验,作出相应的诊治决策,这在一定程度上也是"循证"的,不应都认为是"经验医学"。首个现代意义上的临床试验是 1948 年 Bradford Hill 在 BMJ 发表的用链霉素治疗肺结核的随机对照试验,将 107 例肺结核患者随机分为两组,分别接受链霉素和常规治疗,结果链霉素组疗效优于常规治疗。1962 年美国食品药品管理局通过的《Kefauver-Harris 法案》,首次在法律上要求通过人体临床试验等严格验证,确立有关药物的功效后方能上市。

(二)循证医学的诞生

至 20 世纪 70—80 年代,尽管发表了一些能证明创新药物有效性和安全性的临床试验证据,但这些证据往往被束之高阁,并未按照临床专业和亚专业进行系统归纳总结,用于指导临床实践。为此,David Sackett、David Eddy 和 Archie Cochrane 等人先后提出证据指导医学实践的必要性,并初步制定了证据指导临床决策的一些规则。1991 年来自加拿大 McMaster 大学的 Gordon Guyatt 将这些规则正式命名为循证医学(evidence-based medicine,EBM),提出了基于医学证据、理论和实践之间特定关联架构以优化医学实践模式的一种创新理念,用于教育培训一线临床医生评估证据的可信度,了解研究结果的临床意义,并确定如何将最好结果应用到他们的日常临床实践之中。

循证医学产生同时也是科技发展和时代进步的必然结果。首先临床医学当属一门实用科学,总是随着自然科学进步,以及人们认识的深化而得以不断丰富和发展,同时医学知识老化和新陈代谢速度也在不断加快。临床医生要做好临床工作、确保临床水平不落伍,就应通过终身学习、不断地更新

NOTES

自己的知识,掌握和应用先进的技能和理论以指导自己的临床实践。正如美国哈佛大学医学院原院长 S. Burwell 曾指出:"大学里传授给医学生的知识,在 10 年后约有 50% 被证明是错的,而问题的关键是,无从知晓错误的一半有哪些"。这说明医学领域的知识老化现象突出,而终身学习、不断学习、及时更新自己的知识,对临床医生来讲是何等重要! 然而,在生物医学领域,相关研究及文献发表数量,无论存量还是增量都十分庞大。每年有超过 600 万篇文献发表在 2 万多种生物医学期刊上,加上灰色文献更是难以计数! 仅 MEDLINE 就收录了来自 5 600 多种期刊的超过 2 200 万个索引,平均每天发表 75 个 RCT 和 11 篇系统综述,而其中又存在良莠不齐、精华与糟粕共存的问题,这无疑是对临床医生的巨大挑战;加之临床医生的工作本已十分繁忙,阅读文献时间有限,要想全部阅读如此浩瀚的文献,并不现实。鉴于信息爆炸和人脑处理证据方面的固有局限性,需要应用 EBM 严格评价技术帮助临床医生快速获取高质量的研究证据。如 Haynes 及其同事开发了一种 6S 证据模型,利用 EBM 严格评价技术每年要评阅来自所有医学学科的 3 000 多篇文献,经过信息处理和过滤后向临床推荐,而临床医生每年只需阅读大约 20 篇推荐文献(降噪 99.96%)就可以保持与学科前沿水平同步。如文献数量最为庞大的肿瘤研究领域,只有 1%~2% 是与临床实践相关的最新最佳证据。

（三）循证医学的方法学基础

临床流行病学的诞生与发展,也为循证医学实践提供了方法学支撑。早在 20 世纪 30 年代 John R. Paul 首先提出了临床流行病学(clinical epidemiology)的概念。后经几十年的发展,特别是从 60 年代后,Alvan Feinstein、David Sackett 等创造性地将流行病学和医学统计学原理及方法有机地与临床医学的研究和实践结合起来,并进一步拓展到与临床医学相关的卫生经济学和社会医学等领域,极大丰富和发展了临床研究的方法学。在临床研究实践中,提高了对疾病的发生、发展和转归整体规律的宏观认识,深化了对疾病诊断、治疗和防治方法的科学观,有效提升了临床医学研究和实践的水平,为现代临床流行病学打下了坚实的基础。20 世纪 80 年代初期,以 David Sackett 为首的一批临床流行病学家,在国际临床流行病学发源地之一的 McMaster 大学临床流行病学系和内科系,面向年轻住院医师举办了系列 "如何阅读医学文献的学习班"(how to read clinical literature),在讲授临床流行病学原理与方法的基础上,进一步指导他(她)们联系患者的临床实际问题,检索与评价医学文献,并将所获得的新近成果应用于自己的临床实践。后又经过反复实践,不断完善培训模式,取得很好效果。为此,Gordon Guyatt 将这种对临床医生的新型培训模式和临床医学实践方法,正式冠以 "循证医学"(evidence based medicine),自 1992 年起相继在 JAMA 等杂志发表了系列总结性文献,一问世就受到临床医学界的广泛关注。另外由 Haynes 和 Sackett 倡议,美国内科医师学院(American College of Physicians)组织了一个杂志俱乐部(Journal Club),即 ACPJC,由临床流行病学、临床有关学科及方法学专家组成评审小组,从 1991 年开始对 30 多种国际著名医学杂志发表的论著,进行系统分析与评价,并将最佳的研究成果,以 "摘要+专家评述" 的形式推荐,并在 Annals of Internal Medicine 副刊发表。1995 年 David Sackett 受聘于英国牛津大学,斯时组建了循证医学中心(Evidence-based Medicine Center),相继出版了循证医学专著。为全面推荐国际上经过严格评价的最佳研究证据,自 1999 年他们还编辑出版了 Clinical Evidence 专集,每年公开发行两期,将这些经过专家筛选、严格评价并加以评论后的最佳证据,推荐给临床医生,以便于指导临床医疗实践。

（四）循证医学与 Cochrane 系统综述

1993 年在英国牛津大学成立了以 Archie Cochrane 命名的 Cochrane 协作网(Cochrane collaboration),又为循证医学的腾飞提供了一大助力和组织保障。Cochrane 协作网的宗旨是在广泛地收集临床随机对照试验(RCT)的研究结果、严格评价质量的基础上,按临床专业或亚专业定期进行系统综述(systematic review)以及 meta 分析(meta-analysis),将有价值的研究结果推荐给临床医生以及相关专业的实践者,以帮助实践循证医学。Cochrane 系统综述现已被公认为最佳的高质量证据之一,其中干预性系统综述尽管仍为主流,但范围已扩展到观察性研究、诊断性研究和预后研究的系统综述。

（五）循证医学在中国

临床流行病学与循证医学在中国的发展历程基本与国际同步。我国临床流行病学起步于改革开放初期。1980 年在洛克菲勒基金会的资助下，一批优秀临床医生被选派到美国、加拿大、澳大利亚等一些临床流行病学较为成熟的国家学习和工作。这些骨干学成归来后为我国临床流行病学学科的建立、发展和普及作了大量辛勤的工作。在国家原卫生部的大力支持下，1983 年获准在原华西医科大学（现四川大学华西医学中心）、原上海医科大学（现复旦大学上海医学院）和原广州中医学院（现广州中医药大学）建立了三个"设计、衡量、评价"（design，measurement and evaluation，DME）国家级培训中心，简称 DME 中心，面向临床医学本科生和研究生相继开设了临床流行病学课程，并积极推动其他医学院校建立临床流行病学教研室（或 clinical epidemiology unit，CEU 教研组）、开展教学和研究工作。进而在 1989 年成立了 INCLEN 指导下的中国临床流行病学网（China clinical epidemiology network，ChinaCLEN）。我国最早于 1996 年在国家卫生部的领导与支持下，在原华西医科大学附属第一医院（现四川大学华西医院）正式建立中国 Cochrane 中心及循证医学中心，相继开展了循证医学国际协作研究与培训推广工作，陆续创刊了两种全国性的循证医学杂志，并率先在医学院校开设了"循证医学"课程，编写了《循证医学》专著以及 5 年制和长学制《循证医学》规划教材，对推动临床医学实践、提高医学水平产生了良好效果。本学科在全国迅速普及和健康发展，无疑会更好地推动临床医学各个学科的共同进步与繁荣。

总之，在 EBM 1.0 时代，循证医学受到广泛关注、期许、厚望；随着 EBM 2.0 时代的到来，循证医学将日臻完善，必将为临床决策的科学性和临床医学的现代化作出更大贡献。

三、循证医学与临床流行病学关系

（一）临床流行病学是实践循证医学的方法学基础

从 20 世纪 70 年代后期开始，快速发展和日臻完善的临床流行病学（clinical epidemiology）以其先进的临床科研方法学（clinical research methodology），强调临床科研设计（design）、测量（measurement）和评价（evaluation）的科学性，直接推动了高质量临床研究成果的不断产出，同时又总结出了一系列严格评价（critical appraisal）的方法和技术标准，并被国际临床医学界迅速接受和广泛应用。尤其是在加强国际卫生研究能力、对重大全球健康问题的合作研究、促进发展中国家人民的健康水平、卫生资源的合理利用以及为世界卫生组织和各国政府的卫生决策等方面，均作出了非凡的贡献或发挥了重要作用。世界卫生组织曾在其 2004 年一份年度报告中，对临床流行病学（clinical epidemiology）的贡献给予了高度评价，指出"临床流行病学学科的建立，对在群体层面上的疾病研究和临床干预作出了巨大贡献。其进展从根本上升华了测量疾病的定量方法，使之在各种群体层面上能够可信地评价干预治疗的结果"。鉴于临床流行病学的发展直接促进了高质量临床研究成果的产生，而新的研究成果或称最佳证据（best evidence）应适时地应用于临床实践，方可产生科学与实用价值。正是在这样的大背景下，20 世纪 90 年代以临床流行病学作为方法学基础，催生了循证医学（evidence-based medicine）。

临床流行病学及其后续的循证医学均是以临床医学为基础、交叉融入了流行病学、医学统计学、卫生经济学、社会医学等学科的前沿基础学科。其中临床流行病学又是实践循证医学的方法学基础，侧重于"创证"，采用科学的设计、准确的测量方法完成高质量研究；而循证医学侧重于"用证"，利用临床流行病学的严格评价技术甄别最佳证据，用于指导临床实践，两者在方法学上是一脉相承的。

（二）循证医学的实践对象与临床流行病学的研究对象是患者及其群体

临床流行病学和循证医学的学科主体都是临床医学，旨在解决临床科研与临床实践问题，对临床医学的学科发展有重要价值和意义。临床医生面对的诊治对象是个体，过去由于缺乏群体观念，临床研究常常变成了个体案例的累加与总结分析，这些经验性的临床研究往往隐藏了大量的偏倚、混杂和机遇因素，其研究结果或结论往往偏离于客观事实；现在临床研究是以临床为基础，强调群体观和定量化观点,以医院为基础的患者及其相应的患病群体同样具有"流行病学"规律性特征,当然这种群体规律性特征探索已不再局限于医院病患,又进一步拓展到真实世界患病人群,将医院内特定疾病的患者诊治和社区人群特定疾病的诊治研究相互结合,体现了"以患者为中心、全程服务"核心理念;同时临床流行病学与循证医学借鉴和采用了流行病学、医学统计学、卫生经济学及其他基础医学的定量化方法,无疑对疾病的早期发现与防治,以及对疾病发生/发展和转归规律的认识更为全面和深入,既有利于创新临床研究,又有助于促进临床研究成果转化,更好地服务于临床诊治实践。

第二节 循证医学实践的基础与要求

一、循证医学实践的基础

循证医学实践的基础由四大要素组成:医生、患者、最佳证据和医疗环境。

(一)医生系实践循证医学的主体

作为循证医学的实践者,医生首先要具备良好医学理论基础、丰富的临床经验和扎实过硬临床技能,同时还要有不断进取创新精神、仁爱之心以及全心全意为患者服务的意识,这样方能在日常临床实践中去发现患者的临床问题,并充分应用自己的聪明才智去循证、解决患者的问题(详见本书第二章),从而促进循证医学实践并不断提升自己的临床水平。

(二)患者系循证医学实践服务的对象和载体

实践循证医学,务必要取得患者的合作,对诊疗方案具备良好的依从性。为此,临床医生还要有人文情怀、关心体贴患者、讲究沟通技巧、充分了解患者意愿、构建良好的医患关系,否则,任何有效的方法与措施,若无患者配合,都难以成功。个体患者临床决策过程中如何有效融合患者价值观与个人意愿,是循证个体化实践及医学未来发展所面临的重大挑战(详见本书第十章、第十三章)。

(三)最佳证据乃为实践循证医学的"武器",也是解决患者临床问题的必要手段

最佳证据当然是来源于现代临床医学的最新研究成果,而这种证据的获取,则依赖于应用科学的方法去检索、分析与评价(详见本书第三章、第四章),进而围绕个体患者的具体临床问题,将证据分门别类、利弊综合后择优采用(详见本书第十一章、第十二章)。

(四)医疗环境

循证医学实践都要在具体的医疗环境下推行。不同地区、不同级别的医院,其设备、技术条件和医务人员的水平各异,即使某一最佳措施和方法对某疾病有确切的疗效,但当医疗环境或技术条件受限时,也难以实施。因此,实践循证医学不能脱离具体的医疗环境。

在我国,随着医疗制度改革的不断深入,国家对人民卫生事业的关注与资源投入不断加强,各级医疗卫生机构的软硬件条件正得以不断改善,医疗环境的持续改进也为实践临床循证医学创造了很好条件和契机,关键是如何利用良好的医疗条件、提供高效均质的医疗卫生服务。

上述四大要素既是实践循证医学的基础,四者相辅相成、缺一不可,同时又是临床科学诊治的复杂决策系统(图 1-1)。这里特别强调的是:要真正地实践循证医学,应掌握必要的临床流行病学知识、理论与方法学,否则难以真正地甄别、分析和评价出最佳证据,巧妇难为无米之炊。鉴于循证医学理论、标准及方法学均源于临床流行病学,循证医学实际为临床流行病学

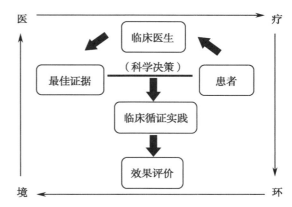

图 1-1 循证临床实践示意图

在临床实践中的具体应用。

二、循证医学实践的类别

循证医学最早侧重于教育培训一线临床医生,传授严格评价方法,使其掌握解读研究文献技巧,用以评价研究证据的真实性、临床重要性和适用性。EBM 教育培训一线临床医生的工作很快得到认可,EBM 课程现已成为全球大多数国家医学本科和研究生医学教育的核心要求。参与循证医学实践可分为两种形式:要么成为循证医学最佳证据的提供者(doer),要么作为最佳证据的应用者(user)。参与角色不同,要求也不一样。

1. 最佳证据的提供者(doer),往往是由一批颇具学术造诣的临床流行病学家、临床专家、临床统计学家、卫生经济学家和社会医学家以及医学信息专家,共同协作,根据临床实践中存在的关键重要问题,从全球年逾 600 余万篇的生物医学文献中,去收集、分析、评价,进而综合出最佳的研究成果(证据),为临床医生循证实践提供强有力武器(当前最佳临床证据资源包括 BMJ 编辑出版的 Clinical Evidence,ACPJC,Cochrane Library 等,详见本书第三章)。因此,证据提供者成为循证实践的关键所在,没有他(她)们的辛勤付出和无私奉献就不可能真正做到循证医学实践。当然除了提供最佳证据,他们还有将这些优秀成果(证据)推广传播到循证临床实践的艰巨任务。这就涉及全程培训,从对医学生循证医学教育,到对临床医生毕业后循证医学培训。只有广大的临床医生能真正掌握与应用循证临床实践的理论与方法,并能融入主动性与创造性相结合的自我教育和能力提升的良性循环,才能将最佳证据最大限度转化为广大患者的医疗保健服务,真正践行循证医学的宗旨。

2. 最佳证据的应用者(user),即为最佳证据的潜在用户,数量庞大。既有从事临床的一线医务人员,同时又包括医疗管理者和卫生政策决策者、广大患者等。为了实现患者诊治决策以及卫生管理和政策决策的科学化这一共同目标,应联系各自的实际问题,去寻找、认识、理解和应用最佳最新的科学证据,做到理论联系实践,方能取得最好的结果。

无论是证据的提供者还是应用者,除了要拥有临床业务基础之外,也要掌握相关学科的背景知识和技能,两者只是要求的程度有所不同(表 1-1)。当然,两者的角色可以互换,证据的提供者本身也可以是应用者;而应用者本身也可成为证据提供者。

表 1-1　循证医学实践者的类别

分类标准	证据提供者(doer)	要求条件	证据应用者(user)	要求条件
确定临床问题	问题提出与发现	+++	问题提出与发现	+++
任务	证据评价与整合	+++	正确应用证据	+++
专业基础与技能	1. 临床实践能力	+++	1. 临床实践能力	+++
	2. 临床流行病学	+++	2. 临床流行病学	+
	3. 临床统计学	+++	3. 临床统计学	+
	4. 卫生经济学	++	4. 卫生经济学	+
	5. 医学信息学	++	5. 医学信息学	+
技术力量	团队协作	+++	团队协作	+

多年 EBM 教育培训经验表明,很少有临床医生能够真正掌握证据评价与整合这类复杂技能,即便掌握也很少有时间成为证据提供者(doers),这就意味着 EBM 教育培训目标是引导大多数临床医生成为证据应用者(users),学会查找那些经过处理过滤的、现成的证据源,如临床决策辅助支持系统、临床实践指南、专业推荐的系统综述/Cochrane 系统综述、卫生技术评估及卫生经济学评价等,特别是向临床医生推荐可信赖的临床实践指南,能极大提升临床科学决策的效率、推进证据向临床转

化,让患者尽早尽快获益(详见本书第五章、第六章、第七章、第八章)。同时有研究表明,美国医疗保健服务的总费用增长迅速,2018 年达到美国当年 GDP 的五分之一,然而有证据显示:所提供的医疗保健服务超过 50% 缺乏证据支持,更有超过 30% 的医疗保健服务是不适当或过度的,因此,当务之急是双管齐下:①证据提供者(doer)应全面及时梳理现有证据、快速制定和推荐临床实践指南;②强化培训,引导更多临床医生成为证据应用者(user),学会查找最好的临床实践指南,实现临床实践的规范化和均质化,减少不合理医疗服务,推进医疗服务质量的全面提升。

第三节 循证医学实践的基本步骤与方法

基于循证临床实践模式、循证医学教育培训经验以及先归纳后演绎的认识论原则,可将循证医学实践过程总结为"五步法",见图 1-2,每个步骤又赋予丰富内涵和科学方法,形成相互联系的一个完整系统,任何环节倘若存在缺陷或不足,均会影响循证医学实践的质量和效率。

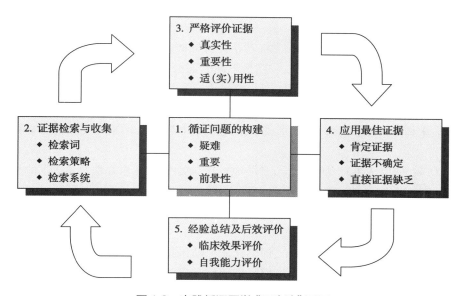

图 1-2 实践循证医学"五步法"图示

一、循证问题的提出与构建

所谓"循证问题"是指在临床实践中个体患者存在的、亟待解决的临床重要问题。循证临床实践中,首先应找准自己的患者究竟存在什么样的重要临床问题? 用现有理论知识和临床技能能否有效解决? 倘若问题比较棘手,就可上升为待循证的问题。

循证问题涉及病因及危险因素、诊断、防治以及预后等,欲找准循证问题,可依次回答如下问题:①该患者能否明确诊断? ②该患者发病及危险因素是否清晰? ③针对该患者有无有效防治手段或方法? ④这些防治方法能否降低病死、病残概率? ⑤这些防治方法能否改善患者的生存质量和预后? ⑥这些防治方法是否成本效果最优?

在依次回答上述问题过程中,若回答"是",则进入下一个环节;若回答"否",则可作为循证问题的候选。找准患者存在的、需要回答和解决的临床问题,是实践循证医学的首要关键环节,倘若找不准或者根本不是什么重要的问题,或者医疗常规手段就能解决的问题,那么就会造成误导,这就像一个临床科研选题方向出错,其研究结果就失去意义一样。

为找准重要的临床问题,临床医生必须准确采集病史、查体及收集有关实验检查结果,善于沟通交流,尽量获取一手可靠资料,充分应用理论知识、临床技能和经验以及综合判断力,甄别哪些属于常识性"背景问题",哪些为"前景问题"。只有那些在临床上亟待解决且必须回答的疑难、前景问题,才有可能成为待循证问题(详见本书第二章)。

二、检索证据

基于上述待循证的临床问题和 PICOS 原则,确定有关"主题词""关键词",制定检索策略,应用电子检索数据库和期刊检索系统,全面检索相关文献,从这些文献中找出与拟弄清、待回答临床问题密切相关的证据,以供分析评价之用(详见本书第三章)。

若初次使用电子文献检索数据库,最好寻求医学信息或图书管理专业人员的帮助,以尽快熟悉检索方法,提高检索效率和准确度。特别是在检索内容与顺序安排上,一般是先寻找可靠的高级别证据,如临床实践指南、系统综述等,鉴于这些证据综合了大量相关的原始研究结果,且经过了加工和提炼,评阅这类证据可在短时间内获取与临床问题相关的新发现、新知识和新进展。若无这样的证据,再寻找可靠的原始研究文献。具体检索方法与过程还可参考相关专著,这里不再赘述。

三、评价证据

对获取的相关证据,应用临床流行病学的严格评价标准,依次评估证据的真实性、重要性以及适(实)用性。综合评估后有三种处理方式:①质量不高的证据,或质量可靠但属无益或有害干预的证据,放弃推荐。②现有证据存在争议、尚难定论,仅供决策参考。倘若收集到多篇合格研究文献,则可考虑完成系统综述(systematic review)和 meta 分析(meta-analysis)。详见本书第六章。③属最佳证据,则可结合临床具体情况和患者意愿,形成临床决策并付诸实施,用以解决患者的实际问题。详见本书第十三章。

哪类临床研究文献(成果)当属"最佳证据"呢?其真实性、临床重要性及其适用性又如何呢?这是临床医生阅读和引用"最佳证据"时必须回答的问题,要回答上述问题需掌握严格评价相关知识并具备一定的评估能力。

(一)证据评价三要素

证据评价的三要素包括:真实性评价,即临床研究结果是否真实可靠;临床重要性评价,即研究结果的临床意义和实际价值;临床适用性评价,即研究结果能否适用于临床实践及其适配程度如何等等。

1. 证据的真实性(validity) 研究结果无论是阳性结果还是阴性结果,都要评价其真实性及可信程度。真实性的评价内容涉及来源研究的各个环节,如设计方案的优劣和论证强度的高低、是否存在缺陷,有无对照以及对照设置是否合理,受试者诊断标准、纳入/排除标准是否恰当、样本量是否足够、组间重要的基线状况是否可比,受试者依从性如何,主要观测指标是否客观,数据治理与统计分析方法是否正确等等。鉴于证据的真实性难以直接评估,改为评价研究结果偏离于事实的程度,即偏倚风险大小,偏倚发生风险越低,其结果越趋近事实。

2. 证据的临床重要性(clinical importance) 倘若研究结果的真实性良好,则进一步评估其临床意义和实际价值。具有临床价值的研究结果不仅能提高人们对疾病变化规律的认识,又可直接成为指导临床实践的循证证据。衡量重要性的量化指标形式多样,可以是差值,如总生存率、无进展生存率、客观缓解率等事件发生率的组间差值,得到绝对危险降低率(absolute risk reduction,ARR)、相对危险降低率(relative risk reduction,RRR)、需治疗多少例患者才能获得一例最佳效果(number needed to treat,NNT)等量化指标;也可以是比值,如比值比(odds ratio,OR)、相对危险度(relative risk,RR)、风险比(hazard ratio,HR),以及这些量化指标的置信区间等,用以反映效应量的大小及估计的精度(详见本书第十四章、第十六章、第十七章)。此外,诊断证据亦有一系列诊断效能评价指标,如敏感度、特异度、阳性结果预测值、阴性结果预测值、AUC 曲线下面积等(详见本书第十五章)。

证据重要性的评价,除考虑有效性和安全性外,还应结合经济性评价结果,进一步计算比较成本-效果（cost-effectiveness），成本-效益（cost-benefit）以及成本-效用（cost-utility），将那些安全、有效、经济的高质量证据推向临床实践（详见本书第七章）。

3. 证据的适用性（applicability） 临床研究往往是以解决某种（些）重大疾病的早期正确诊断、有效防治或改善疾病预后等为目的，因此，对于研究成果之适用性，要分析其有无实（适）用价值、有多大的实（适）用价值，利弊综合分析如何，在何种医疗环境和条件下可以采用或推广，宜作客观评估。切不可脱离具体医疗环境、自身技术条件和患者实际情况，盲目接受或推行（详见本书第十章、第十三章）。

（二）证据分级评价系统

循证医学实践中，针对某一具体临床问题，获取的证据可能不止一个、类别各异，如既有安全性证据，又有有效性证据或经济学评价证据等。甚至同一类别证据的结论不同、相互矛盾。这就涉及证据分级评价和证据整合问题。

早期证据分级系统相对简单，如1979年加拿大定期体检特别工作组（Canadian Task Force on the Periodic Health Examination，CTFPHE）基于研究设计方案将证据分为三档，RCT为最高级别证据，观察性研究次之。2001年美国纽约州立大学循证医学中心推出的"九级证据金字塔"和牛津大学循证医学中心同年推出的5级证据分级标准，均以系统综述/meta分析作为最高级别的证据，其次是RCT证据。但这类证据分级备受争议："RCT是一种研究设计类型，而系统综述是收集并综合评价证据的方法，两者不在一个层面，况且系统综述也可用于队列研究、病例对照研究，甚至病例报告等"。实际上系统综述属于二次研究，也是一种研究设计类型，可以对RCT、观察性研究等不同类型原始研究进行证据整合。与其他复杂证据分级系统相比，因其相对简单、界面友好，非常适合证据应用者（user）的快速评价。

2004年面向证据提供者（doer）专门推出了推荐评估/开发和评估分级系统（Grading of Recommendations Assessment，Development and Evaluation，GRADE），简称GRADE系统，该系统包括证据分级、从证据到决策上下两部分。其中证据分级基于设计类型（RCT、观察性研究）分别设置了5个降级因素（偏倚风险高、精确度低、一致性差、直接性/适用性弱、发表偏倚易发），3个升级因素（效应量大、存在剂量反应关系、考虑了所有混杂/偏倚因素），将证据分为高质量、中等质量、低质量、极低质量四个等级；而从证据到决策部分，则解决了证据应用的"最后一公里"问题，综合证据质量、利弊平衡、患者价值观、成本等多方面因素形成最终的推荐意见（推荐、不推荐）及其推荐强度（强、弱），规避了教条式的决策。GRADE系统取得的成功不亚于EBM本身，已被包括Cochrane协作组织、WHO、UpToDate在内的100多个学术组织/机构采用，GRADE系统推广应用也显著提升了系统综述以及临床实践指南的制作质量。

（三）证据整合

整合证据时一般先按照事先设定的纳入与排除标准，初步筛选证据，绘制候选证据一览表，进而借助临床流行病学的严格评价标准及现成评价工具，逐一对上述候选证据的真实性、重要性与适用性展开评价。鉴于临床实践指南本身就是证据的整合，若上述候选证据中包括有现成的临床实践指南，且经三性评价后，发现该临床实践指南的真实性、重要性和适用性俱佳，可直接用于指导临床实践，不必进行一轮证据整合。若无现成的临床实践指南或其质量差，需要进一步考核有无现成的系统综述。若无现成的系统综述或其质量差，则考虑在对原始研究严格评价的基础上，重新完成系统综述。系统综述（systematic review）作为循证医学重要方法之一，通过对相关的临床研究成果进行严格的评价、分析和合成，能为临床决策提供可靠证据。当然系统综述是一把双刃剑，方法不当，会误导临床决策（详见本书第六章）。Cochrane系统综述则直接融入了GRADE系统，重新构建以结局指标为主线的证据概要表，进而围绕纳入研究的设计方案、纳入研究发生偏倚的风险大小、研究结果的一致性、间接性和精确性以及报告偏倚的可能性等要素，逐一评价各证据单元的质量，完成结果汇总表和/或证据概要表，从而实现证据整合过程的透明化（详见本书第四章、第十一章）。

四、应用证据

经过严格评价可获得真实可靠并有重要临床价值之最佳证据,方可用于指导临床决策、服务于临床实践。反之,经严格评价为无效甚至有害的治疗措施则放弃推荐;对于那些尚难定论并有一定期望值的治疗措施,则需进一步研究充实证据(详见本书第十四章、第十五章、第十六章、第十七章)。

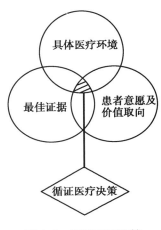

图 1-3　循证医疗决策

将最佳证据用于形成患者相关临床决策时,务必遵循个体化的原则,在证据评价分级以及利弊综合分析基础上,具体情况具体分析,切忌教条式、生搬硬套证据。应结合患者接受相关诊治决策的价值取向、成本和具体医疗环境及自身技术条件,方能形成循证个体化方案、顺利实施并取得预期效果(图 1-3)。详见本书第十三章。

五、循证后效评价

通过对患者的循证临床实践,必然会有成功的经验或不成功的教训,两方面都需要及时总结,认真反思、剖析,进行循证后效评价,以从中获益,实现学术水平和医疗服务质量的双提升;同时这也是自我继续教育和提高自身临床水平的一次实践活动。对于尚未或难以解决的问题,将为进一步研究选题明确新方向。国外通过随机对照试验已证明 EBM 基于问题的学习方式(problem based learning,PBL),其效果远优于传统的继续教育模式,成为培训临床专科医生的首选。详见本书第十八章。

第四节　循证医学的挑战与展望

自 20 世纪 90 年代正式提出循证医学,发展到现在已有 30 多年。其中既取得了令人瞩目的成就,其先进的理念已广为业界所接受,同时也走过一些弯路,属于成长中的烦恼。因此,既要客观看待循证医学的作用和价值,又要直面应对循证医学发展过程中的一些挑战。

一、正确认识循证医学的作用和价值

循证医学实践的临床特色鲜明,为解决临床实践中的难题,充分利用医学研究的最佳成果,指导临床医疗实践,既让广大患者获益,同时也有利于培养高素质的临床工作者,从而全面促进临床医学的学科发展。EBM 贡献可大致归纳为以下四个方面。

(一) 促进医疗决策科学化,有利于规范医疗行为、避免过度医疗服务、降低医疗费用;同时有助于发现临床新问题、明确研究方向、开展高质量临床研究,从而推进临床医学的共同进步和全面发展。

(二) 提升临床医学教学培训水平,有助于培养高素质人才队伍。传统医学教育模式,无论在教学内容还是教学方法、理念方面陈旧落后,远远跟不上时代进步和科技发展速度。医学教育除了面向医学生传授基本理论、基本方法和基础知识外,还应授之以渔,学会自主学习,及时掌握新药物、新技术、新方法以及疾病诊治的最新研究进展。循证医学教育强调教学理念上的创新,即从被动知识灌输转变为主动自主学习,培养批判性思维以及自主发现问题和解决问题的能力。

在医学教育的不同阶段,对相关证据有着不同的需求。如处于培训学习阶段的准医生,对证据检索、阅读、评价的需求不高;但过了该阶段,步入临床,经常会遇到各种各样的临床问题,这就要通过阅读和评价证据,靠自己加以解决。特别是随着大量医疗新技术与新方法的不断涌现,知识更新明显加快,过去认为是最佳的证据,逐渐被新证据所取代。临床医生要保持临床水平不退步,需要终身学习与知识更新,同时还应学会识别哪些是新知识,哪些又是过时的、需要更新的知识。为此,临床流行病学及循证医学创始人 David Sackett 对循证医学实践者提出四项要求:①必须做踏实的临床基本训练,

正确地采集病史、查体和检验，掌握患者的真实情况，方能发现和提出临床问题；②必须将循证医学作为终身自我学习的途径，不断汲取和更新知识；③保持谦虚谨慎、戒骄戒躁；④要有高度的热情和进取精神，否则就要成为临床医学的落伍者。

（三）基于可靠的宏观证据，有利于卫生决策的科学化。卫生政策的制定与出台同样离不开循证决策的理念。决策不能盲目，应有重要证据与数据支持，做到有证可依。鉴于卫生服务资源的有限性与医疗卫生服务需求的无限性的矛盾将长期存在，"看病难、看病贵"问题日益突出，要实现卫生服务资源的最优分配以及医疗卫生服务效率的最大化，在形成卫生决策之前，就要找寻有关卫生服务研究及卫生经济学评价方面的证据。另外，国家层面上重大疾病攻关和支撑计划项目指南的制订，也应建立在大量文献复习和调研的基础之上，只有如此，才能准确把握重点疾病与找准研究方向。此外，对于突发性公共卫生事件频发的现状，作为卫生政策决策部门，要提前制订处置预案，防患于未然。而预案的规划与制订，也需要学习和借鉴类似事件的处置经验，做到循证决策。

（四）有利于监督医疗行为，保障患者自身权益。循证临床实践应尊重患者意愿或符合患者价值观。一项循证决策能否顺利实施并取得预期效果，很大程度上取决于患者的"知情同意"和依从。由于不同患者的价值观及意愿差异很大，而基于患者群体价值观的临床决策，往往并不一定适合于每个患者，临床决策要体现个体化原则，因人而异。但将患者的价值观及意愿融入临床决策，具有挑战难度，这往往成为循证医学实践成功与否的关键所在。

二、客观看待循证医学成长中的烦恼

（一）循证医学的局限性

循证医学作为临床实践的一种新理念，近些年来得到普及和推广，越来越为广大医务工作者接受并付诸临床实践之中。当然，在此过程中，不可避免地出现一些误区，如神化"循证医学"，认为它是解决所有临床问题的"灵丹妙药"；再如，"言必称证据"，把证据教条化，忽视了临床医生的经验、患者价值观、医疗环境和技术条件等在循证决策中的作用和价值。正如英国全科医生 Des Spence 所述，他认为：目前大部分的证据和研究都是由药企控制并且资助的，循证医学就像一把已上膛的枪，逼着临床医生"最好乖乖按照最佳证据去做"。当然该说法比较偏激，但确实存在这种倾向，应引以为戒。

循证医学是将可获得的最好证据，与临床医生的经验、患者价值观、医疗环境相结合，用于指导临床决策与实践。但何谓"最好证据"，判定上仍有争议，即便是 RCT 证据也是如此。如 Des Spence 认为"临床试验已经沾染上了铜臭，虚假信息、错误诊断、临时数据、标准混乱、问卷调查偷梁换柱，统计学意义显著而临床应用上毫无价值"，这些临床试验结果的内部真实性值得商榷。另外，由于 RCT 往往与真实世界脱节，如患者纳入/排除标准苛刻，随访时间不长，结局指标为短效/中间替代指标，造成 RCT 的外部真实性差。加之大部分临床试验结果来源于发达国家，在疾病负担、健康服务系统、医保模式等可能与发展中国家有异，本土化证据缺乏，难以推广应用。最后，RCT 可行性较差，如在外科领域，因伦理所限无法开展 RCT，导致循证医学沦为"无米之炊"。

（二）循证医学的未来展望

循证医学未来发展方向将围绕循证医学三个原则不断深化：①越来越复杂证据分级系统的人工智能化，②证据收集、评价、整合的实时自动化，以及③患者在重要临床决策中话语权的不断强化。

长期以来，RCT 以设计严谨、纳排严格、估计结果精确见长，在循证医学中占有举足轻重的地位，但 RCT 所展示干预措施的安全性和有效性能否成功转化为日常实践中效果，却存有争议。真实世界证据（real world evidence，RWE）则弥补了实际医疗环境下效果如何这一证据短板，也使循证医学从过去的 EBM 1.0 升级为 EBM 2.0。随着多种多样证据的不断涌现，EBM 应进一步推动建立经验丰富的研究团队，加快严格评价以及证据摘要的更新周期，解决经典循证医学证据与真实世界证据的融合问题。特别是研发"自主深度学习的医疗保健系统"，快速制作系统综述、实时动态更新临床实践指南、更有效传播临床医疗服务的推荐意见；同时借助安全成熟的电子平台，实现所有类型终端设备（包括智能手机)均能互通共享。

2001 年发布了 CONSORT 声明,要求所有发表的临床试验都要事先完成注册,无法提供注册平台和注册号则不予发表,这在一定程度上降低了发表性偏倚的发生风险;然而并非所有注册试验都能发表,阴性结果、结果不理想或有利益冲突的研究都倾向于不正式发表,导致证据查新查全难度加大;而在电子信息时代,可以依托自动化文本挖掘软件,全面收集和评价各网络平台上的相关信息,这些信息更新快,对指导临床决策的时效性更强。

同时,继续加强与其他学科如认识论、决策科学等深度融合,完善循证医学的医疗决策理论,实现医疗保健服务决策的透明化,为患者和临床医生提供积极、友好的体验。尤其是对患者而言,通过搭建医患双方均能友好访问的智能化交流平台,赋予患者在循证临床决策中更多的话语权。

总之,循证医学的未来愿景是可期的,无论将来的发展程度如何,循证医学成功建立的"将研究证据完全整合到医疗保健服务决策中的理论架构",以及"循证决策兼顾个体患者意愿与价值观的必要性认识",都将持续助力临床医学和相关学科的全面发展。

(康德英)

思考题

1. 有临床医生认为循证医学就是系统综述或 meta 分析,对此你怎么看?

2. 英国全科医生 Des Spence 在 BMJ 发文称 "Evidence-based medicine is broken",你认可这种说法吗,为什么?

第二章
循证医学问题的构建

要点

1. 实践循证医学（evidence-based medicine，EBM）的第一步也是针对个体患者，找出其存在的临床问题，进而构建一个可回答的循证问题。

2. 能否找出、找准患者急需解决的临床问题，对于循证临床实践至关重要。

3. 能否找准突发公共卫生事件的关键问题，构建恰当的、可回答的循证问题同样重要。

第一节 概 述

一、发现问题的重要性

临床医生对患者的诊治过程实际上就是一个不断提出问题、寻找答案、最后解决问题的过程。

（一）实践循证医学的第一步

临床医生在日常临床实践中，每天都要诊治各种各样的患者，应善于观察并从中发现问题、提出问题，特别是那些凭借临床经验和现有专业知识无法解决的问题。只有提出了这样的待循证问题，才有可能带着问题去寻找相关证据，经过严格评价后，从中筛选出最新最佳的证据并结合自己的临床经验和患者意愿，最后形成针对该临床问题的解决方案，进一步结合当地的医疗环境和技术条件，付诸实施后使患者获益。因此，发现问题是循证临床实践的起点，找不准问题，就不能提出恰当的循证问题，第一步走不好，必将影响循证医学后续步骤的实施。构建一个可以回答的循证问题将帮助临床医生更好地制订收集证据的策略，便于回答和解决临床问题。倘若缺乏科学性强的证据时，临床医生可以据此选题立题，提出进一步研究计划和设计方案，以研究者身份开展临床研究，提供证据。有关临床研究选题立题、研究设计、测量与评价的内容，详见临床流行病学相关教材或专著。

（二）医学进步与发展的需要

医学的发展与进步离不开问题的发现与解决。倘若没有问题，不经过思考、总结、实践，医学就会故步自封，不可能进步和发展，患者也不可能得到最好的诊治。临床医生需要不断学习，仅凭在医学院学到的知识难以应对临床上的新问题、新挑战。特别是在临床医学领域，随着新技术、新方法的不断涌现，知识老化现象日益严重，知识更新速度明显加快。某一临床问题的答案会随着医学进步而发生改变，对该临床问题的认知也是在不断升华中趋近真实。

如在诊断学教科书中曾一直将黄疸加上无痛性胆囊肿大，即 Courvoisier 征作为胰头癌患者的重要体征讲授给学生，这是不是一成不变的定律呢？该体征用来诊断胰头癌是否敏感、特异呢？在诊断学教科书上并无相关答案。提出这样的问题也是对 1890 年瑞士外科医生 Courvoisier 提出的库瓦西耶征的重新评价。临床发现此体征在早期胰头癌中并不常见，进一步研究发现此体征用于鉴别良恶性胆道梗阻的价值不大（阳性似然比仅 2.6），部分胆石症患者也可出现此征。同时，该体征用于诊断肝外胆道梗阻性黄疸的敏感度也较低（37%），因此库瓦西耶征阴性并不能排除胰头癌的诊断。从目前临床情况看，此体征对于胰头癌诊断的临床价值较 100 年前有所降低，得益于 100 多年来医学诊断技术进步,随着医学影像技术的发展,B 超、CT、MR、EFRCP 和超声内镜的广泛应用,在患者出现库瓦西耶征前,就已明确诊断。由此可见,作为临床医生,终身学习是必不可少的,只有不断提出问题、寻找答案,才能使自身临床不落伍、不退步。

（三）社会发展与时代进步的要求

由于医疗资源的有限性与医疗卫生服务需求的无限性这一矛盾将长期存在,"看病贵"问题几乎成为全球性共同关注的话题。卫生总费用居高不下且还在逐年攀升,主要与大量的、无效甚至有害的过度医疗服务有关。在临床真实环境下,哪些是过度医疗服务? 哪些医疗措施是真正有效的? 这些措施对哪些患者安全有效? 在何种情况或时机下最有效? 提出并回答这些问题,既是循证医学所被赋予的任务,同时也是社会发展与时代进步的必然要求。

（四）提出公共卫生循证问题的重要性

像新冠病毒感染、严重急性呼吸综合征（SARS）、甲型 H1N1 流感、奶粉中毒等突发公共卫生事件,刚发生时,对其发生原因以及相关因素都不甚了解,要作出正确的决策有诸多困难。此时,如能应用已掌握的公共卫生知识和临床经验,针对公共卫生事件提出待循证问题,快速找准证据,这对循证决策有重要指导作用。

二、找准循证问题应具备的条件

（一）对患者要有责任心

EBM 实践应以解决患者所患疾病的重要临床问题为中心。因此,EBM 的第一关键是找准患者存在的、而医务人员必须回答的临床难题。作为医者要拥有仁者之心,有责任感并关心同情患者的临床医生,会以患者为中心去考虑问题,也会在与患者的交谈和观察中发现更多的临床问题。

（二）要有扎实的医学基础知识和丰富的临床医学知识

任何疾病都有其规律性,倘若临床医生不了解病因、发病机制和临床表现,不熟悉各种诊断试验和辅助检查的特性、适应证,不了解各种药物的作用机制、药理特征及可能发生的不良反应,在接诊一个具体的患者时,就难以发现和提出问题。因此,具备系统扎实的医学知识是找准临床问题的必要基础之一。

（三）要具有一定的人文科学素养及社会、心理学知识

随着医学模式的改变,许多疾病的发生与心理、精神因素有关;也有一些疾病的发病虽然与此关系不大,如慢性肝病、肿瘤,但患者在患病后对疾病的认知和心态改变会影响其病情及预后。因此,只有具备一定的人文科学素养、社会和心理学知识,才能善于沟通交流,以充分了解患者对此病的所思所想、期望及忧虑,以及患者的社会经济状况及家庭负担等,及时发现患者的心理负担,并帮助纾解,这本身也是治病的一部分。

（四）要具备扎实的临床基本技能

包括如何和患者沟通,如何正确采集病史、全面体格检查以及合理安排诊断试验及解读结果的能力等。弄清病史、认真查体、以掌握重要的阳性体征和阴性体征,及时了解入院时情况,如疾病的严重度,并梳理与疾病有关的实验室和辅助检查资料结果,这样才可能找出患者迫切需要解决的问题。

（五）要拥有临床综合分析思维和判断能力

应用已掌握的医学理论知识和临床经验,结合患者实际情况进行综合分析、逻辑推理,从错综复杂的线索中去伪存真、去粗取精,找出主要矛盾并加以解决的临床思维过程,也是发现问题、找准临床问题,作出科学决策的必备条件。

上述五点是寻找和提出临床问题的重要必备条件,任何一点不具备,均不利于找准患者的临床问题。

第二节 构建临床实践中的循证问题

一、临床问题的类型

EBM 实践者可以是医学生直至高年资临床医生,鉴于层次与阅历不一、视角与水平各异,在临床实践中即使面临同一患者,发现和提出的临床问题(clinical question)会不尽相同,这些问题可大致分为三种类型。

(一)背景问题

背景问题主要由 EBM 初学者提出,通常是与疾病临床表现和诊断治疗相关的一般性问题。通过询问病史和体格检查,获取临床症状及其详细特征、加重和缓解因素、诊治经过等信息,加上具体的病种或疾病某一方面的未解之处,形成临床背景问题,如"引起发热的常见原因""急性胰腺炎有哪些并发症及其特点"等。背景问题可通过咨询上级医生或者在教科书、综述,以及 UpToDate 等数据库中直接找到现成答案。

(二)前景问题

那些无现成答案的问题有可能上升为前景问题。临床医生在诊治过程中,充分掌握患者临床病史、体征、有关检查资料,并结合背景知识和临床综合分析,提出更复杂的临床前景问题。前景问题常涉及两种情况的比较,如比较两种药物或者治疗方法、两组患者的预后、两个不同的诊断测验、两种干预方式的利弊等。这些问题不解决势必影响临床上对患者的正确诊治。例如:①与诊断有关的问题:一肝硬化患者,近期腹水明显增多,"如何判断其腹水有无感染?"就是十分重要的临床问题,若不确定是否合并自发性腹膜炎,就无法精准施治。②与病因有关的问题:一消化性溃疡患者开始针对性治疗之前,应首先明确病因,如患者有无幽门螺杆菌感染、有无服用非甾体抗炎药病史、有无其他应激状态等。③最佳干预方案的优选问题:不同干预措施有利有弊,如对恶性肿瘤患者采取手术、化疗,还是介入性治疗或放疗方案,应结合病情,综合比较各种措施的利弊,并考虑患者经济能力、意愿以及与家属沟通后进行决策,力求将安全、有效、经济的干预措施推荐给患者。④预后问题:追求最佳预后一直是 EBM 实践者感兴趣的问题。预后结局可以是症状体征改善、生存质量提高或者是死亡率和致残率的下降等,结局指标不同,发现和提出的预后问题也不尽相同。

(三)患者所关心的问题

患者在临床决策中的话语权越来越受重视,应结合患者的价值观、意愿和诉求提出问题。如不同年龄段患者所关心的问题可能不同。一项 1 012 例乳腺癌妇女的研究发现,70 岁以上的妇女最关心的是癌症治愈和转移的可能性;小于 50 岁的妇女关心的是治疗对其性功能的影响;有阳性家族史的妇女最关心的是该病是否有遗传性。因此,应针对不同患者的诉求和关心,提出临床需要解决的问题。

二、提出临床问题的形式和方法

(一)提出临床问题的形式

现在国内很多高校陆续开启了"以问题为中心的学习"模式,即 problem-based learning,这里的"问题"(problem)是指患者存在的一种症状或体征,如有无黄疸或其他情况。而本章所指的"临床问题"是一个可回答的问题(answerable question),如针对某位具体的黄疸患者,B 超和 CT 哪一项辅助检查更好? 因此,尽管"problem"和"question"的中文翻译都是"问题",但此问题非彼问题,两者内涵完全不同。在临床实践中,患者与医生均会在病因、诊断、治疗、预后、预防等各个方面提出许多有待解决的临床问题(question)。如患者常常会问医生"我患的是什么病? (诊断问题)""我为什么会患这个病? (病因问题)""这个病应该用什么方法进行治疗? (治疗问题)""这个病对我健康有多大影响,会不会影响我的寿命?（预后问题)"。医生在诊治不同疾病、同一疾病的不同患者,甚至是同一患者的不同阶段时,提出的问题可能各不相同,如患者此次入院或来门诊就医需要解决的问题与入院后病情变化产生的新问题不一样。医生也可对患者发生的每个具体症状或体征提出问题。如某呕血患者前来就医时急需解决的主要问题是止血及弄清呕血原因;在出血停止后,患者又出现了计算能力下降、昼夜颠倒、扑翼样震颤等症状,此时患者需要解决的首要问题就是弄清是否出现了肝性脑病,并采取应对措施。在正确获取和合理解释病史和体检有关新发现的过程中,也可提出问题。如一位中年黄疸男性患者,在体检时扪及胆囊肿大而无压痛(库瓦西耶征),提出问题为"此征对于胆汁淤积性黄疸和肝细胞性黄疸的鉴别诊断是否有意义",进一步可提问其对肝外梗阻原因,即"结石引起还是肿瘤引起有否帮助?"。循证临床实践中主要涉及的四类前景问题分述如下。

　　1. 病因问题　包括怎样识别疾病的病因及危险因素?其发病机制是什么?如对于胰腺癌患者提出病因问题包括:发病的原因是什么?有无遗传因素?发生胰腺癌的危险因素是什么?是否与喝咖啡或与饮酒有关。对于上消化道出血患者提出病因问题包括:出血的原因是什么?是消化性溃疡还是门静脉高压所致食管-胃底静脉曲张破裂?抑或是凝血机制障碍所致的血液系统疾病?上消化道出血的危险因素是什么?是否与幽门螺杆菌感染和服用非甾体抗炎药有关?弄清这些问题对后续的有效防治很重要。具体参见本书第十四章。

　　2. 诊断问题　对于初学者常常提出的诊断问题是某个体征、症状或某项实验室和辅助检查结果对于该病的诊断效能,即诊断试验的敏感度、特异度和似然比等问题;而对于有多年临床工作经验的医生常常提出的问题是某项检查对于鉴别诊断方面的意义。通过病史询问和体检,医生会有一个诊断假设,为证实该假设,医生可能会进行一些实验室或辅助检查来肯定或排除此诊断假设,此时针对诊断试验指标如敏感度、特异度、似然比等以及对其正确性、可靠性、可接受性、费用及安全性等方面提出问题。如上述的上消化道出血患者,以呕血为主要临床表现,为了寻找出血部位和原因,是否应作急诊胃镜检查?仅凭此一点就可以找出许多临床问题,如"急诊胃镜检查对诊断上消化道出血的敏感度和特异度如何,对此患者带来的风险有多大""对肝硬化患者和非肝硬化患者带来的利弊有无差别,是否会影响医生对治疗方案的选择""有无其他可替代的诊断措施"等?

　　在选择诊断试验前,还应对患者的验前概率,即患者在未做此项诊断检查前患病的可能性大小提出问题,对于上述呕血患者在未做急症胃镜检查前,应判断出因食管静脉破裂出血引起呕血的概率有多大?这就与患者的基本情况有关,倘若该患者有肝硬化病史,则食管静脉破裂出血的可能性较大,若以前有过类似出血史且胃镜已证实食管静脉曲张,则其验前概率就更高。根据验前概率,提出问题是"做急症胃镜检查的结果是否影响对此患者所采取的治疗措施",反之,若该患者为老年患者、无肝硬化病史、长期服阿司匹林,据此判断其因食管静脉出血的概率就较小,而急症胃镜可用来证实或排除食管静脉出血,其诊断结果对其治疗方案选择的影响较大。此外,倘若已对患者作出初步诊断,进一步提出问题是"能否通过某项诊断试验确定该病的严重程度,又用何种指标来测量随访患者在治疗后的改善情况"等。具体参见本书第十五章。

　　3. 治疗方面的问题　提出的问题主要围绕治疗措施的有效性、安全性、经济性等方面。如何选择利大于弊的治疗手段?如何从效果和成本的经济学角度选择治疗方案?特别是可围绕目前常规疗法提出问题:根据患者目前病情可以采用什么治疗方法,该治疗方法的有效性如何?有什么不良反应?还有哪些替代治疗手段?哪一种方法更有效且花费最少?该治疗对患者的生存质量有何影响?治疗后对患者的预后影响如何?患者对治疗手段的依从性和可接受性又如何?

　　仍以上述呕血为主要临床表现的上消化道出血患者为例,如经诊断为肝硬化失代偿期食管-胃底静脉曲张,在其出血停止后,为预防再次出血,可供选择的方案有外科分流或断流手术治疗、内镜下圈套或注射硬化剂、口服 β-受体阻断药、介入治疗等,此时应根据患者情况综合比较这些措施预防再出血的效果、风险、后遗症、疗程以及对生存率的影响、费用等,找到证据后,医生再结合患者病情并在征求患者意见的基础上作出决策。在此过程中也可以提出若干临床问题,如"是选择外科手术还是内镜治疗,两种疗法各自的有效性和安全性如何""同时口服 β-受体阻断药是否能提高治疗效果"。具体参见本书第十六章。

4. 预后问题 预后涉及估计临床病程和预测可能发生的并发症和最后结局。结局指标不同,预后问题有所不同。如上述上消化道出血患者,为预防食管胃底静脉再出血,可提出若干临床问题:"不同干预措施患者的生存率有无区别""同时口服 β-受体阻断药是否能降低再出血风险"。具体参见本书第十七章。

临床实践中,围绕上述诊断、治疗、病因、预后等问题进行证据检索,有时缺乏直接证据或者诊治证据质量不高,本着"有证循证、无证创证"的原则,从临床需要出发提出问题,用可靠的方法进行研究,以得到可靠证据回答所提出的问题,既解决了临床问题,又可指导他人的临床实践。临床研究如何选题立项,可参考临床流行病学教材或专著。

(二)找准临床问题的参考方法

临床实践中遇到患者存在较多的难题时,EBM 实践者要同时解决这些问题难度较大,这就要求把相关临床问题先记录下来,书写教育处方(educational prescription),然后通过自己的临床思维,进行整理、排序,找出患者急需解决的临床问题(question),并对如何解决这个(些)问题做好策略计划,有的放矢去查阅文献,进而通过严格评价文献,获取最佳证据,以解决患者的关键问题。

教育处方提出的可回答问题应具体明确。如一位重症胰腺炎患者,在讨论治疗措施时,像"重症胰腺炎患者如何治疗"这样的问题范围太宽,若据此去检索文献,会检出成千上万篇文献,最终无法归纳总结来回答此问题。因此,提出的问题必须聚焦于某一项具体措施,如结合患者实际,提出"全胃肠外营养和肠内营养对于重症急性胰腺炎在降低感染发生率、减少并发症发生率、缩短住院时间和降低死亡率方面,哪一种方法较好"。为回答该问题,可围绕"parenteral nutrition or TPN and enteral nutrition and acute severe pancreatitis"检索文献、寻找答案。由此可见,构建的待循证问题必须具体到特定对象(某种疾病、症状或患者)、需要比较的措施,这样查找出来的结果,才能对临床医生决策有所帮助。

这里在找准临床问题的方法上,要掌握:①涉及的问题一定是与患者的诊治处理和对患者健康恢复最相关的;②涉及的问题一定是与实践 EBM、提高医疗水平最为相关的;③涉及的问题一定是临床上最感兴趣的、最有用的;④涉及的问题往往也是实践 EBM 中最为常见的。

倘若 EBM 实践者能在临床医疗日常工作中,对各种不同患者的难题做到日积月累,并不断用最佳证据予以解决,长此以往、必成名医大家,并对 EBM 作出更大贡献。

三、构建循证临床问题的模式

构建一个具体的临床问题时,可采用国际上常用的 PICO 格式。P 指特定的患病的人群(population/patients,P),I 指干预(intervention,I),C 指对照组或另一种可用于比较的干预措施(comparator/control,C),O 为结局(outcome,O)。每个临床问题均应由 PICO 四部分构成。图 2-1 展示了 3 个临床问题的要素组成:①对于慢性肾衰尿毒症患者肾脏移植与血液透析相比,在生存率和生存质量上哪种方法好?②ACEI 与 CCB 合用与单用 ACEI 相比,在保护肾功能、降低血压和尿蛋白方面是否有更多的作用?③对于频发的尿路感染,长期小剂量应用抗生素是否能预防复发?根据 PICO 中的关键词,便于进行检索。

总之,要提出一个好的临床问题,需要具备系统扎实的临床基础、专业知识和技能,深入临床实践,善于思考和交流,跟踪本专业研究进展,学会从患者的角度理清思路,方能提出并构建出良好的循证问题。

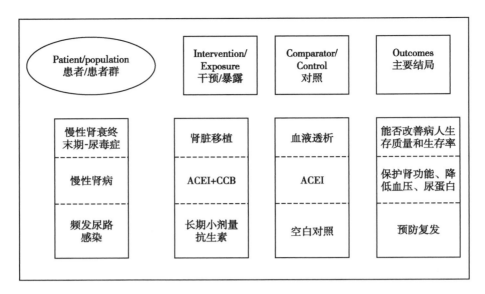

图 2-1   临床问题的 PICO 要素

第三节   构建公共卫生问题

19 世纪 Charles Winslow 对公共卫生的定义于 1952 年被世界卫生组织所采纳并一直沿用至今，公共卫生是通过有组织的社区活动来预防疾病、延长生命和促进心理和躯体健康，并能发挥更大潜能的一门科学和艺术，其工作范围包括环境卫生、传染病防控、个体健康教育、组织医护人员对疾病早诊早治，健全全民保健体制，保证人人享有足以维持健康的生活水平、实现健康出生和长寿等。随着社会经济的发展，对健康和疾病认知的逐步深入，公共卫生的内涵在不断丰富发展之中。美国医学会、英国和其他国家虽对公共卫生有不同的定义，但无论学术界还是公共卫生部门对公共卫生的终极目标都比较趋同，即促进居民健康、延长健康期望寿命。

与临床实践以患者个体为中心不同，公共卫生领域的实践对象是群体，主要围绕三个方面提出问题：一是 "what" 类问题，即在实践之前需要知道卫生需求以及卫生资源的大小和分布，以制定相应政策，计划干预；二是 "how" 类问题，即对正在进行的实践项目进行评价，围绕其卫生需求范围、目标人群、质量、成本以及效果或影响等，评估项目的进展以及判定是否有必要进行调整；三是 "why" 类问题，即确定在实践过程中发生的问题，分析其可能的原因，并找到解决的办法。

一、公共卫生问题的提出及排序

（一）问题的提出

在公共卫生领域中，若遇到一般性问题，不需研究就可以解决。如在卫生项目中用于基础设施建设的材料（如水泥）供应不上，影响进度，此时需想办法保证水泥供应即可，没必要当作问题开展研究。倘若出现：①实际与理论设计脱节；②原因不明问题；③需要在多种解决方案中作出抉择时，则需要当作问题（question）进一步研究。

如 2020 年全球爆发了新冠病毒感染（COVID-19）疫情，这类突发公共卫生事件对社会治理体系、公共应急体系、公共卫生防控体系和医疗救治体系都是严峻的考验，也相应产生很多亟待解决的公共卫生问题。从流行病学角度，可以提出的公共卫生问题："传染病的人群分布特征有无规律性""传播途径和传播速度如何""与病死率相关的危险因素有哪些"等问题。从公共卫生宏观政策的角度也可以提出："传染病流行期间，如何有效配置卫生和配套服务资源""如何有效实施疫情防控""存在哪些影响实施的阻碍因素和促进因素""疫情防控的经济和社会成本如何"等问题。

（二）问题的排序

公共卫生领域会同时面对许多有待解决的问题,要将所有问题都解决并不现实,分轻重缓急。因此,需要根据一定的原则或标准,如下列 7 条原则将问题进行排序并从中遴选出最迫切、最可行的问题。

1. 相关性（relevance） 考虑到卫生资源、人力和物力条件限制,应提出需优先考虑和解决的问题。对那些涉及范围广、影响面宽和影响程度大的问题,应优先考虑。这里要注意不同的角色,如卫生管理者、社区卫生工作者以及社区居民,可能关注的重点有所不同,如社区居民可能更关心收入是否减少的问题,而对病毒流行毒株分型等公共卫生学问题少有关注。

2. 避免重复（avoidance of duplication） 所提出问题一定是新问题,要求在本领域或相关领域未被研究过。若已被研究,进一步了解问题是否解决,若能从已有信息中或从常识中找到答案,应该选择其他问题。

3. 可行性（feasibility） 即所提出的问题应是具体的、可回答的。论证解决问题的可行性,所需人员、技术条件、经费等是否充分。

4. 政治上的可接受性（political acceptability） 一般来说,所提出的问题最好能得到官方授权和支持。这将增大问题解决的机会,避免和减少后期冲突的可能性。

5. 结果和建议的适用性（applicability） 解决该问题后得到的结果和建议是否可在现实条件下应用于更广泛的人群,是否可被各相关方,如卫生管理者、社区卫生工作者以及社区居民等所接受。

6. 需求信息的迫切性（urgency of data needed） 决策时应了解这些问题解决的迫切性。对那些亟待解决的问题应优先考虑。

7. 伦理学上的可接受性（ethical acceptability） 提出问题、制订计划时应时刻遵循伦理学原则,避免对实践对象造成次生伤害。

以上这 7 条原则可以用表 2-1 中的等级评分来测量,基于 7 条原则给每个问题打分,计算总分,将所有问题按总分排序后,优选待解决的问题。

表 2-1　优先排序原则评分表

序号	排序原则	等级评分		
		1	2	3
1	相关性	□ 不相关	□ 相关	□ 高度相关
2	避免重复	□ 问题已有答案	□ 已有部分信息,但主要问题未解决	□ 未解决
3	可行性	□ 不可行	□ 可行	□ 非常可行
4	政治上的可接受性	□ 官方不接受	□ 有可能被采纳	□ 完全可能被接受
5	适用性	□ 不可能被接受	□ 有可能被接受	□ 完全可能被接受
6	迫切性	□ 不迫切	□ 一般	□ 非常迫切
7	伦理学上的可接受性	□ 较严重伦理学问题	□ 较小伦理学问题	□ 无伦理学问题
	各等级得分合计			
	总分			

二、构建 OSOS 模式的公共卫生问题

基于公共卫生政策问题的特点,按 OSOS 模式构建一个优先解决的具体公共卫生问题,需要明确该问题所面对的对象（object,O）、解决该问题可选择哪些具体策略（strategy,S）、这些策略实施的结果（outcome,O）及其适用的环境与条件、衡量问题是否得到解决的研究方法（study design,S）。

（一）确定公共卫生问题的对象（object）

经过优先排序的公共卫生问题往往比较宽泛，其针对的不是个体，而往往是有特殊疾病或者处于特殊状态的特征人群如艾滋病患者，也可以是相关政府部门、机构或者是卫生服务种类（如初级卫生保健服务、公共卫生服务包）等。但无论是何种类型的研究对象，研究者都需要严格界定其范围、清晰定义其概念，使其在纳入和排除过程中具有可操作性。

（二）确定改善或者解决公共卫生问题的实施措施（strategy）

公共卫生政策问题中的干预措施往往不具备Cochrane系统综述中对干预措施和对照措施的严格定义和具体标准，需要结合专业知识，对当前公共卫生问题有一定了解，对潜在的解决方案或者策略进行归类和具体化，同时可以对策略实施的背景或者卫生体系加以限定。

（三）确定公共卫生政策措施的实施效果（outcome）

公共卫生政策领域中，干预效果很难在短时间内体现，但可以根据公共卫生政策研究的结果进行描述，与Cochrane系统综述定量评估干预是否有效不同，一般根据具体政策实施的结果和特定背景相结合进行定性分析。

（四）公共卫生问题的研究方法（study design）

公共卫生政策领域中，对整个人群进行干预性研究存在很大困难，随机对照试验更难以操作与实施。因此，公共卫生政策研究以观察性研究为主，如队列研究（cohort study）、有对照的前后比较研究（controlled before-after study）、间断性时间序列研究（interrupt time series study）等。

总之，要提出一个好的公共卫生问题，同样需要具备系统扎实的基础医学、临床医学以及预防医学等方面的专业知识和技能。临床医生是疾病防控一线最灵敏的"感应者"，应成为"临床医疗-疾病防控"协同合作的关键角色，需要具备一定的公共卫生知识，深入现场，善于观察和综合分析，学会以社会、宏观和群体观的角度去发现、提出并构建出良好的循证公共卫生问题。

（刘晓清　贾莉英）

思考题

1. "problem based learning"中"problem"和"question"都翻译成"问题"，两者相同吗？
2. 如何鉴别背景问题和前景问题？

第三章
循证检索

要点

1. 提出待循证问题后，本着有证循证、无证创证的原则开展循证检索。
2. 明确检索目的、合理制定检索策略对证据查新查全至关重要。

按检索目的，循证检索可分为两类：一是循证检索，旨在检索当前最佳的证据以指导临床，现实中要求快速准确地找到临床问题的答案，及时解决个体患者的临床问题，此类检索强调查准率；二是为无证创证、制作循证证据而进行的文献检索，旨在查全、尽可能获取当前所有相关研究结果，为制作系统综述提供系统全面的文献资料。

这两类检索的基本步骤和涉及的检索知识大同小异，但在检索目的、检索数据库和检索策略等方面有所侧重。因此，本章将着重介绍这两类检索。

第一节　循证检索的基本步骤和基础知识

一、循证检索的基本步骤

两类循证检索的基本步骤相似，均是从明确临床问题（或研究目的）开始，选择合适的数据库及相应的检索平台，确定检索词、编制检索策略，初步检索并评估检索结果后，有针对性调整检索策略，输出最终检索结果，获取全文以及创建文献跟踪服务等步骤。其中选择数据库、确定检索词和编制检索策略又是循证检索的核心环节。需要强调的是，循证检索很难一蹴而就，初次检索的结果往往差强人意，需要根据初步检索结果反复调整检索策略，才能得到满意的检索结果。（图 3-1）

二、循证检索的基础知识

（一）数据库和检索平台

数据库和检索平台是循证检索的关键要素，选择是否得当，对检索结果影响巨大。数据库与检索平台不能等同。即使检索数据库相同（如 MEDLINE 数据库），可选择不同的检索平台（如 PubMed 或者 Ovid 检索平台），检索结果也不尽相同。初学者常将数据库与检

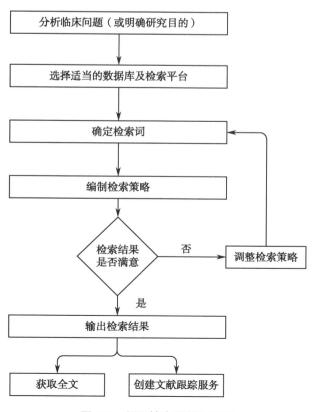

图 3-1　循证检索的基本步骤

索平台混淆,误将适用于 A 检索平台的检索式生搬硬套到 B 检索平台进行检索,检索结果可想而知。

数据库和检索平台既有联系,又存在区别。数据库是指按照数据结构来组织、存储和管理数据的仓库。常用生物医学电子数据库包括:MEDLINE、Embase、UpToDate 等;检索平台则是为检索一个或多个数据库而搭建的电子作业平台。鉴于检索是数据库的必备功能之一,像 UpToDate 等本身既是数据库又是检索平台,而像全球有 20 多家出版商获准发行的 MEDLINE 这类大型数据库,可以借助 PubMed、Ovid、Trip medical database、Embase.com、EBSCO 等众多检索平台进行检索,检索平台不同、对应的检索策略及检索结果也各异。因此,在撰写系统综述时,应同时报告检索数据库及其所用检索平台,如:MEDLINE(via Ovid),意即通过 Ovid 检索平台检索 MEDLINE 数据库。

目前跨多个数据库的检索平台已成为主流检索方式,如 Ovid 检索平台包含了 150 多个子数据库,可同时检索 MEDLINE、Embase、CINAHL 等数据库;借助 Embase.com 检索平台也可同时检索 Embase 和 MEDLINE 数据库。

(二)常用检索连接符

1. 布尔逻辑运算符　布尔逻辑运算符(AND、OR、NOT)由英国数学家布尔提出,其中"AND"和"OR"使用最多,绝大多数检索平台或数据库均支持,但有些并不支持"NOT"运算符。这 3 个逻辑运算符在检索系统运行顺序为:NOT > AND > OR。

布尔逻辑运算符在不同的数据库可能采用不同的具体符号:①AND:即"逻辑与",检索式"A AND B"表示同时满足 A、B 两个条件才符合检索要求。有些数据库还用"*"或"&"表示"逻辑与"。②OR:即"逻辑或",检索式"A OR B"表示只需满足 A、B 任一条件即符合检索要求。有些数据库还用"+"或"|"表示"逻辑或"。③NOT:即"逻辑非",检索式"A NOT B"表示检索满足 A 条件但不含 B 条件的记录。有些数据库还用"-"或"!"表示"逻辑非"。"NOT"容易导致漏检,建议谨慎使用。

2. 圆括号　圆括号主要用于实现对某些检索词的优先检索。与数学运算式相同,圆括号里面的检索策略将优先执行。例如:"cancer AND(pulmonary OR lung)",检索系统将先执行括号里面的 OR 逻辑运算,然后再运行 AND。若无圆括号,则系统将按照 AND > OR 顺序执行检索。圆括号可套叠使用,此时里层圆括号里的运算先执行,如:"chemotherapy AND((cancer OR carcinoma)AND(pulmonary OR Lung))"。

(三)检索策略

检索策略(表 3-1)是由检索词和各种检索运算符组合而成。不同检索平台常采用其特有的检索运算符。针对同一检索目的,不同检索平台编写的检索策略可能大相径庭,也可能大同小异。

如检索 MEDLINE 数据库里面大环内酯类抗生素的相关文献,PubMed 检索平台的检索式为:Macrolides[MeSH Terms]或 Macrolides[MH];Ovid 检索平台的检索式为:exp Marcolides/;而 Embase.com 检索平台的检索式则是:"Macrolides"/exp。这三个检索式表述了同一个含义,即对大环内酯类抗生素进行主题词检索并扩展所有下位词。又如 Ovid 检索平台的检索式 marcolides.ab. 和 Embase.com 检索平台的检索式 marcolides:ab 也表述了同一个含义,即在摘要字段中检索大环内酯类抗生素。由此可见,不同检索平台的检索策略可能存在或大或小的差异,编写检索策略时注意不宜将 A 检索平台的检索式生搬硬套到 B 检索平台,否则会出现检索偏差。

新用户在使用任何一个不熟悉的数据库(或检索平台)之前,建议应先阅读该数据库(或检索平台)的使用说明,了解该数据库(或检索平台)的常用检索运算符,这样才能避免检索错误。

(四)常用检索方法

1. 主题词检索　主题词也称叙词,是一种规范化的检索语言。主题词的作用体现在对同义词、近义词、拼写变异词、全称和缩写等进行合并,一词键入,相关的多个词汇即被检出,从而有效提高查全率和查准率。主题词通常被编排成主题词表的形式(图 3-2),目前医学领域最常用的主题词表是美国国立医学图书馆编制的医学主题词表(medical subject headings,MeSH),大约收录了 18 000 个主题词和 83 个副主题词。此外,Embase 数据库使用的主题词表是 EMTREE,其收录的主题词比 MeSH 表

表 3-1 检索策略举例 *

#1 "diffuse panbronchiolitis"
#2 "DPB"
#3 #1 or #2
#4 "Macrolides" /exp
#5 macrolide* or clarithromycin* or troleandomycin* or erythromycin* or josamycin* or azithromycin* or roxithromycin*
#6 #4 or #5
#7 #3 and #6
#8 "randomized controlled trial" : it
#9 "controlled clinical trial" : it
#10 "randomized" : ab
#11 "placebo" : ab
#12 "randomly" : ab
#13 "trial" : ab
#14 "groups" : ab
#15 #8 or #9 or #10 or #11 or #12 or #13 or #14
#16 #7 and #15

* 通过 Embase.com 检索平台检索 MEDLINE 数据库。

更多。值得注意的是,不同数据库对同一概念使用的主题词可能不同,如阿司匹林在 MeSH 中对应的主题词是 "aspirin",而在 EMTREE 中对应的主题词是 "acetylsalicylic acid"。

主题词检索就是使用主题词进行的检索,具有很高的查全率和查准率,但也存在缺陷:①数据库新近收录的文献还未来得及标引主题词,可能漏检最新的文献;②并非所有的检索平台都支持主题词检索;③一些新出现的专业词汇可能未被及时收录到主题词表中,检索时也无对应的主题词。除主题词检索外,那些使用未规范化自然语言的检索,均称为自由词检索。系统综述强调查全率,撰写时可同时采用主题词检索和自由词检索。

主题词表通常采用树形结构排列,越靠近 MeSH 表左侧,其对应的概念越广,内涵上包含了其右侧的主题词。因此,左侧紧邻的主题词称为"上位词"(概念内涵更广),而右侧所属的所有主题词称为"下位词"(概念内涵更窄)。上位词和下位词只是一个相对的概念,主题词 A 可能是主题词 B 的上位词,同时又是主题词 C 的下位词。如图 3-2 中 "Erythromycin" 是 "Macrolides" 的下位词,同时又是

[-] Lactones	13403	☐	☐		ⓘ
4-Butyrolactone	2810	☐	☐		ⓘ
Acetogenins	126	☐	☐		ⓘ
Acyl-Butyrolactones	268	☐	☐		ⓘ
Dehydroascorbic Acid	868	☐	☐		ⓘ
[-] ☑ Macrolides	8568	☑	☐		ⓘ
Amphotericin B	12507	☐	☐		ⓘ
Antimycin A	2752	☐	☐		ⓘ
Brefeldin A	2234	☐	☐		ⓘ
Bryostatins	625	☐	☐		ⓘ
Candicidin	221	☐	☐		ⓘ
Epothilones	618	☐	☐		ⓘ
[-] Erythromycin	12369	☐	☐		ⓘ
Azithromycin	3156	☐	☐		ⓘ
Clarithromycin	4646	☐	☐		ⓘ
Erythromycin Estolate	126	☐	☐		ⓘ
Erythromycin Ethylsuccinate	453	☐	☐		ⓘ
Ketolides	726	☐	☐		ⓘ
Roxithromycin	703	☐	☐		ⓘ

图 3-2 Ovid 检索平台使用的医学主题词表(节选)

"Azithromycin"的上位词。鉴于上位词从内涵上包含其对应的下位词，为避免漏检，可考虑同时检索其下位词以提高查全率，即扩展检索（expand search）。撰写系统综述时通常采用扩展检索。

对大多数检索平台而言，若检索式内出现了"/"，即表明对邻近检索词进行了主题词检索，如："Macrolides/"即表示对大环内酯类抗生素进行主题词检索。倘若出现 exp，即表明扩展检索，但 exp 位置在不同检索平台略有不同，如"exp Macrolides/"（Ovid 检索平台）或者"Macrolides/exp"（Embase.com 检索平台），而在 PubMed 检索平台，扩展检索为系统默认，检索式为"Macrolides［MH］"，若不进行扩展检索，可将检索式改为"Macrolides［Mesh:NoEXP］"，或在检索界面勾选"Do not include MeSH terms found below this term in the MeSH hierarchy"（图 3-3）。

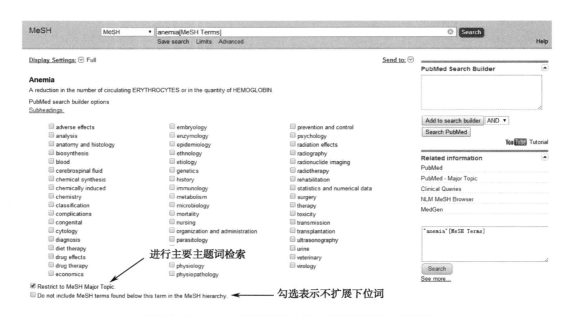

图 3-3　PubMed 检索平台中的主要主题词检索（截图）

主题词表还提供了对主题词分类限定的副主题词（subheadings），也叫限定词（qualifiers）。副主题词对某一主题词的概念进行限定或再分，使主题词具有更高的专指性。主题词检索时可根据提示选择相应的副主题词（图 3-3）。系统综述中的主题词检索建议选择全部副主题词（图 3-4 中"Include All Subheadings"选项）。

主要主题词是指该主题词是某文献描述的要点或主题，主要主题词检索可进一步提高查准率。PubMed 检索平台中的主要主题词标识为"MeSH Major Topic"，其实现方法见图 3-3。Ovid 检索平台中的主要主题词标识为"精准检索"，可在主题词树形图中选择"精准检索"（图 3-5）。

2. 字段检索　数据库中每一列即为一个"字段"，每个字段只收录某种特定类型的信息，如"作者"字段只收录作者姓名，而"摘要"字段只收录文章的摘要。字段检索是在指定的一个或多个字段进行检索的方法，旨在提高查准率。通常有两种字段检索方法：一种是在检索界面的字段选择框中勾选所需字段，并在其后的检索框输入检索式（图 3-6），该法适用于对数据库语法不太熟悉的初学者；另一种则是在检索词后面添加字段名（或其缩写），检索词和字段名（或其缩写）之间需要用特定的符号间隔，注意不同的检索平台或数据库所采用的间隔符号有所不同，如 Ovid 检索平台采用". 字段名缩写 ."格式（如"anemia.ab."）；Embase.com 检索平台采用"：字段名缩写"格式（如"anemia:ab"）；PubMed 检索平台采用"［字段名］"格式或"［字段名缩写］"格式（如"anemia［Title/Abstract］"或"anemia［tiab］"）；而中国生物医学文献数据库（CBM）采用"in 字段名缩写"格式（如"贫血 in ti"）。显然后一种方法更适用于对数据库语法非常熟悉的专业人士使用。

不同数据库所包含的字段名（或其缩写）各不相同，如 CNKI 数据库仅包含"主题""关键词"等

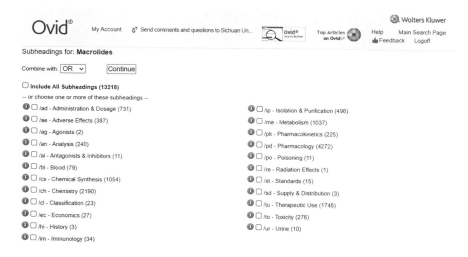

图 3-4　Ovid 检索平台中 Macrolides 所含的副主题词

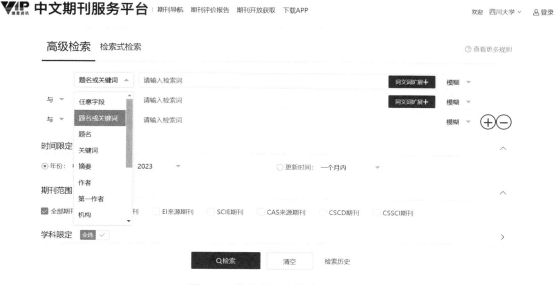

图 3-5　Ovid 检索平台中的主要主题词检索（截图）

图 3-6　维普数据库的字段选择框

16 个字段,而 Ovid 检索平台包含了多达 123 个字段。许多中文数据库包含的"主题"字段与前面介绍的主题词检索截然不同。"主题"字段是数据库的多个主要字段集合,通常包含"题目""摘要"和"关键词"字段。限定"主题"字段进行检索实际上是多字段检索,而非主题词检索。

相同的字段(或缩写)在不同数据库的表达形式可能不同。因此,检索多个数据库需要注意将字段名(或其缩写)转换为正确的写法和格式。如查找出版类型是随机对照试验的文献,在 Ovid 检索平台的检索式为"randomized controlled trial.pt.",而在 Embase.com 数据库则应将检索式调整为"randomized controlled trial:it."。

了解常用字段缩写有助于编制检索策略或理解他人制订的检索策略。表 3-2 列举了主要外文医学数据库检索平台的常用字段名缩写。

表 3-2　主要外文医学数据库检索平台的常用字段缩写举例

含义	PubMed	OvidSP	EMBASE
题目	[ti]	.ti.	:ti
摘要	-	.ab.	:ab
题目+摘要	[tiab]	.tw. 或 .ti,ab.	-
作者	[au]	.au.	:au
副主题词	[sh]	.fs.	:lnk
出版类型	[pt]	.pt.	:it

3. 词组检索　词组检索也称"短语检索"或"字符串检索",是将一个词组或短语(甚至句子)作为独立检索单元,严格匹配后可提高查准率的一种检索方法。如在 PubMed 检索平台检索"chronic obstructive pulmonary disease",则只有这四个单词按先后顺序组合的文献才符合检索要求。词组检索最常见的表现形式是将待检词组加注双引号,而某些检索平台(如 Ovid)默认对连续输入的词汇进行词组检索,此时就不需加注双引号" "。

4. 截词检索　常用截词符包括:*、$、?、# 等,其中"*"最为常用。截词检索是指利用截词符替代检索词的一部分而进行的检索。截词检索可自动对同一概念检索词的不同词尾(或词根)变化以及不同拼写方式的词语进行检索,从而有效避免漏检和逐词键入的麻烦,提高查全率。截词检索应用十分广泛,当前大型医学文献数据库基本支持截词检索。

基于截断位置,截词检索可分为 3 类:①后截词:截词符在检索词末尾,用于检索词根相同的一组词,如:"hyperten*",后截词检索最常用;②前截词:截词符置于检索词的前端,用于检索词尾相同的一组词,如:"*mycin";③中截词:截词符位于检索词中间,如:"wo*n"。

按照截词符代表的字符数量,截词检索又可分为:①无限截词检索:截词符可代表 0~n 个字符,通常用"*"和"$"表示。如"harm*",可代表 harmful、harmless、harm 等;②有限截词检索:截词符只代表 0~1 个字符,通常用"?"表示,此时也称为通配符。如:"wom?n"既可表示 women 又可表示 woman。

5. 邻近检索　邻近检索是对检索词之间相对位置进行限定的一种检索技术,通过在检索词之间加入位置算符(NEAR、WITH、ADJ 等)实现,是提高查准率的有效方法之一。并非所有的数据库都支持邻近检索,如 PubMed 就不支持邻近检索。

位置算符在使用上存在细微差异:①NEAR/N,表示它所连接的两个检索词之间间隔的词语数小于或等于 N,两个检索词出现的顺序可以不固定,如"pulmonary NEAR/3 hypertension",Embase.com 检索平台支持使用 NEAR;②WITH,表示它所连接的两个检索词相邻,且两词出现的顺序与输入顺序一致,如"pulmonary WITH hypertension",EBSCO、WOS 等数据库支持使用 WITH;③ADJx,表示它所连接的两个检索词之间间隔的词语数小于或等于 x,且两词出现的顺序与输入顺序一致,如"pulmonary ADJ3 hypertension",Ovid 检索平台支持使用 ADJ。

上述检索方法实际使用时会有所侧重,如有些适用于循证检索,而另一些主要用于系统综述的文献检索。表 3-3 概括了常用检索方法及相应的检索式。

表 3-3 常用检索方法举例

检索方法	常用检索符号	基于不同检索平台的检索式举例	循证检索	创证检索
主题词检索	/	Ovid:Macrolides/	不常用	必用
	/exp	Ovid:Marcolides/exp		
	[MH]	PubMed:Marcolides[MH]		
字段检索	.ab.	Ovid:disabiltiy.ab.	常用	常用
	:ab	Embase.com:disability:ab		
	[au]	PubMed:Smith J[au]		
词组检索	" "	Ovid:"pulmonary hypertension"	常用	常用
截词检索	*	PubMed:neoplasm*	不常用	常用
	$	Ovid:carceno$		
邻近位置检索	ADJ	Ovid:pulmonary ADJ3 hypertension	不常用	常用
	NEAR	Embase.com:pulmonary NEAR/3 hypertension		
	WITH	WOS:pulmonary WITH hypertension		
逻辑运算符	AND	Ovid:disability AND elderly	常用	常用
	OR	Ovid:cancer OR carcinoma		
	NOT	Ovid:hypertension NOT pulmonary		
优先检索	( )	Ovid:cancer AND(pulmonary OR lung)	常用	常用

第二节 循证临床实践的证据检索

循证临床实践是指运用循证医学的方法,检索、评价和使用现有循证医学证据来解决具体临床问题。循证检索最重要的是提高查准率,以便在短时间内检索到最佳证据。本节将按照检索的基本步骤,简要介绍循证检索过程。

一、确定临床问题类型和构建临床问题

为循证临床实践而进行证据检索,第一步是确定临床问题的类型(病因/不良反应、诊断、治疗、预后),并按照 PICO 原则将具体临床问题转化为便于检索的形式。如何构建待循证临床问题,明确临床问题的类型,参见本书第二章。

构建待循证问题时,常常需要结合临床医生自己的临床经验和基础知识。如 Ph 染色体阳性的成人急性淋巴细胞白血病患者提出的问题:有无毒性小且疗效好的治疗方案? 若仅以"成人急性淋巴细胞白血病"为检索词,则难以快速检索到最新的循证证据。倘若临床医生具备相关的背景知识和经验,知晓除 HyperCVAD 经典化疗方案,新药伊马替尼(Imatinib)效果也不错,就可将该问题转化为:HyperCVAD 化疗方案与伊马替尼(或者 Hyper CVAD+伊马替尼)对 Ph 染色体阳性的成人急性淋巴细胞白血病的疗效和不良反应有无差异? 该问题就属于典型的治疗性问题,对应的最佳证据为 RCT 或基于 RCT 的系统综述。根据 PICO 原则分解该问题:P=Philadelphia chromosome、adults、acute lymphoblastic leukemia;I=HyperCVAD 或 Imatinib;C=Imatinib 或 HyperCVAD;O=survival rate、adverse effects。

二、常用循证检索资源

Haynes 等提出的"6S"金字塔模型是一种经典的循证检索资源分类方法。如图 3-7 所示,每一个

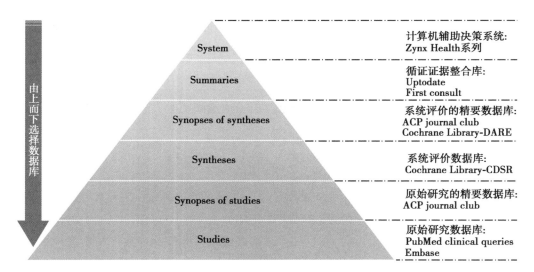

图 3-7　循证检索资源的"6S"分类模型

"S"代表一类循证医学检索资源。对循证临床实践而言,首选证据检索资源应该是"system(计算机辅助决策支持系统)",其次是"summaries(循证证据整合库)",若从上述两类资源不能检索到相关证据,再依次考虑"synopses of syntheses(系统综述的精要数据库)""syntheses(系统综述数据库)""synopses of studies(原始研究的精要数据库)",最后考虑检索"studies(原始研究数据库)"。

图 3-7 中的第 1 个 S 为"system(计算机辅助决策支持系统)",指能够将患者个体信息与研究证据相适配的计算机决策支持系统,系统将电子病历中临床特征与当前可获得的最好证据自动匹配链接,并自动提醒或告知医护人员相应的诊疗信息。计算机辅助决策支持系统目前尚未广泛使用。

第 2 个 S 是"summaries(循证证据整合库)",即整合了不同临床主题的证据总结。这类数据库通常也是按照 PICO 原则分解临床问题,由检索专家完成相关文献检索,方法学专家进而评价文献质量,然后由临床专家撰写并给出分级推荐意见。因此,这类数据库检索到的证据通常可直接应用于临床,而不必再自行评估证据质量或阅读冗长的原始文献。"summaries(循证证据整合库)"也称为"新型循证医学数据库",是循证医学与临床紧密合作的成果。近年来有越来越多的此类产品问世,如 UpToDate、DynaMed、Essential Evidence Plus、Clinical Overview 等,是开展循证临床实践优先选用的数据库。其主要缺陷在于内容比原始文献数据库少,更新速度通常滞后于原始文献数据库,且绝大多数都需要付费使用。

第 3~5 个 S 依次为"synopses of syntheses(系统综述的精要数据库)""syntheses(系统综述数据库)"和"synopses of studies(原始研究的精要数据库)"常合称为"传统循证医学数据库",如 Cochrane Library、ACP Journal Club 等。

若以上数据库均无法获取相关证据,再考虑检索第 6 个 S,即"Studies(原始研究数据库)",如 MEDLINE、Embase 等,这些数据库除了可检索原始研究外,检索内容里面也包含了 Cochrane review、systematic review、meta-analysis、guideline 等循证医学相关内容。若无法获取上述"传统循证医学数据库",也可通过 PubMed 等平台免费检索相关内容。

继"6S"金字塔模型后,虽然近年来有学者又陆续提出了"9S"金字塔模型和"循证医疗金字塔模型 5.0"等对循证检索资源进行分类,但并未获得广泛认可,此处不再赘述,请参阅相关论著。

近年来,为方便循证临床实践,陆续有一些新兴的跨数据库检索平台问世,可以同时提供原始研究、系统综述、临床实践指南等内容检索,并且检索结果更加精准,如 Trip medical database、Clinical Key 等,可以考虑优先选用。

表 3-4 列出了每类检索资源常用的数据库。除上述数据库外,循证临床指南也是循证临床实践常用的重要证据来源之一。针对同一种疾病,不同国家或地区的各种学术机构可能制订不同的临床

实践指南,有些指南基于临床研究的证据制订,而有些指南则是基于专家的意见或共识制订。前者的证据级别较高,后者的证据级别较低。有关临床实践指南的检索、评价及应用可参见本书第五章。

表3-4　常用循证医学检索资源

资源类型	数据库名称
计算机辅助决策系统（System）	Zynx Health
循证证据整合库（Summaries）	Best Practice
	Clinical Evidence
	Clinical Overview
	DynaMed
	Essential Evidence Plus
	PEPID
	UptoDate
系统综述的精要数据库（Synopses of syntheses）	ACP Journal Club
	Cochrane Library-DARE*
系统综述数据库（Syntheses）	Cochrane Library-CDSR*
原始研究的精要数据库（Synopses of studies）	ACP Journal Club
原始研究数据库（Studies）	PubMed Clinical Queries
	AskMEDLINE
跨数据库检索平台	Clinical Key
	Ovid
	SUMSearch 2
	Trip medical database

三、选择合适的数据库和检索平台

首先可根据上述的"6S 原则",按从高到低的顺序选择数据库,优先选择"summaries（循证证据整合库）"类型的数据库,若不能获取,再选择其他非 summaries 类型的数据库。此外,有些检索平台可进行跨库检索,如通过 Ovid 检索平台可同时检索 MEDLINE、Embase、ACP Journal Club、Cochrane Library 等子数据库。通过 Clinical Key 检索平台也可同时检索 Clinical Overview（表3-4）、MEDLINE、Elsevier Journals、Guidelines 等子数据库。循证检索应优先选择跨库检索平台,特别是收录有新型循证医学数据库的跨库检索平台,如 Clinical Key 等。

鉴于同一检索资源包含有多个数据库,可进一步按照"4C"原则进行遴选:①内容（content）:指数据库的内容、学科范畴和文献质量;②覆盖范围（coverage）,指数据库的规模、设计时间范围、地理范围、机构来源、收录文献量等;③时效（currency）,指数据库更新的及时性、更新频率和周期等;④成本（cost）,即数据库的使用成本或检索费用。用户可结合自己的实际需求和"4C"原则选择合适的数据库。相比其他"summaries"类型的数据,UpToDate 数据库一个独特优势是全部内容已经有中文版,方便临床实践使用,但中文版内容更新滞后于英文版。

为提高检索效率,还要注意避免重复检索。如检索了 Ovid EBM Reviews 系列数据库就不必检索 ACP Journal Club,因为前者已经涵盖后者。同理,若检索了 Clinical Key 就不再检索 Clinical Overview。

四、确定检索词

选择 PICO 要素中的部分或全部要素作为检索词,特别是 P 和 I 相关的重要特征词为检索词进行初步检索,倘若初步检索结果过多,考虑加用 C 和 O 相关的重要特征词加以限定。检索词必须是临床常用的规范术语。英文检索词常有不同拼写方式或同义词,倘若无法检索到文献或文献过少,应考虑增加同义词或其他拼写方式。

判断某词语是否为特征词有时还应结合具体临床背景,有些词语只在某些特定情况下才是特征词。如欲查找"Ph 染色体阳性的成人急性淋巴细胞白血病"的相关证据,adults(成人)这个单词就是特征词,因为成人急性淋巴性白血病和儿童淋巴细胞白血病的治疗措施和预后等差异明显,而有些疾病成人和儿童的临床表现、治疗和预后差别不大,此时"adults"就不再是特征词。又如,欲检索"弹力袜对于有久坐习惯的女性患者能否预防下肢深静脉血栓"的相关证据,女性(females or women)应该作为特征词纳入检索,因为女性是下肢深静脉血栓形成的高危人群。而对于那些男女发病率和预后差异不明显者,女性就不是特征词。冠词、介词和表状态的形容词(positive、negative 等)等均为非特征词,一般情况下不作为检索词纳入。

现以 Ph 染色体阳性的成人急性淋巴细胞白血病为例,初步选择的检索词是:Philadelphia chromosome、adults、acute lymphoblastic leukemia、HyperCVAD、Imatinib。这里"阳性(positive)"不作为检索词,主要缘于 positive 并非特征词。此外,Imatinib 有不同的名称(Glivec 或 Gleevec),也可以考虑将其作为检索词。

五、编制检索策略

采用逻辑运算符、词组检索、字段检索、截词检索、主题词检索等方式将确定好的检索词组合起来,同时结合检索数据库、需检索文献的发表时间及文献类型等,形成检索策略。循证检索以自由词检索为主,检索策略相对灵活,特别是"summaries"类型数据库通常并不支持主题词检索。当然,若需要检索原始研究数据库,也可采用主题词检索、字段检索等较为复杂的检索策略。

仍以前述病案为例,选择 UpToDate 数据库,文献年限不限,制订初步检索策略:"Philadelphia chromosome" AND "adults" AND "acute lymphoblastic leukemia" AND "HyperCVAD" AND "(Imatinib OR Glivec OR Gleevec)",检索结果见图 3-8。

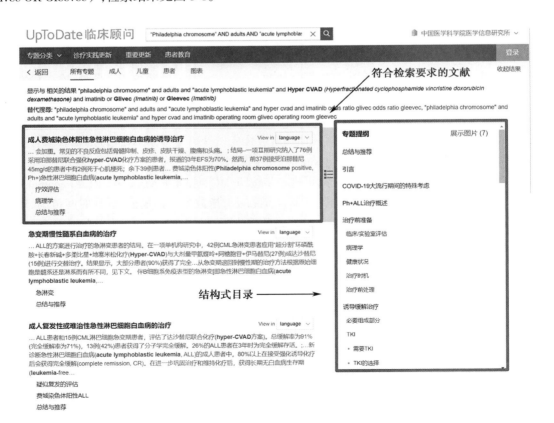

图 3-8　UpToDate 数据库的检索结果界面

当前不少数据库为了方便解决临床问题,已经提供了按 PICO 布局的检索界面(图 3-9),用户直接在检索框内输入 PICO 对应的检索词即可得到检索结果,无须编制复杂的检索策略,非常直观方便。

Ovid Database:
◉ Medline ○ Embase ○ Emcare ○ PsycINFO
☐ All search terms must be present in my result set

P: Patient, Population, Problem or disease of interest (who are the patients, what is the problem)

Ethnicity:

Disorder:

I: Intervention or Issue (what do we do to them, what are they exposed to)

Intervention / Issue

C: Comparison intervention or issue (what do we compare the intervention with)

Comparison

O: Outcome (what happens, what is the outcome)

Outcome/Risks

T: Time (The time it takes for the intervention to achieve an outcome or how long participants are observed)

Time

[Search]

图 3-9 Ovid 检索平台针对检索临床问题的 PICO 检索界面

六、优化检索策略

对初步检索结果进行评价,并据此调整检索策略是证据检索的重要环节。有时可能需要重复多次,方可获得满意的检索结果。具体可分为两种情况:

(一)扩大检索范围

若未找到相关证据,则需要扩大检索范围,方法包括:①选择新数据库:如选择原始研究数据库、多个数据库或者跨库检索平台;②优化检索策略:如自由词检索时考虑检索词的同义词或近义词,以及不同的拼写方式或缩写等,并用"OR"相连、减少"AND"组配对数、使用截词符;主题词检索时还可考虑扩展检索并选用所有副主题词;③放宽或不限制文献出版日期等。

(二)缩小检索范围

若得到过多的检索结果,则应缩小检索范围,方法包括:①重选新数据库:若选择内容更精练的"summaries"类型数据库可显著减少检索结果;②优化检索策略:如增加检索词(加入 PICO 中的 C 项和 O 项特征词),并用"AND"与原检索式相连;若检索原始文献数据库可考虑限定主要主题词检索;字段检索时将字段限制在题目和摘要;③限定文献出版日期,只检索最新的证据。

第三节 系统综述制作的文献检索

循证医学核心理念是有证循证、无证创证。利用原始研究文献、制作高质量的系统综述也是循证医学的主要任务之一。本节主要阐述制作系统综述时应如何全面检索文献。卫生技术评估、循证指南也可用类似文献检索方法,仅在选择数据库方面略有不同而已。

一、确定研究目的

尽可能全面地检索当前已发表(甚至尚未正式发表)的、所有可能符合纳入要求的文献,是撰写系统综述的第一步,也是关键一步。在开始文献检索前,应明确系统综述的研究目的。仍以本章第二节的病案为例,主管医生初步检索发现"伊马替尼治疗 Ph 染色体阳性的成人急性淋巴细胞白血病"目前有很多原始研究,但各研究结果间差异较大,为此,求同存异、整合现有研究结果,就是撰写系统综述的宗旨:即系统评价"伊马替尼治疗 Ph 染色体阳性的成人急性淋巴细胞白血病的疗效和安全性",可按照 PICO 原则分解转化,其中,P:Philadelphia chromosome、adults、acute lymphoblastic leukemia;I:Imatinib;C:any intervention;O:survival rate、complete remission rate、adverse effects etc.。

二、常用数据库

(一)必检数据库

MEDLINE、Embase 和 CENTRAL 等文摘型原始文献数据库为制作系统综述的三大必检数据库。尽管这 3 个数据库收录文献可能交叉重合,但尚无哪个数据库能够取代另一个数据库,缺少任何一个,都容易导致漏检。虽然一些已发表的系统综述只检索了 MEDLINE(或 PubMed),但这些不规范的做法只能纳入部分而非全部原始研究文献,加之选择性偏倚而导致汇总研究结果失真。MEDLINE、Embase 和 CENTRAL 的检索结果可能存在大量重复,此时可利用文献管理软件(如 Endnote 等)自动剔重,以提高文献筛选的效率。

1. MEDLINE　MEDLINE 是美国国立医学图书馆(national library of medicine,NLM)出版的综合类生物医学信息书目数据库,为全球最大、最权威的生物医学文献数据库之一。像 SilverPlatter、Ovid、Cambridge、DIALOG、EBSCO 等 20 多家出版商获准发行 MEDLINE 数据库。检索平台不同,检索式和检索结果可能存有差异。因此,除报告检索的数据库名称外,还应同时报告所用检索平台。PubMed 是 NLM 和美国国家生物技术信息中心(national center for biotechnology information,NCBI)联合开发的、基于网络的信息检索平台。通过 PubMed 检索平台(www.pubmed.gov)可免费检索 MEDLINE,成为我国医学工作者检索 MEDLINE 的首选。

2. Embase　Embase 数据库是荷兰 Elsevier Science 公司出版的文摘型数据库,收录文献与MEDLINE 虽有部分重复,但收录了 1 800 多种未被 MEDLINE 收录的期刊。Embase 以收录药学文献见长,收录欧洲和亚洲文献也多于 MEDLINE。Embase 常用 Embase.com 和 Ovid 等 2 个检索平台。Embase.com 检索平台可同时检索 Embase 和 MEDLINE 数据库。

3. CENTRAL　CENTRAL(Cochrane 临床对照试验中心注册库)是 Cochrane Library 的一个子数据库,其收录文献主要精选自 MEDLINE 和 Embase,还有部分文献来源于专家手工,属于高质量的文摘型原始文献数据库。CENTRAL 既可通过 Cochrane 图书馆网站进行,也可通过 Ovid 检索平台检索。

(二)不同国家和地区的区域性数据库

倘若所研究疾病存在高发地区时就需检索相应地区的区域性数据库,旨在尽量获取已发表的所有相关文献。如撰写疟疾相关的系统综述时,需要检索非洲地区数据库。此外,对于非英文国家的作者,最好检索所在国的区域性数据库。因此,中国作者常被要求检索中文的医学文献数据库。各国家和地区的重要区域性医学文献数据库见表 3-5。

表 3-5　不同国家和地区的区域性医学文献数据库

国家（或地区）	数据库名称	国家（或地区）	数据库名称
中国	中国生物医学文献数据库（CBM）	西太平洋地区	WPRIM
中国	中国知网（CNKI）	南美和加勒比地区	LILACS
中国	维普（VIP）	南美和加勒比地区	PERIODICA
中国	万方数据库（WANFANG）	南美多国及西班牙、葡萄牙	SciELO
韩国	KoreaMed	南美多国及西班牙、葡萄牙	Latindex
日本	医中志	菲律宾	HERDIN
东南亚	IMSEAR	芬兰	Medic
印度	IndMED	波兰	Polish Medical Bibliography
非洲	AJOL	俄罗斯	UDB-MED
澳大利亚	Informit	土耳其	TR Index

（三）专业特色数据库

对于护理学、康复医学、精神医学、老年医学、药学等专业领域,还应检索相关专业特色数据库。通过阅读本专业领域已发表的系统综述（尤其是 Cochrane 系统综述）可快速找到相应的特色数据库。表 3-6 列出了常用的专业特色数据库。

表 3-6　常用专业特色数据库

专业	数据库名称	专业	数据库名称
护理	CINAHL	心理和精神医学	PsycNET 检索平台
护理	BNI	心理和行为医学	Psychology & Behavioral Sciences Collection
康复医学	MANTIS	生物医学	BIOSIS Previews
康复和姑息医学	AMED	运动医学	SPORTDiscus
康复和替代医学	Alt HealthWatch	老年医学	AgeLine
物理治疗	PEDro	老年医学	AgeInfo
作业疗法	OTseeker	药学	IPA

（四）引文数据库

尽管引文数据库并非撰写系统综述的必检数据库,但却是有益补充。特别是科学情报研究所（ISI）出版的 Web of Science（WOS）数据库,为书目索引型数据库,收录了高质量的期刊和会议文献,事实上,其更大的价值在于对检索结果的自动分析,从而帮助研究者梳理研究文献之间的传承脉络,探明重要文献,以及指导科研选题立题等。

常用的引文数据库包括:ISI WOS、SCOPUS、中国科学引文数据库（CSCD）、微软学术等。

（五）学位论文数据库

除 CINAHL 收录了护理学相关的学位论文外,MEDLINE 和 Embase 等原始文献数据库并未收录学位论文,因此,若需检索学位论文,需补充检索专门的学位论文数据库。常用英文学位论文数据库是 ProQuest Dissertation & Theses Database。此外,Index to Theses in Great Britain and Ireland 网站收录了超过 50 万份英国和爱尔兰的学位论文。非营利组织 OATD（https://oatd.org/）收录了全球 1 100 多

NOTES

所大学和研究机构的600多万份开放获取的学位论文。中文学位论文数据库主要是中国知网（CNKI）提供的中国博士学位论文全文数据库和中国优秀硕士学位论文全文数据库。万方数据库也提供了学位论文数据库查询。学位论文的相关内容常常被作者冠以相似或不同的题目发表在其他期刊上，筛选文献时要加以鉴别。

（六）会议文献数据库

会议文献指各类型学术会议上提交的论文或报告，通常在会后以增刊或图书的形式结集出版。会议文献论题集中、内容新颖、时效性强，是重要的医学信息来源。有研究发现超过一半的会议文献从未以全文的形式发表，因此，检索会议文献数据库有助于原始研究文献的查新查全。常用的会议文献数据库包括：

Conference Proceedings Citation Index-Science（CPCI-S）数据库，原名 ISI Proceedings 数据库，由 ISI 出版，是 WOS 数据库的子库，收录了 1990 年以来国际上重要的学术会议文献，成为检索国际权威会议文献最重要的检索工具。

中国重要会议论文数据库，属于中国知网（CNKI）系列数据库之一，收录了 1999 年以来国内重要会议文献以及在国内举办的国际会议文献。中国学术会议论文数据库是万方数据资源的子数据库之一，收录了 1998 年以来国内的重要学术会议论文。

除上述数据库外，重要的国际会议通常会在网络上免费提供电子版会议文献，可通过搜索相关会议（或学会/协会）网址，获取相应文献。

鉴于会议文献提供的信息通常有限，仅凭文摘难以完成文献质量评价和数据提取等。对于可能符合纳入标准的会议文献，需要联系作者获取更多的数据。此外，一些会议文献也常常被冠以相似的题目，以全文的形式发表于不同期刊，筛选文献时也要仔细甄别。

（七）灰色文献数据库

灰色文献有不同的定义，本章提及的灰色文献特指那些未正式发表在图书或期刊上的学术文献，或未经过同行评议的文献。前面提及的会议文献也属于一种特殊的灰色文献。有研究表明 Cochrane 系统综述纳入的原始研究文献中约有 10% 来源于包括会议文献在内的灰色文献。灰色文献是对正式发表文献的有益补充，但目前可获得灰色文献十分有限。此外，灰色文献往往以文摘为主，格式不统一，质量良莠不齐，评估标准缺乏。除 Cochrane 系统综述外，其他杂志刊发系统综述并未要求检索灰色文献数据库。常用灰色文献数据库有：PsycEXTRA 主要收录精神和行为科学方面的灰色文献，是 PsycINFO 的重要补充。HMIC 主要收录社区卫生、医疗机构管理、卫生资源分布等方面的灰色文献，可通过 Ovid 检索平台获取。

（八）在研注册数据库

Cochrane 协作网要求制作系统综述时检索在研数据库，旨在发现那些正在进行的可能符合纳入标准的原始研究，通过数据库提供的信息与作者联系，有可能获取尚未正式发表的最新研究结果。此外，目前国际医学期刊编辑委员会（ICMJE）要求干预性研究在开始实施之前完成研究注册备案，以避免设计缺陷、潜在伦理风险及选择性报告结果等问题的发生，从源头上确保研究质量。

非 Cochrane 系统综述通常并不要求作者检索在研注册数据库。目前在众多在研注册数据库中比较常用的有：ClinicalTrials、ISRCTN、中国临床试验注册中心等。

三、确定检索平台及选择数据库

理论上应检索上述所有数据库，以确保纳入当前所有可能符合纳入标准的原始研究，但实际上由于时间、精力和数据库使用权限等方面原因，很难实现全部数据库的检索。通常可采用"3＋N"模式来进行：即 3 个必检数据库（MEDLINE＋Embase＋CENTRAL），联合 N 个补充数据库。补充检索数据库的选择需要依据具体研究问题而定。中国作者可考虑检索 CBM 等中文数据库；若遇疾病在某些国家和地区高发,还应纳入相应的区域性数据库。引文数据库(特别是 ISI WOS)是对 3 个必检数据库的有益补充,也可进行检索。其他类型的数据库(学位论文数据库、会议文献数据库、灰色文献数据库、在研注册数据库)通常不必检索,但撰写 Cochrane 系统综述时,编辑常要求对这些数据库也进行检索,可以请专业 search coordinator 协助完成。

确定检索数据库后,再依据检索者拥有的权限和熟悉程度选择检索平台。优先选择可跨库检索的检索平台,像 Ovid 检索平台可同时检索 MEDLINE、Embase 和 CENTRAL。若所在单位未购买付费的检索平台,也可通过免费检索平台实施检索,如 MEDLINE(via PubMed)、CENTRAL(via Cochrane Library)等。有些数据库(如 Embase)无法通过免费检索平台进行检索,可考虑请专业检索机构代为检索。如撰写 Cochrane 系统综述,可请 search coordinator 免费代为检索。

四、确定检索词

通常以 PICO 要素中 P 项和 I 项所涉及的重要特征词作为检索词。撰写系统综述时,各种不同的对照措施(C 项)和结局指标(O 项)通常会被纳入分析,一般不作为检索词使用。

检索词可以是规范的医学术语,这一点在自由词检索时特别重要,也可以是非规范用语。如:"慢阻肺"和"慢性阻塞性肺病"都不是规范术语,规范术语为"慢性阻塞性肺疾病"。

得到初步检索结果后,通过阅读题目和摘要,可发现检索词的同义词、近义词、相关疾病或药名词汇,此时需要补充检索词,重新调整检索策略,再进行检索。借助 MeSH 的"Entry Terms"功能有利于快速收集检索词相关的自由词(图 3-10)。

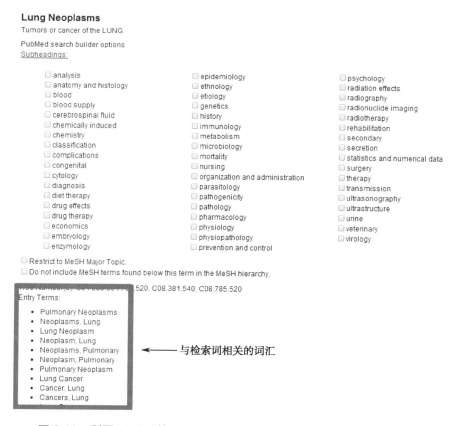

图 3-10　利用 MeSH 的 Entry Terms 功能收集与检索词相关的自由词

仍以前述病案为例,初步确定检索词为:Philadelphia chromosome、adults、acute lymphoblastic leukemia、acute lymphoblastic leukaemia、Imatinib、Glivec、Gleevec。

五、编制检索策略

(一)检索策略的编制原则

编制检索策略的原则同上。为提高查全率,需同时对检索词进行自由词检索和主题词检索,并用"OR"连接。自由词检索要注意检索词的不同拼写方式、同义词、缩写、近义词和相关词,用"OR"连接进行检索;最后将 PICO 中的 P 项和 I 项各自所包含的检索词与筛选文献类型的相关检索式用"AND"进行逻辑组配(图 3-11)。

Cochrane 系统综述要求对文献语种不加限制,但纳入多语种原始文献会增加系统综述的制作难度和成本(Cochrane 协作网志愿者可协助将各种非英文文献翻译为英文)。对中国作者而言,非 Cochrane 系统综述可以将文献语种限定为中英文。

不同检索平台(如 PubMed 或 Ovid)检索相同的数据库(如 MEDLINE),即使检索策略内涵相同,但具体形式或多或少存在差异,切忌不同平台间的生搬硬套。仍以前述病案为例,不同平台检索 MEDLINE 数据库的检索策略见表 3-7,从中不难看出,不同平台需要使用不同的检索式,检索结果也存在差异。

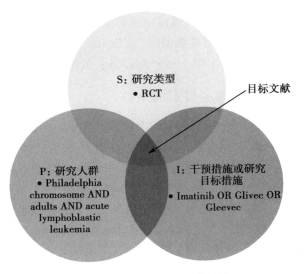

图 3-11   检索策略的概念结构

表 3-7   通过不同检索平台检索 MEDLINE 数据库的检索策略

检索平台	检索策略	检索结果
PubMed	#1 Philadelphia chromosome〔MeSH Terms〕	2 182
	#2 Philadelphia chromosome〔Title/Abstract〕	3 575
	#3 adult〔MeSH Terms〕	5 508 926
	#4 adult*〔Title/Abstract〕	825 088
	#5 acute lymphoblastic leukemia〔Title/Abstract〕	18 158
	#6 acute lymphoblastic leukaemia〔Title/Abstract〕	3 899
	#7 acute lymphoblastic leukemia〔MeSH Terms〕	21 306
	#8 Imatinib〔Title/Abstract〕	9 064
	#9 Glivec〔Title/Abstract〕	385
	#10 Gleevec〔Title/Abstract〕	873
	#11 #1 OR #2	4 748
	#12 #3 OR #4	5 941 987
	#13 #5 OR #6 OR #7	30 373
	#14 #8 OR #9 OR #10	9 378
	#15 #11 AND #12 AND #13 AND #14	190
Ovid	1 exp Philadelphia chromosome/	2 228
	2 Philadelphia chromosome.mp.	4 654
	3 exp adult/	5 658 201
	4 adult*.mp.	4 508 861
	5 acute lymphoblastic leukemia.mp.	17 493
	6 acute lymphoblastic leukaemia.mp.	3 858

续表

检索平台	检索策略	检索结果
Ovid	7 expacute lymphoblastic leukemia/	22 011
	8 Imatinib.mp.	10 167
	9 Glivec.mp.	359
	10 Gleevec.mp.	845
	11 1 OR2	4 654
	12 3 OR 4	6 035 697
	13 5 OR 6 OR 7	29 872
	14 8 OR 9 OR 10	10 288
	15 11 AND 12 AND 13 AND 14	212
Embase.com	#1 "Philadelphia chromosome" /exp	2 563
	#2 "Philadelphia chromosome" : ab	4 789
	#3 "adult" /exp	5 845 621
	#4 "adult*" : ab	4 807 861
	#5 "acute lymphoblastic leukemia" : ab	18 562
	#6 "acute lymphoblastic leukaemia" : ab	3 625
	#7 "acute lymphoblastic leukemia" /exp	23 014
	#8 "Imatinib" : ab	10 121
	#9 "Glivec" : ab	362
	#10 "Gleevec" : ab	820
	#11 #1 OR#2	4 879
	#12 #3 OR #4	6 105 623
	#13 #5 OR #6 OR #7	28 425
	#14 #8 OR #9 OR #10	11 259
	#15 #11 AND #12 AND #13 AND #14	206

(二)筛选特定文献类型的检索策略

系统综述的文献检索旨在查全,通常会检出数百甚至数千篇文献,为提高文献筛选效率,可以进一步制订检索策略来筛选特定类型的文献,使检索结果更加精准。

现有两种筛选特定类型文献的方式,一是通过勾选检索平台限制条件(limits)加以实现(图 3-12 显示了 PubMed 检索平台的文献类型限制选项),但该方式存在漏检的风险,系统综述的文献检索应避免采用这种方式。此外,并非所有的检索平台都内置了限制文献类型的选项。第二种方式是通过编制"search filter"来"过滤"出特定的文献类型。编制 search filter 要求对检索平台非常熟悉,且具有相当高的检索专业素养,因此,不建议初学者自己编制 search filter。目前国际上有很多学术组织、机构或检索专家制订了筛选各类文献的 search filter,但形式和内容往往差异明显。

鉴于相同检索目的、不同检索平台可以有完全不同的 search filter(表 3-8),选择 search filter 应考虑是否适用于当前检索平台。若无法直接获取某个检索平台的 search filter,则需要将适用于其他检索平台的 search filter,按当前检索平台的检索语法,"翻译"为新的 search filter(见本章第四节),方可使用。

部分学术组织/机构制订的 search filter 还分为"最高敏感性""最高特异性"和"最佳敏感性和特异性"以及"兼顾敏感性和准确性"等具体类型(表 3-8)。撰写系统综述时,建议选择"敏感性最高"的 search filter 以尽可能提高查全率,若检索结果过多,也可考虑采用"兼顾敏感性和准确性"或"最佳敏感性和特异性"的 search filter;循证检索时,建议使用"特异性最高"的 search filter 以提高查准率。

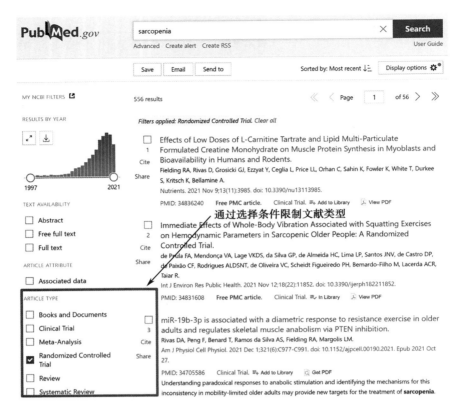

图 3-12　PubMed 检索平台选择对文献类型进行限制

表 3-8　适用于不同检索平台的 search filter（用于筛选 RCT）

检索平台	学术机构	
	Cochrane 协作网	McMaster 大学
PubMed	敏感性最高的检索策略	敏感性最高的检索策略
	#1 randomized controlled trial［pt］	#1 clinical［Title/Abstract］AND trial［Title/Abstract］）
	#2 controlled clinical trial［pt］	#2 clinical trials as topic［MeSH Terms］
	#3 randomized［tiab］	#3 clinical trial［Publication Type］
	#4 placebo［tiab］	#4 random*［Title/Abstract］
	#5 drug therapy［sh］	#5 random allocation［MeSH Terms］
	#6 randomly［tiab］	#6 therapeutic use［MeSH Subheading］
	#7 trial［tiab］	#7 #1 OR #2 OR #3 OR #4 OR #5 OR #6
	#8 groups［tiab］	最佳敏感性和特异性的检索式
	#9 #1 OR #2 OR #3 OR #4 OR #5 OR #6 OR #7 OR #8	#1 randomized controlled trial［Publication Type］
	#10 animals［mh］NOT humans［mh］	#2 randomized［Title/Abstract］
	#11 #9 NOT #10	#3 placebo［Title/Abstract］
	兼顾敏感性和准确性的检索策略	#4 #1 OR #2 OR #3
	#1 randomized controlled trial［pt］	特异性最高的检索式
	#2 controlled clinical trial［pt］	#1 randomized controlled trial［Publication Type］
	#3 randomized［tiab］	#2（randomized［Title/Abstract］
	#4 placebo［tiab］	#3 controlled［Title/Abstract］
	#5 clinical trials as topic［mesh:noexp］	#4 trial［Title/Abstract］）
	#6 randomly［tiab］	#5 #2 OR #3 OR #4
	#7 trial［ti］	#6 #1 AND #5

续表

检索平台	学术机构	
	Cochrane 协作网	McMaster 大学
PubMed	#8 #1 OR #2 OR #3 OR #4 OR #5 OR #6 OR #7 #9 animals［mh］NOT humans［mh］ #10 #8 NOT #9	
Ovid	敏感性最高的检索策略 1 randomized controlled trial.pt. 2 controlled clinical trial.pt. 3 randomized.ab. 4 placebo.ab. 5 drug therapy.fs. 6 randomly.ab. 7 trial.ab. 8 groups.ab. 9 or/1-8 10 animals/ not humans.sh. 11 9 AND 10 兼顾敏感性和准确性的检索策略 1 randomized controlled trial.pt. 2 controlled clinical trial.pt. 3 randomized.ab. 4 placebo.ab. 5 clinical trials as topic.sh. 6 randomly.ab. 7 trial.ti. 8 1 or 2 or 3 or 4 or 5 or 6 or 7 9 exp animals/ not humans.sh. 10 8 not 9	敏感性最高的检索策略 1 clinical trial.mp. 2 clinical trial.pt. 3 random:.mp. 4 tu.xs. 5 or/1-4 最佳敏感性和特异性的检索策略 1 randomized controlled trial.pt. 2 randomized.mp. 3 placebo.mp. 4 or/1-4 特异性最高的检索式 1 randomized controlled trial.pt. 2 randomized controlled trial.mp. 3 or/1-2

表中检索策略来源于：Lefebvre C，Glanville J，Briscoe S，Littlewood A，Marshall C，Metzendorf M-I，Noel-Storr A，Rader T，Shokraneh F，Thomas J，Wieland LS. Chapter 4：Searching for and selecting studies. In：Higgins JPT，Thomas J，Chandler J，Cumpston M，Li T，Page MJ，Welch VA（editors）. Cochrane Handbook for Systematic Reviews of Interventions version 6.2（updated February 2021）. Cochrane，2021.

六、检索策略的调整

系统综述的文献检索策略往往通过多次调整才能获得满意的检索结果。检索结果无论过多或过少，首先应检查检索式是否有误，如：检索词、字段名(或缩写)、逻辑运算符、位置运算符等有无拼写错误；检索式语法是否适用于当前检索平台(此为最常见的错误类型)。若存在错误，则修正检索式后重新进行检索。若检索式无误，进而分两种情况调整检索策略。

（一）若检索结果过少，则需扩大检索范围

扩大检索范围的方法包括：①增加检索数据库，如检索会议文献数据库、灰色文献数据库或在研试验注册数据库；②自由词检索时增加检索词的同义词、近义词或相关词汇，并与原检索词用"OR"组合；③主题词检索时扩展下位主题词，并包含所有副主题词；④使用"AND"进行逻辑组配，而不用"ADJ"等位置运算符；⑤适当使用截词符以扩大检索范围；⑥增加检索字段，如将检索字段由"摘要"字段扩展到"题目、摘要和关键词"字段(参见本章第一节)。

（二）若检索结果过多，则需缩小检索范围

缩小检索范围的方法包括：①应用 search filter 筛选特定类型的文献；②主题词检索时选择"主

要主题词"检索(参见本章第一节),并选择与研究目的相关的副主题词;③自由词检索时使用词组检索,使用"ADJ"等位置运算符代替"AND";④增加 PICO 中的 C 项和 O 项包含的重要特征词作为检索词,并与原检索式用"AND"组合;⑤将文献出版时间限定在较近的日期。后两种方法会增加漏检的风险,应在理由充足情况下谨慎使用。

七、获取全文

利用 Endnote 等文献管理软件对最终检索结果进行统一管理,由至少 2 位作者独立阅读文献题录,按事先制订的文献纳入和排除标准逐一比对后完成初步筛选,结合文献题录进一步查找全文、评估全文后,最终确定是否纳入。

获取全文的步骤如下:①首先推荐使用 Endnote 等文献管理软件的"查找全文(find full text)"功能,自动获取全文。但由于使用者所处的网络环境、文献内容和出版日期的不同,Endnote 等软件获取全文的成功率存在很大差异。②对于无法自动获取全文的题录,可通过两种方式获悉哪些全文数据库收录了该文献并提供了相应的链接。一种方法是利用 PubMed 数据库的"FULL TEXT LINK"功能获取全文链接地址(图 3-13),若局域网所在机构购买了该全文数据库版权(或者该数据库部分或全部文献免费),则直接打开链接即可下载全文,否则需要付费购买。同一篇文献可能被多个全文数据库收录,可逐一尝试是否有相应的下载权限;另一种方法是利用 Google 或 Google Scholar 搜索引擎,直接搜索文献题目。使用 Google Scholar 搜索引擎的好处在于其提供的备用链接常可获取免费全文(图 3-14)。③若上述方法不能奏效,还可通过学术论坛求助或向文章作者写信索取的方式获取全文。④最后还可以通过大学图书馆和文献共享服务系统的馆际互借、文献传递等有偿服务方式获取全文。国内比较著名的文献共享服务系统有中国高等教育文献保障系统(CALIS)、国家科技图书文献中心(NSTL)和国家科学图书馆的联合目录集成服务系统(UNICAT)。

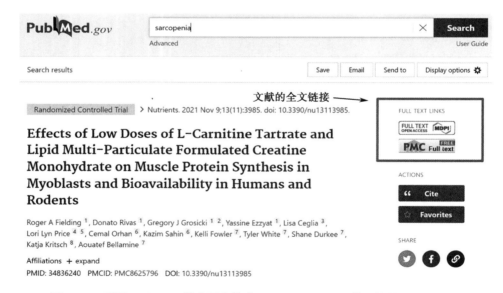

图 3-13　利用 PubMed 检索平台的"FULL TEXT LINK"功能获取全文链接

八、检索结果的定期更新

由于制作系统综述的周期较长,从检索到完成撰写耗时往往长达数月,有时甚至 1~2 年。在此期间可能有符合入选标准的新文献收录到数据库,因此建议在统计分析前进行更新检索,将符合要求的新文献纳入分析,确保系统综述与时俱进。此外,系统综述发表后也应定期更新检索结果,进而更新系统综述。

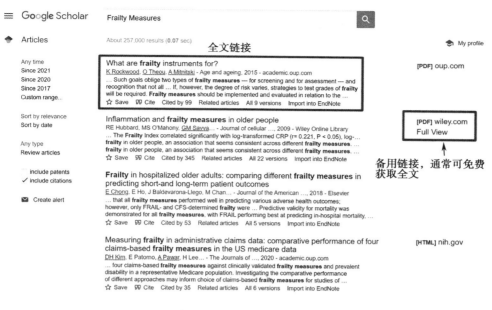

图 3-14 利用 Google Scholar 获取全文链接

现有数据库或检索平台均支持通过设置 Email 提醒或 RSS 推送的方式,轻松实现对检索结果的定期更新,而不必重复检索。RSS 推送是最便捷的跟踪检索结果的方法,以 PubMed 检索平台为例,点击检索框下方的"Create RSS"按钮,在弹出界面更改显示条目数量和名称,然后点击"Create RSS"按钮,网站将生成 RSS 链接,点击"COPY"按钮复制该链接(图 3-15),粘贴到任意一种 RSS 阅读器(如 Feedly、InoReader 等)进行订阅(图 3-16),即可实现 RSS 定期推送,当数据库收录了符合检索策略的新文献时则会自动推送相关题录到 RSS 阅读器。

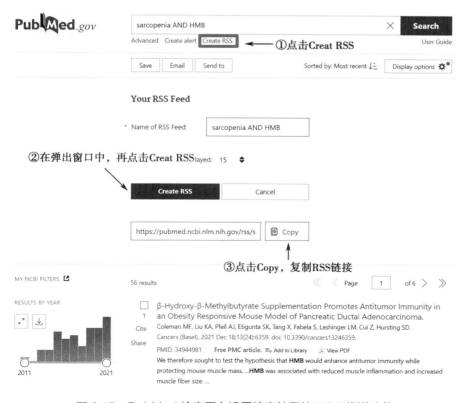

图 3-15 PubMed 检索平台设置检索结果的 RSS 推送功能

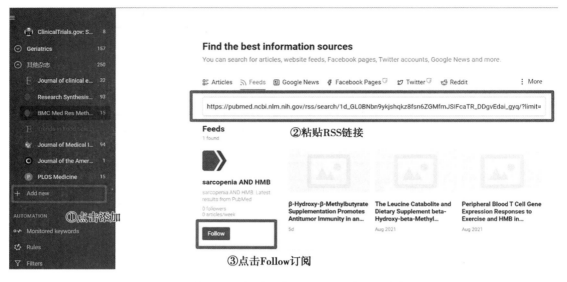

图 3-16　利用 RSS 阅读器（InoReader）订阅检索结果

第四节　循证检索过程中的常见问题和技巧

一、PubMed 和 MEDLINE 的区别和联系

初学者常常将 PubMed 等同于 MEDLINE，事实上两者既有联系又有区别。PubMed 检索平台与 MEDLINE 数据库都是美国国立医学图书馆（NLM）的产品。PubMed 检索平台的主要数据库是 MEDLINE（在 PubMed 中的标记为［PubMed-indexed for Medline］），但还包括其他数据库：In-process Citations（收录未标引 MeSH 主题词或文献类型的最新文献，在 PubMed 中标记为［PubMed-in Process］）、Publisher Supplied Citation（收录由出版商提供的电子期刊文献数据，在 PubMed 中的标记为［PubMed-as supplied by publisher］）、OLDMEDLINE（收录部分 1966 年以前出版且未被 MEDLINE 收录的文献记录，在 PubMed 中的标记为［PubMed-OLDMEDLINE］）、PubMed not MEDLINE 等数据库。

系统综述的文献检索，使用 PubMed 检索平台优于单纯检索 MEDLINE。倘若计划利用其他平台检索 MEDLINE，建议同步检索 In-process Citations 等数据库，可避免漏检文献。如在 Ovid 检索平台可同时选择 "Ovid MEDLINE（R）and Epub Ahead of Print，In-process，In-data-review & Other Non-indexed Citations" 子数据库（图 3-17）联检。

借助 PubMed 平台还可跨库检索多个分子生物学数据库，如：遗传学数据库（OMIN）、核酸序列数据库（Nucleotide）、单核苷酸多态性数据库（SNP）、蛋白序列库（Protein）、大分子结构库（Structure）、全基因组数据库（Genome）、图书库（Books）以及免费的全文数据库（PubMed central，PMC）等。

二、Ovid 检索平台的使用技巧

（一）Ovid 检索平台的语言转换

Ovid 检索平台提供多语种检索界面，默认英文界面。使用 Ovid 平台前，若将检索界面设置为中文，可使检索过程更加方便（图 3-18）。

（二）Ovid 检索平台 .mp. 字段的含义

在 Ovid 检索平台中，自由词检索默认在 .mp. 字段中进行。针对不同子数据库，.mp. 字段的具体含义不同（表 3-9）。

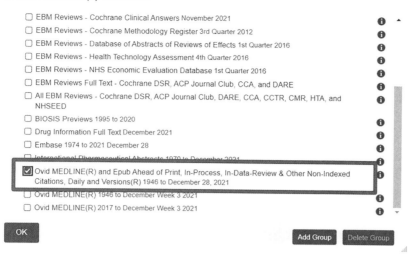

图 3-17　通过 Ovid 检索平台检索 MEDLINE 及其相关数据库

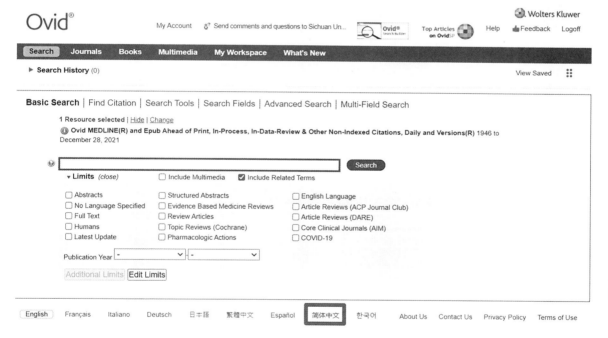

图 3-18　设置 Ovid 检索平台的界面语言

表 3-9　OvidSP 检索平台中 .mp. 的具体含义

MEDLINE via OvidSP

mp=title, abstract, original title, name of substance word, subject heading word, protocol supplementary concept, rare disease supplementary concept, unique identifier

EMBASE via OvidSP

mp=title, abstract, subject headings, heading word, drug trade name, original title, device manufacturer, drug manufacturer, device trade name, keyword

CENTRAL via OvidSP

mp=title, original title, abstract, mesh headings, heading words, keyword

续表

AMED via OvidSP
mp=abstract，heading words，title

PsycINFO via OvidSP
mp=title，abstract，heading word，table of contents，key concepts，original title，tests & measures

（三）Ovid 专家检索

Ovid 专家检索（Ovid expert search）是 Ovid 平台针对 MEDLINE 和 Embase 数据库"过滤"某种类型文献而由检索专家编写的 search filter，或者检索某种疾病相关信息的检索式组合。此外，检索者本人或所在机构检索专家也可自行编写"专家检索式组合"，并存储于系统中，以便随时调用。

系统综述的文献检索，可将需要的 search filter"一键式"导入检索者自己的检索策略，极大地简化检索过程。如图 3-19 所示，选择需要的 search filter 直接点击"Launch Ovid Expert Search"，即可将该 search filter 的若干检索式一次性导入 Ovid 平台，并显示检索结果。

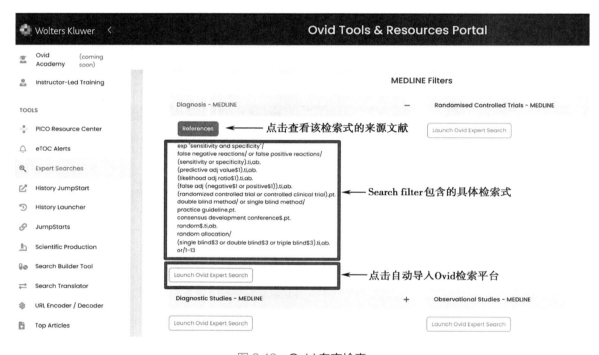

图 3-19　Ovid 专家检索

三、不同平台检索式的自动"翻译"工具

如前所述，使用不同平台（如 PubMed 或 Ovid）检索相同内容，检索式内涵相同，但具体形式或多或少存在差异。编好基于某个平台的检索式后，可以借助"翻译"工具，将其自动转换为另一个平台的检索式。

澳大利亚 Bond 大学开发的 Systematic Review Accelerator 网站提供了制作系统综述的多种翻译工具，其中"Polyglot Search"工具可以实现不同平台检索式的自动翻译。用户在检索框内录入检索式后，该工具可自动提供 PubMed、Ovid MEDLINE、Cochrane Library、Embase.com、Embase via Ovid、CINAHL via EBSCO 等多个平台/数据库对应的检索式（图 3-20）。

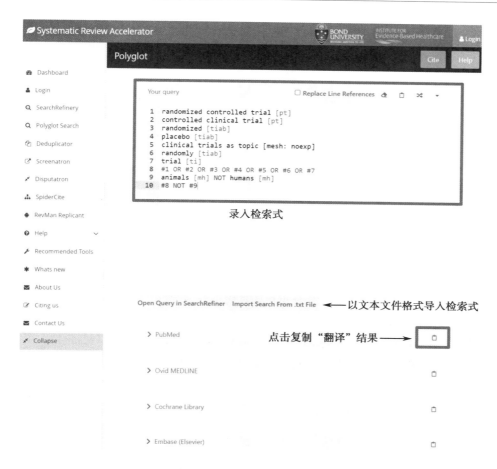

图 3-20　通过 Polyglot Search 工具自动转换检索式

（杨　茗）

思考题

1. 检索数据库和检索平台是一回事吗？请举例说明。
2. 循证检索侧重于查准率，系统综述的文献检索侧重于查全率，为什么？

第四章

证据分级与评价

要点

1. 证据分类与分级。
2. 证据评价三原则。
3. 证据评价实施步骤与方法。

围绕待循证问题进行证据检索，所获证据可能良莠不齐，应通过严格评价、去伪存真，甄别出最佳最新证据，用于指导循证临床实践。临床医生只有具备了证据评价的能力，才能避免盲目或被动地接受证据来源研究中的结论和观点，对证据价值作出客观、公正、严谨的评价，以便将科学、可靠、有临床价值的相关证据用于指导循证决策和个体化实践，以全面提升医疗卫生服务质量与水平。

第一节　证据分类与分级

了解研究证据的分类与分级是认识、评价、理解、应用证据的前提和基础。证据分类与证据分级有所不同，分述如下。

一、证据分类

证据分类方法众多，这里主要介绍循证医学常用的两种证据分类方法，即按研究方法和按研究问题分类。

（一）按研究方法分类

从方法学角度可将研究证据分为原始研究证据和二次研究证据。其中，原始研究证据是指直接以人体（包括患者群体和/或健康人群）为研究对象，通过研究获取第一手数据，再经数据治理、统计分析、总结而形成的研究报告。原始研究常见设计方案包括：随机对照试验、队列研究、病例对照研究、横断面调查、病例分析和病例报告等。

二次研究证据则以原始研究文献为研究对象，即在全面收集针对某一问题的所有原始研究文献的基础上，应用科学的方法和标准，经严格评价、整合处理、分析总结而形成的证据综合。它是对原始研究文献进行二次加工后得到的、更高层次的研究证据。常见二次研究类型包括：临床实践指南、系统综述/meta 分析、临床路径、临床决策分析、临床证据手册、卫生技术评估和卫生经济学评价等。

（二）按研究问题分类

按照研究问题的性质可将证据分为诊断证据、治疗证据、预后证据、病因证据等种类，具体参见本书第十四章、十五章、十六章、十七章。

二、证据分级

（一）证据分级方法

遵循科学原则和技术标准对证据严格评价后再分级，是获取最佳证据的关键。证据分级包括证据质量（level of evidence，LOE）和推荐强度（class of recommendation，COR）。证据质量是指按照论证强度高低将证据分为若干个质量等级。其中,证据论证强度指在多大程度上能够确信效应量估计值的正确性。证据质量不等于推荐强度,推荐强度是指除了考虑证据质量外,还应综合考虑利弊分析结果,患者意愿以及成本等,作出明确实用的诠释,形成强烈推荐和弱推荐两个等级。证据质量高是强推荐的基础,但高质量证据不一定意味着强推荐,而无直接证据有时也可形成强推荐。

证据质量与推荐强度变迁主要经历了三个阶段:第一阶段以随机对照试验为最高级别证据,单纯考虑试验设计类型,最具代表性的是 1979 年加拿大定期体检工作组(Canadian task force on the periodic health examination,CTFPHE)提出的证据分级评价系统——CTFPHE 证据分级与推荐强度。随后多个学术机构或组织也相继发布了各自的证据分级评价系统。如 1986 年 David Sackett 提出的证据分级及推荐强度、1992 年美国卫生与政策研究所(AHCPR)发布的 7 级证据/3 级推荐强度、1996 年英格兰北部循证指南制定项目(NEEBGDP)提出的 4 级证据/4 级推荐强度、2001 年苏格兰校际指南网络(Scottish Intercollegiate Guidelines Network)发布的 SIGN 证据分级与推荐强度等。第二阶段以系统综述/meta 分析作为最高级别的证据,代表有 2001 年美国纽约州立大学医学中心推出的"证据九级金字塔"和同年牛津大学循证医学中心推出的牛津标准(具体见下)。2004~2006 年中国循证医学中心把证据分为 5 级,并探索动物实验证据和循证决策领域证据分级。上述呈现的证据分级系统因评价证据的角度、方法、工具各异,对同一证据的分级与推荐强度可能不尽相同。针对上述证据分级系统存在的不足,包括全球临床专家、循证医学专家、医学编辑、卫生政策专家在内的 GRADE(Grading of Recommendations Assessment,Development and Evaluation)工作组于 2004 年正式推出了 GRADE 系统,标志着第三阶段最具代表性的证据分级系统的诞生。在上述证据分级评价系统中,GRADE 系统的应用最为广泛。

（二）GRADE 证据分级系统

GRADE 证据分级系统明确定义了证据质量与推荐强度及其相互关系,以结局为主线,按重要性和关键性将结局分为九类,给出证据升级与降级的明确标准;同时从证据到推荐全过程透明,明确考虑患者价值观和意愿,并就推荐意见的强弱,分别从临床医生、患者、政策制定者角度作了明确诠释。

GRADE 系统首次从指导终端用户使用角度分级,凝练出统一的证据分级标准;进而将证据质量分级与推荐强度融合;同时开发了相应的分级软件(GRADE profiler)。该系统更加科学合理、过程透明、适用性强,目前已被包括 WHO 和 Cochrane 协作网在内的 60 多个国际组织、专业协会采纳,成为证据分级与推荐发展史上的里程碑事件。详见本书第十一章。

（三）牛津证据分级与推荐强度标准

由 Bob Phillips、Chris Ball、David Sackett 等临床流行病学和循证医学专家 1998 年共同制定了该证据分级标准,并于 2001 年 5 月正式在牛津大学循证医学中心网站发布,故称为牛津证据分级标准(Oxford centre for evidence-based medicine,OCEBM)。该标准将证据质量分为 5 级,推荐强度分为 4 级,首次提出了分类概念,涉及治疗、预防、病因、危害、预后、诊断、经济学分析等 7 个方面,使之更具针对性和适配性,已成为循证医学教学和循证实践中公认的经典标准(表 4-1)。OCEBM 证据分级体系再次于 2011 年完成更新,修改和简化了原有的证据分级,不再对原来的前三级进行细化,增加了筛查试验证据等级评价,同时删去了经济学评价和决策分析板块,完善了系统综述的证据等级(表 4-2)。2011 版 OCEBM 体系帮助临床医生更加快速、方便地判断证据质量等级。

表 4-1 2001 年牛津证据分级与推荐强度标准

推荐强度	证据水平	治疗、预防、病因研究	预后研究	诊断研究	经济学评价
A	1a	同质随机对照试验的系统综述	同质前瞻性队列研究的系统综述,或经验证的临床实践指南	同质且质量上乘诊断性研究的系统综述,或经验证的临床实践指南	同质且质量上乘经济学评价的系统综述

续表

推荐强度	证据水平	治疗、预防、病因研究	预后研究	诊断研究	经济学评价
A	1b	置信区间窄的随机对照试验	随访率≥80%的前瞻性队列研究	纳入研究对象适当，且与"金标准"同步进行、独立盲法比较的诊断性研究	成本计算适当，并比较分析了所有经过严格验证的备选医疗方案结局，包括重要变量的敏感性分析
	1c	观察结果为"全或无"#	观察结果为"全或无"#的病例系列研究	特异度高-即阳性者可确诊，或敏感度高-即阴性者可排除的诊断研究	对干预措施分析后有明确结论：①成本低且效果好；②成本高且效果差；③成本相同，效果较好或较差
B	2a	同质队列研究的系统综述	多个同质回顾性队列研究，或空白对照的多个同质随机对照试验的系统综述	同质但质量低于1级的诊断性研究的系统综述	同质但质量低于1级的经济学评价的系统综述
	2b	单个队列研究（包括低质量随机对照试验，如随访率低于80%）	回顾性队列研究，或空白对照随机对照试验的随访结果，或未经验证临床实践指南	"金标准"及诊断试验同步、并独立盲法比较，但研究对象非连续纳入；或未经验证的临床实践指南	成本估计合理并比较分析了若干备选医疗方案结局，包括重要变量敏感性分析
	2c	结局性研究*	结局性研究*		
	3a	同质病例对照研究系统综述	—	—	—
	3b	单个病例对照研究	—	研究对象纳入适当且与"金标准"盲法比较或客观比较，但部分对象未接受"金标准"诊断	未准确计算成本，但对主要变量进行了敏感性分析
C	4	系列病例观察（包括低质量队列研究和病例对照研究）	系列病例观察（包括低质量的预后队列研究）	"金标准"诊断非盲法或非客观独立；或划分真阳性和真阴性的参考标准不统一；或研究对象纳入不当的诊断性研究	无敏感性分析的经济学评价
D	5	专家意见或基于生理、病理生理和基础研究的证据	专家意见或基于生理、病理生理和基础研究的证据	专家意见或基于生理、病理生理和基础研究的证据	专家意见或基于经济学理论的证据

　　# "全或无"是指某干预措施推行前某病病死率为100%，而推行后低于100%，或推行前某病患者存在死亡或治疗失败，而推行后无患者死亡或治疗失败。

　　* 结局性研究是指描述、解释、预测某些干预措施或危险因素对最终结局的作用和影响的研究。最终结局主要包括生存与无病生存、健康相关生存质量、卫生服务满意度、经济负担等。

　　推荐强度——A级：证据级别高，推荐；B级：证据中等，可推荐，可能因更高质量的新证据出现而改变；C级：证据一般，应谨慎使用该证据；D级：证据级别低，使用范围狭窄。

表 4-2　2011 年牛津证据分级标准

研究问题	I级*	II级*	III级*	IV级*	V级
疾病或事件的发生率	疾病或事件发生地、即刻进行的随机抽样调查	与事发地有可比性的若干其他情形下流行病学调查的系统综述#	疾病或事件发生地开展的非随机抽样调查#	病例系列分析#	无
诊断或监测的准确性	参考标准相同并盲法判定的若干横断面研究的系统综述	参考标准相同并盲法判定的单一横断面研究	非连续收集数据或参考标准不同的研究#	病例对照研究或低质量或诊断试验与参考标准不独立的研究#	基于机制的推论
预后或自然病程	多个前瞻队列研究的系统综述	前瞻队列研究	队列研究或随机对照试验中的对照组	病例系列分析,病例对照研究,或低质量的前瞻性队列研究#	无
干预效果	随机对照试验或单病例随机对照试验的系统综述	随机对照试验或效果显著的观察性研究	非随机对照试验、队列研究或随访研究#	病例系列分析,病例对照研究,或历史对照研究#	基于机制的推论
常见危害	随机对照试验的系统综述,巢式病例对照研究的系统综述,单病例随机对照试验,或效果显著的观察性研究	单个随机对照试验,或个别效果显著的观察性研究	非随机对照试验、队列研究或随访研究(上市后监测),样本量应足以判断为某危害为常见或罕见危害,随访时间应足以确定长期危害#	病例系列分析,病例对照研究,或历史对照研究#	基于机制的推论
罕见危害	随机对照试验或单病例随机对照试验的系统综述	随机对照试验,或个别效果显著的观察性研究			
疾病筛查	随机对照试验的系统综述	随机对照试验	非随机对照试验、队列研究或随访研究#	病例系列分析,病例对照研究,或历史对照研究#	基于机制的推论

　*由于研究之间的不一致,或者由于绝对效应值很小,可以根据研究质量、不精确性、间接性(研究 PICO 与问题 PICO 不匹配)降低分级;如果效应值大或很大,则可以提高分级。

　# 系统综述通常比单项(个)研究更好。

第二节　证据评价的基本原则

　　通过证据评价可以帮助临床医生及时从良莠不齐的海量信息中去粗存精、去伪存真,快速甄别出最新最佳证据,优化临床诊疗决策,提高医疗质量;同时也可帮助卫生政策制定者的科学决策,以及为患者选择医疗方案提供科学依据,使者"知情同意",取得患者的理解和配合,有助于循证个体化实践。

　　证据评价的基本原则是"三性"评价,即证据的内部真实性、临床重要性和适用性评价(表 4-3)。证据只有经过严格评价,表明其具有真实性、临床重要性和适用性,方可应用于循证临床实践。

表 4-3　原始研究证据的评价原则

评价原则	病因证据	诊断证据	治疗证据	预后证据
内部真实性	证据来自何种研究设计类型	是否盲法同步对比诊断试验与"金标准"	证据是否来自随机对照试验	确诊患者的代表性,是否处于病程中同一起始点(零点时间)
	研究对象是否明确定义,组间可比性如何	诊断对象的疾病谱是否适当	研究对象随访是否完整,并报告全部结果	随访时间是否足够长,并随访全部的病例
	随访时间是否足够长,应答率高低	诊断试验结果是否会影响到"金标准"诊断	随机分组后的所有研究对象是否进行意向性治疗分析	预后因素定义是否明确、因果的时序是否肯定
	研究结果是否满足病因推断标准	若将该诊断试验应用于另一组病例是否诊断效能相同	是否盲法观察	是否采用客观预后指标,是否盲法评定结局指标
			除研究因素外,组间的其他干预措施是否均衡	亚组预后结果有所不同,是否调整影响预后的其他因素
临床重要性	关联强度大小	诊断试验能否正确诊断或鉴别该对象有无特定的目标疾病	效应值大小	是否报道了整个病程预后的结局
	关联强度的精确度如何	是否计算分层似然比	效应值的精确度如何	预后估计的精确度如何,是否用 95%CI 报道了预后结局
适用性	自己关注的患者人群与证据来源研究的研究对象有无差异性	该诊断试验能否在本单位开展并进行正确检测	自己的患者情况是否与研究证据中的患者情况相似	该证据中研究对象是否与自己的患者相似
	自己关注的患者人群中该暴露因素的暴露比例	自己在临床上能否合理估算患者的验前概率	自己所在机构是否具备相应的医疗条件	该研究结果是否有利于临床决策,是否有助于对患者进行解释沟通
		检测后得到的验后概率是否有助于对患者的后续管理	自己的患者应用该防治措施后是否利大于弊	
			自己的患者对该防治措施的价值观与意愿如何	

一、证据的内部真实性

内部真实性(internal validity)是指研究收集的数据、分析结果和所得结论反映客观实际的程度。影响内部真实性的主要因素包括研究对象纳入(代表性、临床分型占比)是否规范、研究方法是否合理、数据采集是否标准、统计学分析是否正确、研究结果和结论是否可靠以及研究设计是否科学等。这些因素均会影响研究的内部真实性,造成结果失真。如研究对象入选不规范或非连续性纳入,会发生选择偏倚;非盲法会发生实施偏倚、测量偏倚;数据采集不当,会发生随访偏倚、测量偏倚;设计方案不科学、执行不规范、数据治理不当,会发生报告偏倚,即"报喜不报忧"。

规范 PICOS 要素设计和统计分析,可以消除或控制研究中偏倚与混杂因素的干扰,进而辅以质控手段可极大改善内部真实性,提高研究质量。

二、证据的临床重要性

证据的临床重要性(clinical importance)是指证据的临床意义和临床指导价值。评价证据的临床重要性应重点关注证据所涉及临床问题是否具体明确、所选择的评价指标是否合理恰当等问题。循证医学强调采用客观指标来评价证据的临床意义。临床研究问题不同其评价指标亦不同。以评价治疗性研究证据为例,除需对每组各结局指标加以总结报告(如某结局事件的发生率或某观测指标的均数和标准差等)外,还应报告干预措施的效果和效应值的精确度,如采用相对危险度降低率(relative risk reduction,RRR)、绝对危险度降低率(absolute risk reduction,ARR)和获得一例有利结局事件需要防治的病例数(number needed to treat,NNT)等指标,同时给出置信区间(confidence interval,CI)以表示估计值的精确度。此外,临床重要性的判断,还应结合卫生经济学评价结果。

三、证据的适用性

证据的适用性(applicability)又称外部真实性(external validity),是指研究结果针对不同人群、不同地区和具体病例的推广应用价值,即在目标人群以及日常临床实践中能够重复再现的程度;或者研究过程及其结论与临床实践日常模式间的相似程度。

证据的适用性,涉及最佳证据如何应用于循证医学实践的问题,而研究人群与其他人群的人文特征(性别、文化程度、种族、职业、宗教信仰、社会经济状况等)差异、研究对象类型和所处地域、医疗条件以及社会环境等因素将影响证据的适用性,扩大样本量,可增加研究对象的代表性,进而提升证据适用性。

评价证据的适用性应重点关注证据所涉及研究对象的代表性及其与拟应用对象在人文特征和临床特征上的相似度、拟应用对象所处环境是否与证据来源研究的环境相匹配,包括人力、技术和设备条件及其可及性等方面。INCLEN/KMP 项目组(international clinical epidemiology network,knowledge management project,INCLEN/KMP)针对不同研究设计方案推出了适用性评价工具系列。

第三节　证据评价的准备与实施

获取相关证据后,首先按照研究问题的性质将证据分为诊断证据、治疗证据、预后证据、病因证据等类别,进而围绕真实性、重要性、适用性等三条评价原则,设计证据评价内容、细化评价步骤、明确关键环节,全方位评价证据。证据评价的主要内容和基本步骤较为固定,但针对不同循证问题的证据,评价的条目数量及关注点可能有所侧重(表4-3),有关诊断、病因、治疗、预后证据评价的具体内容,参见本书有关章节(第十四章~十七章)。

一、证据评价的主要内容

现以原始研究证据为例,从证据来源研究的各主要环节入手,阐述证据评价的具体内容和注意事项,制定评价清单(checklist)。

1. 研究目的是否明确　依次回答是否以问题为基础来确定研究目的;研究目的或假说是否明确具体,并清晰陈述;所研究的问题是否具有临床重要性;研究假说是否具有科学性、先进性和可行性。

2. 研究设计是否科学　不同研究设计方案都有其优缺点与适用范围。依次回答是否基于研究问题的具体特点以及研究设计方案的科学性、可行性来合理选择设计方案;选择的研究设计方案是否优于既往相似或相同问题的研究设计。

3. 研究对象是否合理　依次回答目标人群定义是否明确;研究对象有无公认的诊断标准以及适当的纳入标准与排除标准;样本的代表性如何;样本量是否足够;研究对象分组是否保证了组间可比性。

4. 观察或测量是否无偏　依次回答研究变量有无明确的定义;结局观察指标是否明确、有无准确定义,是中间替代指标还是结局观察指标,是否采用客观观察指标,结局测量方法是否恰当、准确,测量指标的判断标准和临床意义是否明确;是否采用盲法收集资料。

5. 结果分析是否正确　依次回答是否根据研究设计方案和资料的性质选择合适的统计学分析方法;计算是否正确;研究中可能出现的偏倚、混杂和交互作用是否进行分析;统计推断是否恰当等。

6. 质量控制是否到位　依次回答研究全过程可能出现的主要偏倚有哪些;是否采取了相应的控制措施;所采取的偏倚控制措施实际效果如何。

7. 结果表达是否全面　依次回答研究中观察效力有多大;研究结果的表达是否数据准确、观点清晰;是否有量效或剂量反应关系的证据;核心结果的表达是否标准化;如为阴性结果,统计学把握度是否足够等。

8. 卫生经济学评价是否得当　依次回答对干预措施是否采用成本-效果分析、成本-效益分析、成本-效用分析等方法来评价经济效益和社会效益,是否进行了增量分析和敏感性分析。

9. 研究结论是否客观　依次回答研究结论是否回答了研究假说;研究发现与基础研究所得作用模式是否一致;研究结果能否从生物学上加以合理解释;研究发现与同类研究结果是否一致;研究结论是否可以外推;研究发现能否足以改变现行临床实践。

最后,评价者应全面总结以上评价清单各方面的评价结果和回答满意度,提出改进研究或如何使用该证据的具体化建议。

二、证据评价的基本步骤

证据评价实施涉及来源研究的方法学质量和报告质量评价。方法学质量是指证据生产过程中遵循科学标准、有效控制偏倚和混杂、使结果达到真实可靠的程度。报告质量是指文献报告内容的全面性和完整性以及与相应报告规范的符合程度。其中,方法学质量是证据评价的核心内容。具体流程如下。

（一）确定评价目的

证据评价的内容和重点因评价目的而异,如有时侧重于评价证据的报告质量,有时侧重于评价方法学质量,有时可能两者兼顾。因此,评价证据时应明确评价目的,结合具体循证问题有针对性地展开。

（二）初筛研究证据

通过循证检索、获取上述循证问题的相关证据后,为提高评价效率,应围绕表 4-4 上下各 3 个问题依次对证据的真实性和相关性进行初步筛选,回答"是"则继续回答下个问题,若回答"否",则停止。

表 4-4　初筛证据的真实性和相关性

问题	是	否
1. 该研究证据是否来自经同行评审（peer-reviewed）的杂志	继续	停止
2. 产生证据的机构是否与自己所在的机构相似	继续	停止
3. 该证据是否由某个组织所倡议且其研究设计或结果是否因此受影响	暂停	继续
4. 若该研究证据提供的信息是真实的,是否为自己患者所关心的问题及对其健康有无直接影响	继续	停止
5. 该研究证据是否为临床实践中常见问题,其涉及的干预措施或试验方法在自己所在机构是否可行	继续	停止
6. 若该研究证据是真实可靠的,能否改变现有的医疗实践方式	继续	停止

（三）明确证据的研究设计方案

继续以原始研究证据为例,临床问题不同,适合的研究设计方案不同(表 4-5),其论证强度和可行性也存在差异,因此,正式评价证据前应明确证据来源研究的研究问题和所采用的具体设计方案。

表 4-5　研究问题与研究设计类型（方案）

研究问题	候选研究设计类型	论证强度	可行性
病因/危险因素问题	随机对照试验	++++	———
	队列研究	+++	++
	病例对照研究	+	+++
	描述性研究	±	++++
疾病诊断问题	诊断队列研究	++++	+++
	病例对照研究	+++	++++
疾病防治问题	随机对照试验	++++	++
	交叉试验	+++	++
	前后对照试验	++	++
	病例对照研究	+	+++
	描述性研究	±	++++
疾病预后问题	队列研究	+++	++
	病例对照研究	+	+++
	描述性研究	±	++++

（四）合理选择评价工具

结合具体临床问题、具体研究设计方案合理选择评价工具。目前,国际上一些知名学术组织或研究机构已经研发了许多证据评价工具。如 JAMA 杂志发布的系列工具及用户指导手册（AMA 评价工具）、CASP 严格评价技巧项目网（critical appraisal skill program,CASP）提供的系列质量评价工具等。这些评价工具可直接用于评估包括系统综述、随机对照试验、队列研究、病例对照研究、横断面调查、诊断研究、卫生经济学评价研究等在内的不同研究类型证据。

1. 原始研究证据的评价工具　随机对照试验的报告规范有 CONSORT（consolidated standards of reporting trials,CONSORT）;方法学质量评价工具有 Cochrane 协作网提出的偏倚风险评价工具（参见本书第六章）、改良 Jadad 量表（表 4-6）等。观察性研究的方法学质量评价工具有:NOS（the Newcastle-Ottawa scale（NOS）for assessing the quality of nonrandomized studies）系列、CASP 系列等;强制报告规范有 STROBE（strengthening the reporting of observational studies in epidemiology）等。

表 4-6　改良 Jadad 量表

项目		分值与内容
随机序列的产生	1 恰当	2 分:计算机产生的随机数字或类似方法
	2 不清楚	1 分:随机试验但未描述随机分配的方法
	3 不恰当	0 分:如采用交替分配的方法如单双号
随机化隐藏	1 恰当	2 分:中心或药房控制分配方案或用序列编号一致的容器、现场计算机控制、密封不透光的信封或其他使临床医生和受试者无法预知分配序列的方法
	2 不清楚	1 分:只表明使用随机数字表或其他随机分配方案
	3 不恰当	0 分:交替分配、病例号、星期日数、开放式随机号码表、系列编码信封以及任何不能防止分组的可预测性的措施
盲法	1 恰当	2 分:采用了完全一致的安慰剂片或类似方法
	2 不清楚	1 分:试验陈述为盲法,但未描述具体方法
	3 不恰当	0 分:未采用双盲或盲的方法不恰当,如片剂与注射剂比较
退出与失访	1 有	1 分:描述了退出与失访的数目和理由
	2 无	0 分:未描述退出与失访的数目或理由

注:1~3 分视为低质量,4~7 分视为高质量。

2. 二次研究证据的评价工具

（1）临床实践指南的质量评价主要侧重于指南制定中是否存在潜在的偏倚,推荐建议的内/外部真实性和可行性等。常用的评价工具主要是 AGREE（appraisal of guidelines research and evaluation, AGREE）和 AGREE Ⅱ等（参见本书第五章）。

（2）系统综述的方法学质量评价工具有 OQAQ（Oxman-Guyatt overview quality assessment questionnaire）表、AMSTAR（a measurement tool for systematic reviews）及 AMSTAR2 等,报告规范有 QUOROM（Quality of reporting of meta-analyses）及其升级版 PRISMA（preferred reporting items for systematic reviews and meta-analyses）等。参见本书第六章、第十六章。

鉴于一些评价工具并非为临床医生量身定制的,其研发过程也不够严谨,设置的条目比较片面,只能评价证据的某一方面属性,如仅对内部真实性进行评价;同时,若选用不同评价工具,对同一证据的质量评价结果可能不尽相同。因此,在使用现成工具评价证据时,其结果应审慎解读。此外,这些评价工具中有关病因证据、诊断证据、防治证据、预后证据的重要性和适用性评价还应进一步参考本书有关章节(第十四章~第十七章)。

三、证据评价的注意事项

为确保对证据作出客观、全面的科学评价,评价证据时还应注意以下事项。

1. 方法学质量评价是基础　正确的研究设计方案是获得真实可靠证据的根本保证,因此,方法学质量评价是证据评价的核心和关键。

2. 证据偏倚风险大小是评价重点　由于无法直接评价证据的真假,现有评价工具多集中在评价结果偏离真值的程度,即发生偏倚的风险大小,作为能否采信该证据的基本依据,倘若发生偏倚风险低,则可认为该证据真实可信,反之亦然。不真实的证据毫无应用价值,因此,证据内部真实性评价应作为重点。

3. 要选择恰当的评价标准　各研究设计方案分别有相应的评价标准或指标。选择评价标准是否恰当,将直接影响评价的结果,因此,应根据研究设计方案选择恰当的评价标准或工具。

4. 评价要力求全面系统　评价证据时应围绕来源研究的各主要环节,包括选题、设计、测量、分析、结果解释等逐项逐条进行多维度评价,并完整报告全部评价结果,包括优缺点和局限性等。

5. 评价要富有建设性　证据来自对患者或人群的观察性或试验性研究,由于无法严格控制各种研究条件,偏倚(包括随机误差)、混杂只能控制而无法消除。因此,评价证据时要善于发现其优点、挖掘其有利的关键点,找出主要缺陷,以便在循证临床实践时进行利弊综合分析、加以取舍。

6. 正确认识阴性证据的价值　研究者都希望获得肯定有效的阳性结果。同时,拥有阳性结果的论文比阴性结果文章更容易发表,且发表在高影响因子期刊上的机会更大,引用率也会相应增加。其实,否定一项无效甚至有害的干预措施,其贡献不亚于肯定一项确实有效的干预措施,只要设计科学、测量严谨、数据真实、分析客观、结论正确,阴性结果同样有意义。因此,在针对某一临床问题的研究证据进行评价时,应注意不要遗漏阴性结果的证据。

（许能锋）

思考题

1. 证据推荐强度与证据质量有何区别和联系?
2. 证据评价的基本原则是什么?
3. 证据评价一般遵循哪些基本步骤?
4. 评价证据应注意什么?
5. 初筛临床研究证据的真实性和相关性分别有哪些方法?

第五章
临床实践指南的制定、评价与应用

要点

1. 临床实践指南是以某一领域多个重要临床问题为主线、以相关 RCT 和系统综述为重要参考依据,权衡利弊后形成的、旨在为患者提供最佳诊断与治疗的一系列推荐意见。

2. 临床实践指南的制定原则可参考：SIGN 推荐的循证 CPGs 制定、MAGIC 体系、GRADE 系统和《中国制订/修订临床诊疗指南的指导原则（2022 版）》等。

3. 临床实践指南旨在改善医疗服务质量、减少临床差错、降低医疗成本,对提升临床医学实践水平具有重要指导意义。

临床实践指南（clinical practice guidelines,CPGs）是以某一领域多个重要临床问题为主线、以相关随机对照试验（randomized controlled trial,RCT）和系统综述为重要参考依据,权衡利弊后形成的、旨在为患者提供最佳诊断与治疗的一系列推荐意见。CPGs 作为优化临床实践的指导性文件,可以改善医疗服务质量,减少临床差错,降低医疗成本,对提升临床医学实践水平具有重要的指导意义。当临床医生遇到一个具体的临床问题时,本着"有证循证、无证创证"的原则,首先寻找和使用 CPGs,倘若 CPGs 无推荐则继续寻找系统综述,倘若无现成的系统综述证据,则继续寻找原始研究证据,必要时制作系统综述,倘若仍缺乏原始研究,此时可开展临床研究,产出高质量证据。本章将介绍 CPGs 的概念、制定流程、循证评价,以及应用原则与方法。

第一节　概　　述

一、临床实践指南的概念与发展史

美国医学研究所（Institute of Medicine,IOM）于 1990 年首次提出了 CPGs 的定义,即针对特定的临床情况、系统制订的、旨在帮助医患作出恰当处理决策的指导性建议。随后 2011 年再次更新了 CPGs 定义：基于系统综述证据并平衡了不同干预措施的利弊后,所形成的旨在为患者提供最佳保健服务的推荐意见。CPGs 是缩小现实临床实践与当前最佳临床实践模式之间差距的临床决策工具。随着现代医学的发展,对疾病的诊治决策已不再局限于临床医生的个人经验,而是需有经过严格评价的科学证据支持。制定和推广高质量的 CPGs,用以指导临床医生从事预防、诊断、治疗、康复、保健和管理工作,是国际上近年来规范医疗行为、改善卫生保健质量、控制医疗费用的行之有效方法。CPGs 常由专业学会/学术组织制定和严格把关,目前已成为最权威的临床诊疗规范化文件。

相对于较为规范的临床实践指南,专家共识则是指重要的利益相关方、对实质性问题无异议或求同存异,按照规定程序综合考虑了相关各方的观点和意见,经协调、沟通、表决后,所达成的共识。共识代表普遍同意,但并不意味着全体专家一致同意。专家共识的科学性、透明性和可靠性不如指南。一部指南文件中可能既包含了作为形成推荐意见的"共识"方法,也包含了作为指导临床实践的良好实践建议（good practice statement,GPS）等。

指南作为循证临床实践的重要组成部分,近几十年来发展特别迅速,已成为各临床医学专业的热点话题。CPGs 的产生和发展主要与下列背景有关。

（一）临床实践的巨大差异

自 20 世纪 80 年代以来,诸多研究发现对同一个临床问题,不同国家、同一国家的不同地区,甚至在同一个地区的不同医院给出的解决方案及其处理方法五花八门,有很大的差异性。如对于非瓣膜性心房颤动患者,用来预防脑卒中的抗凝药(华法林)的使用率在美国南部与中西部间的相差达 4 倍之多,有很多医生仍在使用无效甚至有害的抗血小板药(阿司匹林)。不同地区、医院、医务工作者之间医疗实践的巨大差异性,已超出了临床、人口学及地域上的差异所能解释的范畴,并对治疗措施的科学性产生了质疑。而基于证据的 CPGs,则通过规范医疗行为,使患者得到合理的、均质化的医疗服务,有助于提高医疗服务质量、降低疾病负担。

（二）医疗费用的快速上涨

长期以来,全球范围内有限的卫生资源一直难以满足人们对医疗保健服务的无限需求。特别是近些年,随着新的治疗方法和技术不断涌现,医疗服务手段的日益多样化、复杂化,直接导致卫生服务需求和医疗总费用不断攀升,使得各国政府和医疗保险机构不堪重负、难以为继。鉴于各国经济发展水平参差不齐,疾病谱和疾病负担各异,如何合理配置有限的卫生资源、提高卫生资源的使用效率已成为共识。例如国家医保局的疾病诊断相关分组(CHS-DRG)在国家医保版 ICD-10 编码(包含疾病诊断 2 048 个类目、10 172 个亚目、33 392 个条目)和 ICD-9-CM-3 编码(包含手术和操作 890 个亚目、3 666 个细目和 13 002 个条目)基础上,依照"临床过程一致性"和"资源消耗相似性"的分组原则,进行核心疾病诊断相关组(ADRG)分组,形成了 167 个外科手术操作 ADRG 组、22 个非手术室操作 ADRG 组及 187 个内科诊断组,合计 376 个 ADRG 组;每个 ADRG 组再与"合并症与并发症"的不同情况结合,最终形成 618 个疾病诊断相关分组(其中 229 个外科手术操作组、26 个非手术室操作组及 363 个内科诊断组)。DRG 对制订医疗费用补偿政策、合理高效地使用卫生资源等具有重要意义。

（三）医疗措施的使用不当

日常诊疗实践中有研究显示大约有 1/4~1/3 的医疗措施存在着滥用(overuse)、误用(misuse)或使用不足(underuse)等问题。例如对于充血性心力衰竭患者,不同级别医院的心力衰竭诊治水平参差不齐,治疗不规范,与指南的推荐仍存在较大差距。特别是改善预后的治疗药物(如血管紧张素转换酶抑制剂、β-受体阻滞剂和醛固酮受体拮抗剂)目标剂量达标率很低。另一项来自亚洲 6 个国家和地区 2 600 例患者降脂达标调查研究发现,不到 1/3 的冠心病高危患者低密度脂蛋白胆固醇(LDL-C)控制在 < 2.59mmol/L(100mg/dl),仅有 12% 冠心病高危人群达到 LDL-C <1.81mmol/L(70mg/dl)目标。大部分患者未达标的主因在于临床医生的认识不足。国内 2004 年的一项 3 000 名心血管医生问卷调查发现:12.9% 不清楚冠心病 LDL-C 目标值,43.3% 不了解血脂筛查重点人群,32.4% 不知晓调脂治疗的首要目标,26.4% 仅依据化验单参考值范围判断血脂异常,20.5% 认为血脂达标后即可减量或停药,42.2% 认为不需要疗效监测。

综上所述,医疗卫生资源有限性与医疗需求无限性这一矛盾的长期性、临床实践模式的巨大异质性、医疗措施和技术使用的不合理性,迫切需要临床的规范化指导,而 CPGs 可以约束不当的医疗行为,改善患者的预后,提升医疗保健的质量和效率。因此,制订 CPGs 已成大势所趋,各国的学术团体、政府机构及其他非政府组织纷纷制订并发布了各类疾病诊治的 CPGs 和专家共识,通过提供必要而适当的建议来指导临床实践,使患者诊治更加充分有效、医疗费用支出更加合理,真正实现医有所值。近年来,我国制定的 CPGs 呈指数级增长,但指南质量参差不齐,Cochrane 系统综述引用率较低,高质量本土证据缺乏,指南规范性、透明度和开发严谨性等方面还有待进一步提高。

二、临床实践指南的作用和价值

CPGs 可以全方位帮助临床医生提高医疗保健质量、改善临床结局,甚至可将指南依从性作为临床结局的预测指标。如 MAHLER 研究探讨了心脏科医生遵循欧洲心力衰竭诊治指南的依从性及其对患者临床结局(包括心力衰竭发生率、心血管病住院率和再次心血管病住院时间)的影响,在 6 个欧洲国家随机抽取 150 名心脏科医生和他们诊治的 1 410 例心力衰竭患者(平均年龄 69 岁,69% 为男性,NYHA Ⅱ、Ⅲ、Ⅳ级分别占 64%、34% 和 2%),随访 6 个月。观察指标分 3 项指标依从(血管紧张素转换酶抑制剂、β-受体阻滞剂和螺内酯的应用)和 5 项指标依从(血管紧张素转换酶抑制剂、β-受体阻滞剂、螺内酯、利尿剂和强心苷的应用)。结果显示:3 项指标完全依从者(100%)、中度依从者(50%~67%)和低度依从者(0%~33%),对应的心力衰竭住院率和心血管病住院率依次为 6.7%、9.7%、14.7%($P<0.002$)以及 11.2%、15.9%、20.6%($P<0.001$),提示对指南的依从性是心血管病再入院的预测指标。因此,当前心力衰竭指南已不局限于提供诊治推荐意见,同时覆盖了心力衰竭诊治过程的质量控制指标(quality indicators,QIs)。例如欧洲心脏学会心力衰竭协作组下设的心力衰竭 Qis 小组开发了一套成人心力衰竭的管理指标,包括五个维度:①结构框架;②患者评估;③初始治疗;④治疗优化;⑤患者健康相关生存质量评估,总共 12 项主要指标和 4 项次要指标。Qis 旨在量化和改善医护人员对指南推荐意见(guideline-recommended clinical practice)的依从性,以最终改善患者的临床结局。

因此,基于循证医学的 CPGs 对促进临床实践意义重大。第一,可以提高医疗质量,给予患者最佳的医疗服务。第二,医疗实践的均质化,减少不同医疗机构和不同医生之间医疗实践的差异。第三,可以降低患者的医疗费用。第四,可作为医疗质量监测的依据。第五,可作为医疗保险的凭证。第六,有助于医务人员的终身继续教育等。

一部好的 CPGs 应具有真实性、可靠性、临床适用性、时效性和专指性,是多学科协作的结晶,彰显当前该领域最佳的临床证据。

三、指南与其他类型证据的关系

循证医学倡导在临床实践中尽可能使用当前最佳证据、结合医生临床经验、兼顾患者意愿进行诊疗方案的抉择。作为循证医学资源的重要组成,指南与原始研究证据和系统综述的区别在于:指南为临床医生提供具体的推荐意见并规范其医疗行为,是从证据到临床实践的桥梁,更加贴近临床实践的需要。加拿大 McMaster 大学 Haynes 教授提出了支持临床决策的"6S"金字塔模型,充分肯定了 CPGs 在循证医学证据体系中的核心地位及重要价值。"6S"模型将原始研究(studies)作为最底层,原始研究精要(synopses of studies)作为次底层,往上是综述(syntheses,即系统综述),再上是摘要(synopses,如循证期刊对原始研究和综述的简要描述),进而是摘要、综述或研究的总结(summaries),是对单个摘要、综述或原始研究甚至汇总后的进一步集成升华。集成程度最高、实践性最强当属系统类证据(systems,如计算机辅助决策系统),系统通常整合有 CPGs,可根据患者个体特征(如电子病历)链接相关证据,提醒或告知医护人员诊治决策,对指导临床实践意义重大。

四、临床实践指南现状及其进展

基于最新的系统综述和证据集成(包括获益和危害等),结合临床经验和患者价值观、现有资源和医疗环境体系,最终形成对临床实践有指导意义的推荐意见,是规范制定 GCPs 的方法学核心。然而,制定 CPGs 是一项复杂的系统工程,需数十至数百人共同参与,耗时有时长达 1~2 年、花费甚至上百万美元。从提出临床问题到最终形成 CPGs 的推荐意见,环环相扣。特别是对干预措施最新利弊证据评价具有挑战性,需要跨学科团队的参与和协调,包括临床专家、方法学家、生物统计学家和患者代表等共同合作。

美国心脏病学会(American College of Cardiology,ACC)和美国心脏协会(American Heart Association,AHA)自 1980 年就开始利用证据评价和分类系统,将科学证据转化为 CPGs 推荐意见,为高质量心血管保健服务奠定了坚实的基础。2017 年的 CPGs 修订又尝试诸多创新举措:①发布的指南更简短、对用户更友好(繁忙医务人员更易于阅读的口袋指南);②指南的重点放在实际推荐意见和患者管理流程图上,而不是大篇幅的文本和背景信息介绍;③指南报告的标准化(Standardized

Guideline Formats），实现从证据到临床的无缝链接，见表 5-1；④引入模块化知识信息块（Modular Knowledge Chunk），将离散信息模块集成到电子信息平台。区块链化的知识信息块包含：相关推荐表、简短概要、更详细的推荐、流程图、附加信息表，以及专门针对这一知识块的超链接参考文献。如 2021 AHA/ACC/ASE/ CHEST/ SAEM/SCCT/SCMR 胸痛评估与诊断指南，给出了 10 条关键信息，缩写为 CHEST PAINS［Chest Pain（Chest Pain Means More Than Pain in the Chest），High Sensitivity（High-Sensitivity Troponins Preferred），Early Care（Early Care for Acute Symptoms），Share（Share the Decision-Making），Testing（Testing Not Needed Routinely for Low-Risk Patients），Pathways（Use Clinical Decision Pathways），Accompanying（Accompanying Symptoms），Identity（Identify Patients Most Likely to Benefit From Further Testing），Noncardiac（Noncardiac Is In. Atypical Is Out），Structured（Structured Risk Assessment Should Be Used）］。

表 5-1　以推荐意见为中心的标准化指南模式

10 条关键信息
简短的序言
第一节　前言（如方法学和证据审查，撰写组织，指南审查和批准，缩略语和缩略语表）
第二节　一般概念（如简要的背景信息，主要概念和原则）
第三节　以推荐意见为中心的章节（主题 A）（如初始患者评估）*
3.1　推荐的知识块
3.2　推荐的知识块
第四节　以推荐意见为中心的章节（主题 B）
4.1　推荐的知识块
4.2　推荐的知识块
第五节　以推荐意见为中心的章节（主题 C）
5.1　推荐的知识块
5.2　推荐的知识块
未知领域和未来的研究

*实际的章节数量取决于所涵盖的主题多少。

美国糖尿病协会（American Diabetes Association，ADA）更加注重指南时效性，每年均要依据最新临床试验结果更新指南，迅速将最新证据转化为临床实践。如既往指南对 2 型糖尿病的一线治疗推荐是二甲双胍联合生活方式干预（包括体重管理和体力活动），而 2022 年最新版指南更新为一线治疗取决于：合并症（ASCVD/高危因素、心力衰竭、慢性肾脏病）、以患者为中心的治疗因素（包括低血糖风险最小化、增重风险最小化/促进体重减轻、成本与可及性）和管理需求（通常包括二甲双胍和综合生活方式干预）。如伴有合并症，首选对心血管保护有益的降糖药（钠葡萄糖共转运蛋白-2 抑制剂（SGLT2i）或胰高糖素样肽-1 受体激动剂（GLP-1RA），直接挑战了二甲双胍的一线治疗地位。

近 30 年我国制订的指南数量也呈快速增长之势。据不完全统计，截至 2019 年，我国发布的指南数量已超过 1 000 部，但用 AGREE Ⅱ工具评价，中国指南质量普遍不高。主要问题有：①指南制定者很少使用系统综述来支持其推荐意见，172 部中国指南仅引用了 71 篇 Cochrane 系统综述，而 NICE 制定的 106 部指南却引用了 731 篇；②参考文献较少，平均 36 篇，而国际指南普遍在 400 篇以上；③利益冲突声明和透明化方面需改进，88% 中国临床指南未报告利益冲突信息。中国指南制定者从政府和非营利机构获得经费支持的机会和额度要少得多，不可避免地会寻求企业的支持，这会导致利益冲突，降低了指南公信力和权威性。可喜的是，近年来情况有明显好转。2021 年中华医学会杂志社成立了多学科指南评价工作组，采用 IOM（权重 20%）、AGREE-China（权重 40%）和 RIGHT（权重 40%）三大权威指南质量评价工具，对中华医学会系列杂志 2020 年发布的 177 部指南进行了科学、严谨和透明的评价。AGREE-China 和 RIGHT 平均得分为 33 分，低于国际平均水平（42 分）；其中评分最高（95.7、85.1 和 83.8 分）的三部指南依次为《中国儿童阻塞性睡眠呼吸暂停诊断与治疗指南（2020）》

《2020 中国系统性红斑狼疮诊疗指南》和《中国高尿酸血症与痛风诊疗指南（2019）》。

　　为进一步促进我国临床诊疗指南制订/修订工作的科学化、规范化、透明化和制度化，受国家卫生健康委员会委托，中华医学会临床流行病学和循证医学分会牵头组织临床专家和方法学专家，通过检索和梳理当前国内外相关的指南制订/修订方法学文献，以及两次面对面专家座谈会，更新 2016 版《制订/修订＜临床诊疗指南＞的基本方法及程序》，并于 2022 年 3 月 15 日正式在线发表在《中华医学杂志》。更新后的内容主要包含六个部分：目的、总则、程序与方法、传播、更新与修订，以及实施与评价。规定了指南制订/修订应包含 10 个主要步骤：①启动与规划；②确定指南类型；③注册；④撰写计划书；⑤成立工作组；⑥管理利益冲突；⑦调研临床问题；⑧检索和评价证据；⑨形成推荐意见；⑩撰写与发表。以期为我国专业学会/行业协会制订/修订指南、研究人员评价指南、医务人员使用指南、期刊发表指南等提供既符合国际标准又适合中国国情的循证指导与建议。

　　因此，未来指南的制订需要更加重视注册、构建多学科专家组、系统检索和评价证据、管理利益冲突、规范化报告以及外审和质控六个方面。同时还要加强与国际指南和循证医疗组织的交流与合作，引入模块化知识块、制定标准化格式化指南、实现从证据到临床的无缝链接。此外，应尽快建立中国国家指南信息库，促进中国指南进一步迈向科学化、规范化和透明化。

　　临床医生工作繁忙、时间有限，详细了解循证 CPGs 的产生、制作过程几乎不太可能，如何快速有效的查找和利用 CPGs 则显得尤为重要。目前常用的 CPGs 网站有：美国国家临床指南库（NGC）、英国国家卫生与临床技术优化研究所（NICE）、苏格兰学院间指南网络（GIN）、世界卫生组织（WHO）、UpToDate 等。

第二节　临床实践指南的制定流程与方法

　　开发高质量的循证 CPGs 不仅可有效指导临床决策，也能够加速证据转化，启迪未来的临床研究方向。医患双方、研究者、决策者和医药企业等均能够从中受益。开发一部优质 CPG 要求遵循国际指南制定标准、掌握制定方法、规范制定流程。具体可参考 2015 年 WHO 发布的《WHO 指南制订手册》以及我国 2022 年刚刚发布的《中国制订/修订临床诊疗指南的指导原则（2022 版）》等。

一、临床实践指南的制定方法

（一）专家共识制定法（consensus guideline development）

　　专家共识制定法分为非正式和正式的专家共识制定法。前者由一组专家开会讨论，将一次或多次开会讨论后达成的共识形成推荐意见，再经专业学会或政府机构发布。这种指南的推荐意见常缺乏证据基础，且易受参会人员的专业、权威性、性格、组织和政治因素等影响，专家们认为有益的措施并不能保证属实，指南的可靠性和质量较差。正式的专家共识法是事先就某一治疗措施向专家组提供相关研究证据汇总及可能的适应证清单，并在第一次专家组会议之前，专家组成员各自对每个适应证进行评分以评价其适用性。量表共计 9 分，1 分为完全不适用，9 分为完全适用，5 分为可用或可不用。开会时专家们将小组集体评分的情况与自己的评分相比较，讨论不一致的原因，然后再次重复评分，使意见收敛。最后的评分反映了专家组成员的一致性程度。国际上达成共识的常用方法有：德尔菲法（匿名投票）、名义群体法（面对面进行交流）、共识会议法（广泛的人群参与），以及改良德尔菲法（综合了德尔菲法匿名投票和名义群体法面对面讨论）。正式的专家共识制订法，其特征仍是以专家主观意见为主导，虽考虑了研究证据，但未将推荐意见与相关证据的质量直接挂钩。为此，GRADE（Grading of Recommendations Assessment, Development and Evaluation, GRADE）工作组提出了良好实践建议（good practice statement, GPS），作为专家共识一种新的呈现形式。主要包括：①该共识意见是否清晰可行？②形成该共识意见有无必要？③该共识意见的净获益是否明确？④该共识意见的证据是否难以收集整理？⑤倘若是公共卫生指南，有无须要额外考虑的具体问题（如公平性等)? ⑥达成该共识意见的原理是否明晰? ⑦该共识意见相对于基于 GRADE 形成的推荐意见,是否更恰当?

(二)循证指南制定法(evidence-based guideline development)

循证指南制定过程与以往指南相比有很大改进,核心步骤包括成立指南开发小组、提出相关临床问题、系统检索文献和使用正确方法严格评价证据、结合实践经验和患者意愿,并根据利弊证据级别与强度等提出推荐意见。循证指南推出后,还辅以指南评估、推广普及、修订更新等后续工作计划,使指南能与时俱进,保持时效性。循证指南制定的方法学一是基于证据,其结论或推荐意见须有可靠的证据支持;二是将推荐意见与相关的证据质量明确关联,这是循证指南的明显特征。目前制定循证指南的常用方法包括:

1. GRADE 系统 为了建立评价证据和推荐意见分级的国际标准体系,由美国医疗保健研究和质量机构(AHRQ)、英国国家卫生与临床技术优化研究所(NICE)及世界卫生组织(WHO)组成了 GRADE 工作组,2004 年正式推出了 GRADE 系统,已被广泛用于干预性研究系统综述和临床实践指南制定。GRADE 系统将推荐意见分为推荐或不推荐两类以及强、弱 2 个级别。当明确显示干预措施利大于弊或者弊大于利时,判定为强推荐或强不推荐;当利弊不确定或无论质量高低的证据均显示利弊相当时,则视为弱推荐。证据质量分为高、中、低和极低 4 个等级。GRADE 证据质量分级过程还应考虑五个降级因素包括偏倚风险、一致性、间接性、精确性、发表偏倚,以及三个升级因素包括效应量大、混杂因素偏倚、剂量效应。详见本书第十一章。

2. MAGIC 体系 MAGIC(making GRADE the irresistible choice)是基于 GRADE 系统推出的快速制订与传播高质量临床推荐意见的新方法体系,包括:①指南推荐快速制订体系,主要是形成一套完善的方法学框架和系统,从而快速、高质量产生指南推荐意见(90 天内);②推荐意见的发布系统(即 MAGIC APP),主要是建立发布指南推荐意见的电子化平台,汇集所有快速推荐意见,形成推荐意见的数据库,可实时查找和应用,方便使用;③证据生态系统(Evidence Ecosystem),主要是通过指南推荐意见的制订,发现证据不足和生产相关证据,并最终反哺和促进指南的制订,从而形成证据从生产、转化到使用的完整闭环。结构化 MAGIC 可整合到电子病历系统中,临床医生可实现临床证据从生产、合成、指南推荐意见,到辅助决策、效果评估的无缝链接。

3. 苏格兰学院间指南网络(SIGN)模式 SIGN 推荐的循证指南制定法具有代表性,其开发程序为:成立指南开发组织——确定指南题目——组成专题指南开发小组——文献系统评价——草拟推荐建议——咨询及同行评议——发表与发行——本土化应用——审计及评价。该循环往复过程的终极目标是改善临床结局和提高患者健康水平。SIGN 指南制定的主要步骤如下:

(1)组建指南开发小组:由来自不同地区的多学科人员(15~20 人)组成。指南制定者需具备四个核心技能:①临床专业技能;②医疗保健实践经验;③专业知识(如患者意愿和卫生经济学评价);④严格评价能力。

(2)文献检索:指南开发小组一旦确定指南拟解决的主要问题,由图书管理专业人员和医学信息专家进行全面系统的文献检索,包括三大必检数据库(Cochrane Library、Embase、Medline),重要的专业学会、协会和指南出版机构的网站,以及正在进行的试验注册数据库等。检索顺序是:先检索已有的指南及系统综述,其次检索随机对照试验,最后根据所提出的问题和证据获得的数量再检索其他类型的临床研究。

(3)评价证据:指南开发小组须事先制定文献纳入和排除标准,并基于临床研究设计合理选用严格评价工具/清单。每份清单的结论就是一份质量量表评分或是证据的分级。

1)对证据内涵和质量的评价。包括:①证据一致性评价:总体一致性、入选人群人文特征(如年龄、性别、宗教信仰等)的一致性、研究内容的一致性;②外部真实性评价:研究结果是否与实际运用时的结果一致或者相反? ③适配度评价:证据是否直接对标指南的目标人群或者人群特征的不同将会影响最终结果? ④证据容量评价:即涉及的患者数量和研究个数。

2）证据解释。包括：①患者意愿：权衡利弊、患者结局指标的最大改善；②临床实践：是否与现有的医疗实践有较大的差距；③资源分配：是否会导致大规模的资源重新分配，卫生系统是否支持改进的措施。每一篇文献至少应由两名指南制定小组成员进行独立评价，若存在分歧，则由第三方仲裁解决。

（4）谨慎判断并提出建议：证据经严格评价后达成共识，根据证据质量来决定推荐意见的等级，并制定出指南初稿。

（5）咨询和同行评价：召开会议，答疑并征集建议以及对指南初稿的评价反馈。指南小组根据建议进一步修订指南。修订版再送同行专家评议。最后，SIGN 编辑组对指南进行审查并作出评价。

（6）评估：指南发布 2 年后再进行评估。对该领域新证据/新进展作出评价，以决定是否更新指南。

（7）患者参与：医患和研究者应共同参与指南制定，确保从患者或医护人员的角度参与指南制定过程，为公众健康的新规划提供指导意见。

（8）文件存档：保存下列文件：①制定指南的原始提议；②制定指南的理由和指南涉及范围；③确定指南的关键问题；④检索策略、检索数据库和文献检索的时间范围；⑤文献的纳入和排除标准；⑥对支持建议的文献所用的方法学清单；⑦回答所有关键问题的证据总结表；⑧谨慎判断的表格；⑨列表说明指南小组对整体证据的质量和相关建议分级的结论；⑩总结性大会的会议纪要和同行评议的评论及回复记录。

（9）指南的执行：指南制定与当地临床实践脱节与否是一个核心问题，应充分考虑当地的资源配置、技术条件和水平。

（10）资源来源和其他因素：制定每一部指南均要耗费大量的资源。同时为取得预期效果，每部指南应遵循方法学专家的建议和指导，并按时保质保量完成。

SIGN 方法制定的指南有科学客观的证据支持，令人信服；同时又标注了推荐意见的强度，便于使用用户根据其强度决定是否采纳其推荐意见。

4. 美国心脏学会（ACC）/美国心脏协会（AHA）指南制定规范 指南引入模块化知识信息块，指南报告标准化、简易化，对用户更友好，让临床医师更易于阅读和掌握。ACC、AHA 和欧洲心脏学会（European Society of Cardiology，ESC）指南采用Ⅰ~Ⅲ类推荐和 A~C 级证据等级分类法。

推荐级别（class of recommendation，COR）分三类，其中Ⅰ类强推荐：益处 >>> 风险（推荐术语描述：被推荐、适用/有用/有效/有益、应该给予/实施、A 治疗/策略被推荐优于 B 治疗，或选择 A 治疗超越 B 治疗）。Ⅱ类推荐：分为Ⅱa 和Ⅱb 类。Ⅱa 类中等推荐为益处 >> 风险（推荐术语描述：有理由、可能有用/有效/有益、很可能 A 治疗/策略优于 B 治疗，或有理由选择 A 治疗超越 B 治疗）；Ⅱb类弱推荐为益处 ≥ 风险（推荐术语描述：可能有理由、可能被考虑、是否有用/有效还不知道/不清楚/不确定）。Ⅲ类推荐-情景 1：无益处（中等）（推荐术语描述：不推荐、不适合/无用/无效/无益）；Ⅲ类推荐-情景 2：有害（强）（推荐术语描述：潜在有害、有害、与过度发病或死亡相关、不应该实施/给予）。

证据水平（level of evidence，LOE）分为 5 级。其中 A 级：证据来自 1 个以上高质量 RCTs，或基于高质量 RCTs 的 meta 分析，或高质量注册研究证实的 1 个或多个 RCTs。B-R（Randomized）级：证据来自 1 个或多个中等质量 RCTs，或基于中等质量 RCTs 的 meta 分析。B-NR（Nonrandomized）级：中等质量的证据（来自 1 个或多个设计和实施良好的非随机研究、观察性研究和注册研究，或基于这些研究的 meta 分析）。C-LD（Limited Data）级：观察或注册研究（设计或实施质量有限），或基于这些研究的 meta 分析，或人体生理或机制研究。C-EO（Expert Opinion）级：基于临床经验的专家共识证据。

5. 中国制订/修订临床诊疗指南的指导原则（2022 版） 此指导原则为我国制定临床实践指南提供了基本遵循。它包含六个部分：目的、总则、程序与方法、传播、更新与修订、实施与评价。规定了指南制订/修订应包括 10 个主要步骤:①启动与规划(应明确指南制订/修订的目的、使用者、目标人群、时间安排及资金来源等);②确定指南类型(标准指南、完整指南、快速指南和改编指南);③注册(包括制订者的基本信息,制订背景,证据检索、合成与分级方法,资助来源与利益冲突管理等);④撰写计划书(包括指南的基本信息、背景、制订方法、证据、推荐意见和相关步骤);⑤成立工作组(包含指导委员会、秘书组、证据评价组、推荐意见共识组和外审组等);⑥管理利益冲突(建立独立的指南利益冲突管理委员会,制订相应的管理办法);⑦调研临床问题(由临床专家和方法学家共同基于 PICO 原则构建临床问题);⑧检索和评价证据(注意系统综述的质量和时效性,采用 GRADE 证据分级);⑨形成推荐意见(参考 GRADE 工作组研发的"证据到决策");⑩撰写与发表。建议参考卫生保健实践指南的报告条目清单(Reporting Items for Practice Guidelines in Healthcare,RIGHT)的内容要求撰写临床实践指南。

　　一部好的指南应具有两大特征:①证据评价与整合,以得出一种干预措施对典型患者群体平均效果的证据。②从证据到推荐意见的衔接及透明化。推荐意见还应说明干预措施的利弊、局限性、最适宜的患者与群体,以及与成本和卫生保健有关的其他因素。当制定临床实践指南缺乏系统综述等高质量证据时,真实世界证据或间接证据倘若能取得专家共识,也可作强推荐。这类指南符合当地临床实际,容易被采纳并提升对指南的依从性。

二、临床实践指南与临床路径的异同

　　临床路径(clinical pathway,CP)是指针对某一病种的监测、治疗、康复和护理,由医疗机构相关专业人员共同制定的一套有严格工作流程和精准时限要求的诊疗计划,以加速康复、减少资源浪费,使患者获得最佳的医疗服务。它包含四个要素:①对象:针对一组特定的诊断或治疗措施;②制定:整合多学科知识、形成一套完整方案,涉及临床、护理、药剂、检验、麻醉、营养、康复、心理以及医院管理,甚至有时包括法律、伦理等;③设计:要依据住院的时间流程,结合治疗过程中的效果,规定检查治疗的项目、顺序和时限;④结果:建立一套标准化诊疗模式,以系统规范医疗行为、减少差错、降低成本、提高医疗质量。临床路径具有综合性、时效性、多专业合作性、专指性以及结果可测性等特点。临床路径作为一种既能贯彻关键质量管理原则,又能节约资源的标准化治疗模式,为医疗质量提升提供了一种切实可行的管理手段,备受关注。

　　临床路径以简单明了的流程,将常规的治疗、检查与护理活动细化和标准化,进一步通过优化治疗、检查和护理活动的顺序及时间安排,缩短平均住院日,降低医疗成本,减少医疗资源的浪费。实施临床路径的目标是:①保证资源的有效合理地使用;②降低费用和缩短住院日;③确保护理的连续性;④促进专业化的协作配合,为持续的质量改进提供多学科协作的基本框架。临床路径要求为患者提供适宜、均质医疗服务并同时实现资源成本最小化。

　　尽管临床路径的开发要依据临床指南,但两者有所不同。临床指南作为公认的行业标准,是被系统地开发出来,其内容要经过严格评价、旨在帮助医务工作者对医疗活动决策提供共同遵循。因此,临床指南更具有权威性、宏观性,适用范围更广。而临床路径更接地气,结合当地实际情况,细化医疗过程,关注医疗过程中的重点环节,注重对过程中无效/低效行为的管控,强调时效性。尽管临床路径开发应基于临床指南,但具体路径中涉及的主要过程通常并未经严格验证,同时结合医疗机构的实际还要加以适当调整,这也超出指南规定的范围。

第三节　临床实践指南的评价

　　尽管制定循证指南已成大势所趋,但不同国家/地区或学术组织针对同一种疾病可能制定了多部指南,质量参差不齐,不同指南推荐意见不一致甚至互相矛盾,也给临床决策带来极大困扰。哪些指南质量高、推荐意见可信? 哪些指南质量差、推荐意见不可信? 该如何将指南应用于临床实践? 这些都是在临床实践过程中经常面对的问题。因此,评判指南是否值得推荐使用或者从众多指南中遴选质量最好的用于临床实践,是应用CPGs前的重要考量。

一、临床实践指南的评价原则

(一)真实性评价

一部好的指南应遵循循证医学的基本原则和方法,推荐意见应建立在证据可信程度的基础上,同时指南制定过程要严谨、规范、透明。

1. 指南编写者是否做了全面、可重复的文献检索? 检索是在过去1年内进行的吗?

2. 是否每条推荐意见均标明了相关证据的等级,并提供了原始证据的链接或文献? 重点关注证据的收集、评价和合成环节,以及如何将推荐意见与相关的证据链挂钩。

(二)重要性评价

评价CPGs真实性后,还要明确指南是否回答了待解决的临床重要问题? 这些问题是临床医生必须面对的,但要注意指南并不能覆盖所有的临床问题。

(三)适用性评价

评价指南的适用性主要是依次回答下列问题(即4B问题)。

1. 当地疾病负担(burden of disease,BOD)是否很低而无须参考指南?

疾病是否在当地极少发生? 我的患者是否几无可能发生指南中所描述的结果? 倘若是,则应用指南不仅浪费时间和金钱,还可能造成不必要的损害。对于个体患者,还应综合考虑:①我的患者与证据来源研究中的患者差别大吗? ②在现有的环境条件下可以实施干预吗? ③干预实施有哪些潜在的利弊? ④对于临床结局和干预,患者意愿与预期是什么?

2. 患者对治疗价值取向(beliefs)如何,对利弊的价值观是否与指南可比?

3. 干预实施成本(bargain)有多大,同样资源用于替代措施是否有更大获益?

4. 对我的患者是否有实施该指南不可克服的困难(barriers)?

指南实施的困难包括地域性的(如本地区根本无此治疗方法)、传统性的(如习惯采用另一种治疗方法)、权威性的(教授怎么说就得怎么做)、法律性的(医生担心放弃了常用但效果不佳的疗法会被起诉)或行为性的(医生无能为力或患者不能依从)。倘若这些难度过大,则难以推广应用。

因此,指南能否成功实施取决于"4B"因素,即疾病负担(burden)、价值取向(beliefs)、成本(bargain)和障碍(barriers)。倘若不存在这些情况,就可考虑应用指南。但要注意:指南的推荐意见是原则性的而非强制性的,应在指南指导下形成个体化诊治方案。

二、临床实践指南的评价工具

为科学评价CPGs,一些国家和学术组织纷纷推出了CPGs评价工具。如美国医学研究所(IOM)早在1990年就发布了全球首个针对CPGs的评价工具,包括效度、信度、临床适用性、临床灵活性、透明度、多学科联合开发、指南定期评价、指南开发的主要文件等8条标准。2002年美国指南标准化会议(Conference on Guideline Standardization,COGS)提出了18条评价指南的标准。尽管Cluzeau量表是众多CPGs评价工具中唯一一个经严格验证的评价量表,但多达37个条目限制了其使用。2003年在Cluzeau量表基础上精简后形成了指南研究与评价工具(Appraisal of Guidelines Research and Evaluation,AGREE),2009年又推出了AGREE Ⅱ量表,并先后于2011年9月和2017年10月再次进行两轮更新。王吉耀教授等结合中国国情,对AGREE进行了本土化改良,称为AGREE-China(Appraisal of Guidelines for Research & Evaluation in China)。

目前美国COGS评价标准和欧洲AGREE量表是公认的指南评价工具。

(一)美国COGS评价标准

表5-2总结了美国COGS会议制定的18条评价标准。

表 5-2　COGS 评价清单

条目	描述
1. 概述	提供结构性摘要包括发布日期,指南情况(原版、修订、更新)、印刷和电子版
2. 主题	描述指南涉及的主要疾病和干预措施,指出可替代的预防、诊断和干预措施
3. 总体目标	指南希望实现的目标,和实现这一目标的理由
4. 使用者/背景	描述指南的使用者和指南应用的背景
5. 目标人群	适合指南推荐的患者群体并列出排除标准
6. 制定者	区别指南制定机构与指南制定个人的潜在利益冲突
7. 利益冲突	确定资金来源或赞助方在指南制定和发布中作用,说明潜在利益冲突
8. 收集证据的方法	描述文献的检索方法,包括日期、数据库和检索策略
9. 建议分级标准	描述证据质量的分级标准和推荐强度的分级系统。推荐强度与推荐的重要性相关,并基于证据的质量和预期获益或损害的大小
10. 综合证据的方法	描述证据整合方法及如何转化推荐意见,如 meta 分析、决策分析
11. 发布前评审	描述指南发布前是如何进行评审的
12. 更新计划	陈述是否有指南更新计划,并标注本指南的有效期限
13. 定义	描述指南中不常用的术语,并严格纠正易被误解之处
14. 建议与基本原则	准确地陈述指南的作用和执行指南的特殊情况,通过描述证据与推荐间的联系来判断每一项推荐,根据第 9 条来显示证据的质量和推荐强度
15. 潜在利弊	应用指南预期的获益和潜在的风险
16. 患者意愿	当指南涉及个人选择或价值观时应考虑患者的意愿
17. 法则	必要时提供图表说明
18. 指南执行中需考虑的事项	描述指南推荐应用的障碍,任何辅助文件均应提供参考文献以便应用

(二)欧洲 AGREE 量表

　　2003 年由来自 13 个国家学者共同制定了一种研究和评价指南的专门工具,即 AGREE(Appraisal of Guidelines Research and Evaluation,AGREE)量表及其使用手册。2009 年升级为 AGREE Ⅱ,并于 2011 年 9 月和 2017 年 10 月再次进行了更新。AGREE Ⅱ量表在全球享有较高的权威性,已成为国际公认的指南评价"金标准"。

　　1. AGREE Ⅱ简介　　AGREE Ⅱ量表分别从指南范围和目的、参与制定人员、制定的严谨性、表达的清晰性、适用性和制定的独立性等 6 个领域、23 个条目来测评 CPGs(表 5-3)。此外还包括指南总体质量评估,以及是否在实践中使用该指南的建议等内容。

表 5-3　AGREE Ⅱ评价工具

AGREE Ⅱ的维度与条目	具体描述
领域Ⅰ:范围和目的	
1. 明确描述指南的总目标	涉及指南对社会和患者或公众等人群健康可能产生的影响。指南的总目标需详加描述,预期效应要聚焦具体临床/健康问题
2. 明确描述指南涵盖的临床问题	应对指南所涵盖的临床问题详加描述,尤其是重要的前景问题(见条目 17),而非一般的背景问题
3. 明确描述指南的应用对象(患者和公众等)	对指南涵盖人群(患者、公众等)应明确描述,包括年龄范围、性别、临床类型及合并症等

续表

AGREE Ⅱ的维度与条目	具体描述
领域Ⅱ:参与制定人员	
4. 指南制定小组成员的组成,应包括所有相关专业人员	指南制定过程中涉及的专业人员,可能包括指导小组成员、筛选和评估/评价证据者、参与形成最终推荐建议者,但不包括指南外部评审人员(见条目13)和目标人群代表(见条目5);同时应提供指南制定小组的组成信息、原则及相关专家资质等信息
5. 收集目标人群(患者和公众等)的价值观和主观意愿	制定临床指南应考虑目标人群对卫生服务的主观意愿和期望在指南制定的不同阶段可以采取多种方法来保证实施
6. 明确界定指南的目标使用者	目标人群应在指南中明确规定,以便读者判断该指南是否与其相关
领域Ⅲ:制定的严谨性和科学性	
7. 系统全面检索证据	提供证据检索策略细节,包括使用的检索术语、检索数据库和检索时间范围等
8. 清楚描述检索证据的标准	提供检索获得证据的纳入和排除标准,并清楚陈述纳入和排除理由
9. 清楚描述证据的优点和局限性	要描述证据的优点和不足,应注明使用何种方法或工具评价单个研究的偏倚风险以及具体结局和/或证据集成
10. 清楚描述形成推荐建议的方法	应描述用于推荐建议形成的方法学以及最终建议的形成方式
11. 形成推荐建议时应综合利弊,包括获益、不良反应和伤害	指南在形成推荐意见时应综合获益、不良反应和潜在伤害风险
12. 推荐意见及其支持证据链完整	应明确指南中推荐意见和支持证据之间的联系。指南用户能识别与每条推荐意见相关的证据要素
13. 指南发表前已通过外部专家评审	指南在发布前应通过外部专家评审。注意外审专家不是指南制定小组的成员,应覆盖临床领域的专家和方法学专家,也可以包括指南目标人群代表(患者、公众等)。指南中应提供作出外部评审的方法学描述,包括外审人员名单及其机构
14. 提供更新指南的具体步骤	指南需要反映当今最新的研究成果。应提供关于指南如何更新的具体步骤。如给出一个时间表或建立一个长期工作小组,这个小组能定期收到的更新文献,必要时作出相应的改变
领域Ⅳ:表述的清晰性	
15. 推荐建议明确、无歧义	推荐建议应对"何种选择在何种情况下对何种人群是适当的"提供具体而准确的描述
16. 明确列出不同的选择或临床问题	目标为管理某一种疾病的指南应考虑到该疾病的临床筛查、预防、诊断或治疗可能存在各种不同的选择,在指南中应明确可能的选择有哪些
17. 重要的推荐意见容易识别	用户能容易发现最相关的推荐意见。这些推荐建议能回答指南涉及的主要问题,且能以不同的方法加以识别
领域Ⅴ:适用性	
18. 在指南中描述应用过程中的有利和不利因素	有一些因素可促进或阻碍指南推荐意见的应用
19. 在指南中提供如何应用于实践的推荐意见和/或工具	将一个指南付诸实施,需要一些附加的支持材料。包括一个简介、快速参考手册、教具、预试验结果、计算机支持系统。附加材料应和指南一起提供
20. 考虑推荐意见应用中可能需要的相关资源	推荐意见的实施可能需要应用额外的资源
21. 指南提供监测和/或稽查标准	适时评估指南推荐建议的应用情况,将有助于促进指南的推广应用。内容涉及制定步骤、行为和临床或健康结局等方面

续表

AGREE II的维度与条目	具体描述
领域VI:制定的独立性	
22. 赞助单位的观点不影响指南的内容	制定指南时若使用外部赞助(如政府、专业团体、慈善组织和制药公司),形式可以是资助整个指南制定过程,也可以是资助部分过程(如指南的印刷)。指南中应有一个明确的声明:赞助单位的观点或利益不会影响最终指南的推荐意见
23. 记录并公开指南制定小组成员的利益冲突	指南制定小组成员可能会存在利益冲突,应公开声明

2. 使用说明

(1)评价者人数:建议每部指南评价至少2人,最好4人参与,以增加指南评估的可靠性。

(2)评分尺度:AGREE中每个所列条目的分数为1~7分,完全符合者要求的打7分,完全不符合的打1分。另外在每个条目后都提供了补充说明信息,仔细阅读这些信息有助于对条目所涉及问题和概念的理解,并正确合理评分。

(3)各领域得分的汇总方法:每个领域得分等于该领域中每一个条目分数累加并标准化为该领域最高可能分数的百分比。每一领域标准化得分=[(每一领域的实际得分−可能的最低得分)/(可能的最高得分−可能的最低得分)]×100%。举例见表5-4。

表5-4　第I领域得分的计算方法

评价者	条目1	条目2	条目3	总分
评价者1	5	6	6	17
评价者2	6	6	7	19
评价者3	2	4	3	9
评价者4	3	3	2	8
总分	16	19	18	53

最高可能分数=7(完全符合)×3(项目)×4(评价者)=84;最低可能分数=1(完全不符合)×3(项目)×4(评价者)=12。该领域标准化总分=(实际总分−最低可能分数)/(最高可能分数−最低可能分数)=(53−12)/(84−12)=41/72=0.569 4×100%=57%。

最后,基于6个领域的标化百分比综合判断该指南是否值得推荐应用,分为三个等级:强烈推荐(≥5个领域的标化百分比>50%)、推荐(3~4个领域的标化百分比>50%)、不推荐(每个领域的标化百分比均<50%)。

6个领域得分标化百分比都是独立的,不能算合计。虽然领域得分可用来比较不同的指南,并用以确定是否使用或推荐该指南,但不宜用某个领域得分作为评判指南好坏的标准。

(三)AGREE-China 量表

AGREE-China 量表是在 AGREE II 量表的框架下进行了本土化改良,从6个领域整合为5个领域(科学性/严谨性、有效性/安全性、经济学、可用性/可行性、利益冲突),由23个条目精简为15个条目,评分从7分制改为5分制。AGREE-China 量表应用更为简单高效,适合于国内临床实践指南的评价。

(四)RIGHT 清单

临床实践指南的报告条目评估工具(the Reporting Items for Practice Guidelines Healthcare,RIGHT),简称 RIGHT 报告清单,是国际上用于指导指南撰写的报告规范,包含7个领域22个条目:A. 基本信息(标题/副标题、概述、术语和缩略语、通信作者);B. 背景(简要描述指南涉及的卫生保健问题、指南的总目标和具体目的、目标人群、指南的使用者和应用环境、指南制订小组);C. 证据(卫生保健问题、系统综述、证据质量评价);D. 推荐意见(推荐意见、形成推荐意见的原理和解释说明、从证据到推荐);E. 评审和质量保证(外部评审、质量保证);F. 资助与利益冲突声明及管理(资金来源与作用、利益冲突声明和管理);G. 其他方面(可及性、对未来研究的建议、指南的局限性等)。

三、指南系统评价

鉴于某个临床领域可能同时发布了多个指南或多个指南并存,各具特色。可借鉴 Cochrane 系统综述方法,以临床问题为主线进一步分析整合推荐意见。如 JAMA(2019)发表的一篇系统综述显示:全球 8 部高血压管理指南中共有 68 条推荐意见,其中 27%(18/68)的推荐意见在推荐方向一致但强度不一致,41%(28/68)的推荐意见在推荐强度和方向均不一致。当不同机构或组织在同一领域制订的指南存在质量上差异或者推荐意见不一致时,临床医师该如何抉择?

指南系统评价是对某一领域或具体临床问题所有相关指南或推荐意见进行系统、全面的检索,并采用指南推荐意见分类标准(表 5-5),对指南的证据质量及推荐意见方向、强度和内容等进行系统评价,以呈现某领域指南或推荐意见的现状和证据空白。

指南系统评价的具体实施步骤包括注册、组建制作团队、提出结构化问题、指南的检索与评价、规范化报告和定期更新等方面。

表 5-5　指南推荐意见分类标准

分类	内容
推荐意见高度一致	推荐意见均为方向一致的强推荐 (1)不同来源的指南均对临床实践给出了强推荐或对干预措施利弊平衡的结果具有高度确定性 (2)从证据到推荐的过程和解释合理(主要体现在系统综述、多学科专业知识一致及偏好和价值观明确等) (3)对推荐意见说明无争议
推荐意见比较一致	推荐意见方向一致,但强度不一致 (1)不同来源的指南均对临床实践给出了相同方向的推荐 (2)但并非所有推荐意见都是强推荐
推荐意见不一致	符合下列情况之一 (1)不同来源的指南中,≥1 条推荐意见支持某种干预措施,同时≥1 条推荐意见反对该支持措施 (2)不同来源的指南中,≥1 条推荐意见支持某种干预措施,但支持或反对使用该干预措施的证据不足

第四节　临床实践指南的应用原则和方法

仅仅制定出 CPGs 并不能达到改善患者预后的目的。CPGs 只有具体应用于个体患者时才能发挥改善患者预后、提高医疗服务质量的作用。经过严格评价的指南能否应用于临床实践,需要考虑以下一些问题。

一、应用临床实践指南的原则

应该明确 CPGs 不具有强制性,不是法律和教科书,仅为临床医生处理临床问题的参考性文件。为避免盲目、教条地生搬硬套,应注意以下五项原则:

1. 个体化原则　由于制定 CPGs 时采用的证据绝大多数是基于群体的临床试验,推荐是对多数(典型)患者或多数情况提供的普遍性指导原则,不可能涵盖或解决每个个体患者所有复杂、特殊的临床问题。因此,在应用指南时,应充分考虑患者的社会人口学特征和临床特征是否与指南的目标人群一致。面对具体的个体患者,临床医生应该在指南的指导原则下,根据具体病情和多方面因素选择个体化治疗方案,进而结合临床技能和经验迅速判断患者的状况,以及评估患者对干预措施的可能获益和风险,这些能力是临床医生正确使用指南、作出恰当临床决策的基础。

2. 适用性原则　当患者情况与指南目标人群相似、考虑应用指南推荐的干预措施时,要根据本地区或医院目前的医疗条件,评估该干预措施的可行性和成本-效益比,以及患者的经济状况,对医疗费用的承受能力,医疗保健系统的覆盖支持能力等。如各国指南均推荐急性心肌梗死早期(3~12小时内)行经皮冠状动脉介入(PCI)治疗,但我国绝大多数基层医院并不具备开展此项技术的条件,此时就只能采取指南建议的其他药物治疗措施,如静脉溶栓治疗后再转运至可行 PCI 术的医院。

3. 患者价值取向原则　患者或其亲属的价值取向和意愿在临床决策中具有重要的作用。指南的推荐强度越强,采取该项干预措施预期获得的效益-风险比越大,患者选择该项干预措施的可能性也越大,绝大多数患者都会选择接受该项治疗。而对于那些推荐强度较弱的干预措施而言,预期效益-风险不确定,不同的患者选择意愿可能截然相反。如下肢深静脉血栓的患者已经口服华法林1年,若继续服用华法林可使再发下肢深静脉血栓风险每年减少约10%,但同时需定期检测凝血时间并评估出血风险是否增加,因而一部分患者可能要放弃。

4. 时效性原则　随着医学进步和科技发展,每天都有大量的基础和临床研究证据问世。过去认为有效的治疗手段可能被新的证据证明无效,而过去认为无效甚至禁忌的治疗手段可能被新的证据证明有效。如既往认为充血性心力衰竭是使用 β-受体阻滞剂的禁忌证,但许多大型随机对照试验却证实 β-受体阻滞剂可以显著改善心力衰竭患者的预后。因此,指南推荐 β-受体阻滞剂为治疗充血性心力衰竭的重要药物(I 类推荐,A 级证据)。目前,随着证据的不断更新,慢性心力衰竭的标准治疗从以往的"金三角"(ACEI/ARB/ARNI、β-受体阻滞剂、醛固酮受体拮抗剂),进展为"新四联"(ACEI/ARB/ARNI、β-受体阻滞剂、醛固酮受体拮抗剂、SGLT2i),显著改善了患者的预后。因此,指南应用要与时俱进,尽可能选择最新的 CPGs。

5. 后效评价原则　后效评价是指患者在接受根据 CPGs 推荐的方案后,对患者病情的变化进行临床随访。后效评价在整个循证临床实践中占有重要地位,同时也可以为指南的修订和更新提供第一手临床资料。

二、应用临床实践指南的基本步骤

1. 了解指南的制定过程和方法　一部真正的循证 CPGs 较一般 CPGs 的可靠性更强。

2. 对于推荐意见要注意其推荐等级与证据强度　只有了解其意义,才能判断推荐意见的可靠程度。

3. 根据推荐强度确定临床应用　推荐意见表述清楚、无歧义、采用循证医学方法制定的指南,与那些推荐意见表述不清、存在争议或基于专家意见的指南相比,前者的临床应用效果更佳。

4. 消除指南实施中的障碍　指南在实施过程中总会面临来自社会、医疗机构和医生自身诸多的障碍。常见障碍包括:①社会因素,如某些新的治疗措施社保不予支付;②医生因素,如盲目自信或缺乏评价证据的能力,或临床工作繁忙使其没有时间评价和实施指南;③患者因素,患者拒绝接受某些治疗;④环境因素,来源于医药公司的误导;上级医生不同意应用指南提供的证据;习惯性给予"常规治疗"等。对此,可采用成立指南实施小组、开展循证医学教育、鼓励计算机辅助决策、倡导多专业专家合作等有效措施来消除这些障碍。

三、应用临床实践指南的注意事项

一部好的、以证据为基础的临床指南已完成了对当前证据的收集和评价,并将证据与具体实践相结合,对临床实践给出具体有针对性的指导意见。但临床医生在应用 CPGs 时还应注意以下几点。

1. 遇到一个需要解决的临床问题后,最好先寻找和使用临床指南,若无,则寻找系统综述证据,再无则寻找原始研究证据。

2. CPGs 只是为临床医生处理临床问题制定的参考性文件,临床医生应具体情况具体分析后,加以个体化应用。RCT 提供证据、meta 分析确定证据、真实世界研究(RWS)验证证据,而临床治疗个体化则是应用证据,旨在优化或改进临床实践方案。

3. 扎实的临床基本功是正确应用 CPGs 的基础。因此,临床医生应苦练临床"三基"基本功,提高临床思维能力,最终提升临床诊治水平,更好地服务于患者。

4. 应用 CPGs 一定要尊重患者的意愿。临床决策时应与患者及其家属共同探讨、共同决策、最后实施,这也是化解医患纠纷的有效途径。

总之,鉴于当地人群的基线特征、医疗卫生资源的分布都可能与指南存在差异,应尽可能选择由当地或本国制定的指南。在选用欧美国家指南或国际指南时,应注意考察其是否适用于自己的患者,根据患者的具体临床情况,将当前所获最佳证据与临床技能和经验相结合,考虑成本-效益比及当地卫生资源的实际情况,并充分尊重患者及其家属的价值取向和意愿,综合以上因素作出科学决策。

(刘金来)

思考题

1. 临床实践指南与临床路径是一回事吗?
2. 一部优质临床实践指南应具备哪些特征?
3. 你认为应用临床实践指南最大的难点是什么? 为什么?

扫码获取
数字内容

第六章
系统综述与 meta 分析

要点

1. 系统综述是一种全新二次研究方法,包括确立题目和撰写计划书、检索文献、选择文献、评价纳入研究的偏倚风险、数据提取、分析资料、报告与解释结果以及更新系统综述。

2. meta 分析实质上是将具有相同研究目的的多个研究结果,进行分析、评价、合并的一系列过程。

3. 网状 meta 分析是混合比较(直接比较和间接比较)≥3 种干预措施,并给出相应效益排序的一种证据整合工具。

高质量证据是卫生政策决策、临床诊疗决策、患者获取"知情同意"的前提和基础,而系统综述(systematic review)被公认为是最高质量的证据。要回答待循证问题,首先应检索指南,若无,则继续检索现成的系统综述,若无,则需要制作系统综述、进行 meta 分析(meta-analysis)。meta 分析作为系统综述中的关键技术,是将系统综述中纳入的多个同类研究结果进行定量汇总的统计学方法,从统计学角度达到增大样本量、提高检验效能的目的。本章将重点阐述系统综述和 meta 分析的基本原则、主要步骤、核心作用和实用价值等。

第一节　系统综述概述

一、综述与系统综述

文献综述又称为叙述性文献综述(narrative review)或传统文献综述(traditional review),由作者根据特定目的、需要或兴趣,围绕某一题目收集相关的医学文献,采用定性分析的方法,对论文的研究目的、方法、结果、结论等进行分析和评价,结合自己的观点和临床经验进行阐述和评论,总结成文,可为某一领域或专业提供大量的新知识和新信息,以便读者较短时间了解某一专题的研究概况和发展方向,解决临床实践中遇到的问题。但这种传统的文献综述,往往受综述者的主观偏好以及某些选择偏倚和信息偏倚的影响,故在接受或应用这类证据时宜持审慎态度。

系统综述指针对某一具体临床问题(如疾病的病因、诊断、防治、预后),系统、全面地收集现有已发表和未发表的临床研究证据,采用临床流行病学严格评价文献的原则和方法,筛选出符合质量标准的文献,进行定性或定量合成(meta 分析),得出可靠的综合结论。系统综述是一种全新二次研究方法,具有公开、透明和可重复的特点,作为可靠、权威证据,已被广泛用于临床医学、公共卫生、卫生政策决策之中。

系统综述和叙述性文献综述均是对临床研究文献的分析和总结,多为回顾观察性研究,也可为前瞻性系统综述。回顾性系统综述易受偏倚、随机误差的影响。因此,确定一篇综述为叙述性文献综述,还是系统综述,其质量和价值如何,取决于是否采用科学的方法控制了偏倚/混杂因素的影响。

叙述性文献综述常常涉及某一问题的多个方面,如糖尿病的病理生理、流行病学、诊断、防治、康复的措施,也可仅涉及某一方面的问题如诊断、治疗等。系统综述或 meta 分析多聚焦于某一具体临床问题的某一方面,如针对 SGLT-2i 治疗 2 型糖尿病的长期效果,展开深入探讨。因此,叙述性文献综述有助于系统了解某一疾病的全貌,而系统综述则有助于深入探讨某一具体疾病的诊治。两者的主要区别如下(表 6-1)。

表 6-1　叙述性文献综述与系统综述的区别

特征	叙述性文献综述	系统综述
研究的问题	涉及的范畴常较广泛	常集中于某一具体临床问题
原始文献来源	常未说明、不全面	明确,常为多渠道
检索方法	常未说明	有明确的检索策略
原始文献的选择	常未说明、有潜在偏倚	有明确的纳排标准
原始文献的评价	评价方法不统一	有严格的评价方法
结果的合成	多采用定性方法	多采用定量方法
结论的推断	有时遵循研究依据	多遵循研究依据
结果的更新	未定期更新	定期更新

二、系统综述的分类

系统综述有着不同的分类标准:①按照临床问题的性质,系统综述分为病因、诊断、治疗、预后、卫生经济评价和定性研究等类别。其中,以基于随机对照试验的系统综述居多,理论和方法学较成熟且论证强度较高;②根据系统综述纳入的原始研究类型(study design)不同,可分为基于临床对照试验(controlled trial)的系统综述和基于观察性研究的系统综述;③按照系统综述纳入原始研究的具体方式,又可分为前瞻性、回顾性和累积性系统综述;④依据是否采用 meta 分析还可分为定性系统综述(qualitative systematic review)和定量系统综述(quantitative systematic review)。⑤而循证临床实践中又将系统综述分为 Cochrane 系统综述和非 Cochrane 系统综述,其中 Cochrane 系统综述制作方法学最严谨、制作全程由质控、多学科团队共同完成并发表在 Cochrane 图书馆,被公认为最高级别的证据之一。Cochrane 系统综述进一步分为干预措施系统综述、诊断准确性系统综述、预后系统综述、系统综述再评价和方法学系统综述等五种不同类型。

三、系统综述的作用与价值

系统综述作为一种全新二次研究方法,可为不同层次上的决策提供重要参考依据。

(一)为决策者提供科学证据

系统综述采用严格评价方法,去粗取精、去伪存真,将真实、可靠且有临床应用价值的信息进行合成,可直接为各层次的决策者,如卫生政策决策、诊疗方案形成、公共卫生措施出台等提供科学依据。

系统综述最早应用于宏观政策和综合干预领域,后来在医疗卫生领域大放异彩,并由个体医生的临床决策扩展到整个卫生系统的宏观决策,如:美国利用 Cochrane 系统综述结果解决国家面临的重大医疗卫生保健问题;澳大利亚国家医疗服务咨询委员会(MSAC)通过卫生技术评估为国家层面的医疗卫生决策提供依据;英国利用 Cochrane 系统综述和卫生技术评估结果制定临床指南和医疗保险政策;丹麦国家卫生部则根据超声检查的系统综述作出撤销孕妇常规做超声检查的建议。

我国政府一直致力于实现社会公平、人人享有健康。2009 年开始实施的医药卫生体制改革,旨在破解"看病难、看病贵"问题。但在推进过程中面临着一些具体的卫生政策问题,需要科学决策、循证决策,如利用系统综述证据筛选基本药物等。

(二)为科学研究者提供立题依据

系统综述不仅为不同层面的决策者提供证据,也有助于研究者明确研究方向。立题依据是否充分必须系统复习现有研究文献、把握某特定主题的最新进展和存在问题,这不仅可以避免重复研究,同时还可以获取诸多关键信息,如已有哪些研究发表,使用哪些新方法,是否解决了当下的问题等。同时,对系统综述结果的解释要求从方法学上加以说明,如在系统综述制作过程中遇到哪些问题以及这些问题如何解决等,供系统综述用户借鉴参考,并为方法学创新奠定理论基础。

第二节　系统综述的步骤与方法

倘若纳入原始研究质量不高或系统综述/meta 分析方法不当,系统综述结果发生偏倚的风险增大,造成误导。因此,系统综述的制作步骤和方法是否规范透明,对其结果和结论的真实性、可靠性起着决定性作用。

针对不同研究问题的系统综述,其基本方法和步骤大同小异(图 6-1),仅在文献检索策略、偏倚风险评价、原始文献数据提取以及汇总分析方法等方面略有变化,本节将以评价治疗措施疗效的 Cochrane 系统综述为例,简述其基本方法和步骤。

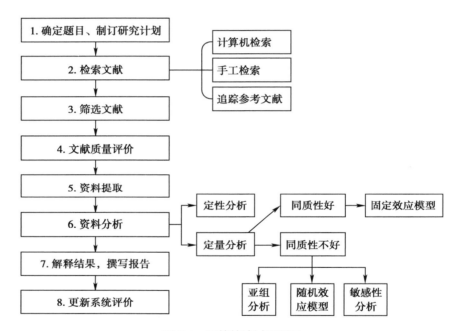

图 6-1　系统综述过程图示

一、确立题目和撰写系统综述计划书

系统综述围绕具体医疗保健措施的利弊证据进行全面梳理、系统评价,特别适用于那些利弊证据存有较大争议干预措施的综合分析,以求同存异,形成最终结论。因此,系统综述的题目主要来源于临床医疗实践中那些防治效果不明、有争议的重要临床问题。例如:高危人群中服用小剂量阿司匹林能否预防心脑血管病发生? 抗凝治疗能否降低缺血性心脏病伴心房颤动患者的心脏事件发生率? 急性胆囊炎患者及时手术(发病后 7 天内)与择期手术(入院治疗后 6 周)的疗效和安全性有无差别等?

为避免重复,应先通过系统检索,明确同一临床问题有无现成的或正在制作当中的系统综述或 meta 分析。若有,其质量如何? 是否已经过时? 若质量差或已过时,可考虑更新或重新制作一个系统综述。

进而遵循 PICOS 原则确立系统综述的题目,特别要明确 4 个要素:①研究对象(patients,P):所患疾病类型及诊断标准、研究人群特征和场所;②干预措施(intervention,I)和对照措施(control,C);

③主要研究结果（outcomes，O）：包括所有重要的结果（主要结局和次要结局）及严重的不良反应；④研究的设计方案（study design，S）。明确这些要素对查找、筛选和评价相关临床研究，分析及解释结果的临床价值均十分重要。

　　系统综述的题目确立后，需制订计划书（protocol），内容包括题目、背景与目的、文献检索方法及策略、文献筛选及纳排标准、文献质量评价、数据采集和汇总分析方法等。在制作 Cochrane 系统综述过程中，倘若使用方法与计划书确定的方法有出入，需在系统综述相应板块中列示和报告，必要时进行敏感性分析。

　　系统综述的研究问题理论上应在方案设计之初加以确定，避免制作者利用获取的原始文献信息而临时变更题目及内容，增大偏倚风险。然而事先若不了解与题目相关的资料信息又很难确定一个好题目。为此，系统综述制作过程中倘若变更题目或评价内容，须明确说明理由和动机，并相应修改文献检索和筛选方法。

二、检索文献

　　系统、全面地收集所有与研究主题相关的文献资料是系统综述有别于一般综述的重要特征。为避免出版偏倚和语言偏倚，应围绕研究问题确定检索词、制定检索策略并按照计划书中确定的检索资源、实施全面检索。除公开发表文献外，还应收集尚未发表的灰色文献，同时减少对文献语种的限制。

　　在检索 Medline、Embase 和 CENTRAL 等三大必检数据库的基础上，应补充检索与主题密切相关的专业数据库、期刊和灰色文献数据库（如 Open Grey、NTIS）等，同时可通过与业内专家和药企等联系以获得未发表的文献资料，如学术报告、会议论文集或毕业论文等。此外，Cochrane 协作网建立的 Cochrane 对照试验中心注册库（clinical study reports，CSRs）和各专业评价小组对照试验注册库，既可弥补传统检索工具如 Medline 等收录不全的问题，也有助于系统综述者快速、全面获得相关的原始文献资料。另外，手工检索与主题密切相关的期刊也是避免漏检的一个重要弥补手段。

　　文献检索应以高敏感度为目标，用逻辑"或"将关键词、主题词等检索词进行组合。检索随机对照试验时，可考虑直接用一些现成的、经过验证的检索过滤器，如 Medline 中的 Cochrane 高敏感检索策略。

三、选择文献

　　选择文献是根据计划书事先拟定的纳入和排除标准，从所有检出文献中筛选与研究问题相关的文献资料。因此，文献纳排标准应根据研究问题 PICOS 要素：即研究对象、干预措施、对照措施、主要研究结果和研究设计方案而定。例如：拟探索静脉滴注硫酸镁能否降低急性心肌梗死患者的近期病死率？围绕这一临床问题，倘若研究对象为急性心肌梗死患者，不考虑梗死部位、性别、年龄，干预措施为静脉用硫酸镁与安慰剂比较，主要研究结果为 35 天内的病死率，设计方案为 RCT，则入选的临床研究必须满足上述条件。而口服硫酸镁或静脉滴注硫酸镁与其他药物进行比较，结果为心肌梗死后 35 天以后的病死率或者非 RCT 的文献资料均不能纳入。

　　选择文献分 3 个步骤进行（图 6-2）。①初筛：根据检出的引文信息如题目、摘要排除明显不相关的文献，对肯定或不能肯定的文献应获取全文后再行筛选；②全文筛选：对初筛阶段无法确定是否纳入的研究，应通过阅读和分析全文，以确定是否符合纳入标准；③与作者联系：如果文献中提供的信息不全而不能确定，通过与作者联系获得有关信息后再决定取舍，对于完成综述前仍然缺失信息的文献则要列示在"等待评估研究"中。在筛选文献过程中，应记录未纳入研究的数量及原因，以便绘制文献筛选流程图。

四、纳入研究的偏倚风险评价

　　偏倚为一种系统性误差，导致真正干预效果被低估或高估。偏倚的产生可能来自原始研究，即入

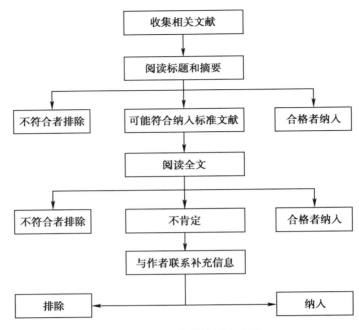

图 6-2   选择文献的基本步骤

选原始研究本身偏倚风险高,造成结果失真。倘若入选的原始研究大多数都是高偏倚风险,系统综述结果的真实性将大打折扣。

原始研究偏倚风险的评价方法和工具较多,评价工具可分清单或一栏表式(checklist,即条目不予评分)和量表式(scale,即每个条目均给予评分,并给予等权重或根据重要性给予不同的权重)。目前至少有 9 种清单(checklist)和 60 余种量表(scale)用于评价随机对照试验质量,条目从 3~57 个不等,一般需 10~45 分钟完成。鉴于这些评价工具易受文献报告质量和文献评估者的主观因素影响,Cochrane 协作网 2008 年提出了"基于过程评价"(domain-based evaluation)的偏倚风险评价工具[the Cochrane risk-of-bias(RoB)tool],2021 年又对 RoB 进行了改良,升级为 RoB2(表 6-2),该工具包括 5 个维度:①随机化过程中产生的选择偏倚;②偏离预期干预措施而产生的实施偏倚;③因结局数据缺失造成的随访偏倚;④结果测量产生的偏倚;⑤选择性报告结果产生的偏倚。每个维度均通过一个或多个信号问题("signaling questions")来判断其是否存在偏倚风险。进而对入选的 RCT,依次给出"低风险"(low risk)、"高风险"(high risk)和"不确定"(缺乏相关信息或偏倚情况不确定)等判断。最后系统综述中需对所有入选研究的整体偏倚风险进行综合判定(表 6-3)。

表 6-2   Cochrane 协作网的偏倚风险评价工具

偏倚风险维度	评价内容(信号问题)	判断
1. 随机化过程产生的偏倚	(1)分配顺序是否随机? (2)分配方案是否隐藏? (3)干预组间是否基线可比?	① 是 ② 可能是 ③ 可能不是 ④ 不是 ⑤ 信息缺失
2. 偏离预期干预措施带来的实施偏倚	(4)受试者是否知晓所接受干预措施? (5)护理人员和干预实施者是否知晓受试者的分配方案? 若系统综述者对干预措施的分配效果感兴趣,则继续回答: (6)(若适用)是否基础干预为非常规方案而导致干预偏离预期;若是,是否组间不均衡而可能影响结果? (7)有无合适方法分析干预分配的效果;若无,有无可能对结果产生重大影响。	① 是 ② 可能是 ③ 可能不是 ④ 不是 ⑤ 信息缺失

续表

偏倚风险维度	评价内容（信号问题）	判断
	若系统综述者的兴趣在于干预措施的依从性，则继续回答： （8）（若适用）重要的合并干预在组间均衡可比； （9）（若适用）干预实施失败可能会影响结果； （10）（若适用）研究参与者按指定方案的干预； （11）（若适用）采用适当方法分析方案依从的效果。	
3. 结局数据缺失带来的随访偏倚	（12）结局数据是否完整或接近完整，受试者是否被随机分配 （13）（若数据可及）是否有数据缺失未导致偏倚的证据？ （14）（若数据可及）结局数据缺失是否高度依赖于其真值？	① 是 ② 可能是 ③ 可能不是 ④ 不是 ⑤ 信息缺失
4. 结果测量的偏倚	（15）结果测量的方法是否恰当？ （16）结果测量方法或判定标准在干预组间是否均衡？ （17）结果评估人员是否知道受试者所接受的干预？ （18）倘若知晓具体干预措施，是否很可能影响结局测量？	① 是 ② 可能是 ③ 可能不是 ④ 不是 ⑤ 信息缺失
5. 选择性报告结果的偏倚	（19）统计分析是否按预先指定的计划进行，该统计分析计划是否在揭盲前确定？ （20）多个结果中有无选择性报告结果的情况发生？ （21）若进行多次分析，有无选择性报告结果的情况发生？	① 是 ② 可能是 ③ 可能不是 ④ 不是 ⑤ 信息缺失

表 6-3　偏倚风险综合评价标准

偏倚风险的综合评价	判断标准
低风险	若所有 5 个维度都被判定为低偏倚风险，则判断该试验为低风险
不确定	若所有 5 个维度均不存在高风险，倘若至少 1 个维度存在"不确定"的情况，则判断该试验结果可能会存在某些不确定性
高风险	若至少 1 个维度存在高风险，则该试验被判断为高风险；或者多个维度均存在某些不确定性，结果可信性大大降低，判断该试验为高风险

为减少文献筛选过程中的选择偏倚以及文献评价过程中评价者主观因素的影响，建议由两人独立完成文献筛选、评价和数据提取，计算评价者间的一致性（如 Kappa 值），存在意见分歧可通过共同讨论或请第三方裁定解决。此外，正式实施前，建议先试先行，评估可行性，完善数据提取表和统一偏倚风险评价标准，建立标准化操作流程。

五、数据提取

准确完整地提取入选研究的相关数据，对系统综述结果至关重要。学术期刊作为系统综述数据的主要来源，要注意同一个研究可能发表在不同期刊，关联数据的提取应避免重复。此外，学术会议摘要、试验注册登记系统和临床研究报告等也是系统综述数据的重要补充，应注意取舍以及给出不同来源数据不一致的解决方案。

提前在计划书中设计数据提取表，应覆盖纳入研究的关键信息，包括：①文献的基本信息（文章题目、作者、发表时间、文献来源、评价者信息和评价时间等）；②研究的主要信息：研究的合格性、研究对象的特征（年龄、性别、疾病、社会经济特征）及地点（来自的国家/地区）、研究方法（包括研究设计、数据来源、样本选取、数据分析等）、研究措施的背景与内容和方法（如组成部分、传递途径、剂量、时间、频率、干预方案、干预时长等）、有关偏倚防止措施等；③结果测量：随访时间、失访和退出情况、分类变量(收集每组总人数及事件发生率)、连续性变量(收集每组研究人数、均数和标准差或标准误等)。

数据提取应由至少 2 人独立完成,意见不一致者由多方协商或第三方判定。建议使用专用软件完成数据录入和管理,如系统综述管理软件(review manager,RevMan),可直接用于统计分析和结果呈现。

六、分析资料和报告结果

系统综述中通常使用定量汇总方法,对同质、低偏倚风险研究进行 meta 分析,而对不同类型、高偏倚风险研究则采用定性描述。

(一) meta 分析

meta 分析(meta-analysis)是将系统综述中多个不同研究结果合并为一个量化指标的统计学方法,通过汇总多个同类研究,从统计学角度达到增大样本量、提高检验效能的目的。当多个研究结果不一致或均无统计学意义时,meta 分析可得到更接近真实情况的综合分析结果。目前较成熟的 meta分析方法是基于双臂试验的分类变量、连续性变量 meta 分析以及 meta 回归分析。诊断准确性研究、多臂试验 meta 分析方法等尚在不断完善之中。

应用 meta 分析需要满足一定前提条件:①纳入研究间要同质,倘若研究设计、干预措施、研究结果上差异过大,其合并结果可信性会较低;②纳入研究的偏倚风险不宜过高,否则 meta 分析沦为"garbage in,garbage out";③若存在严重发表偏倚和选择偏倚,合并结果的可靠性也将大打折扣。一般通过漏斗图分析发表偏倚发生风险大小,目测文献筛选流程图评估选择偏倚风险。

能否 meta 分析取决于异质性分析结果。异质性过大,应通过亚组分析,找出异质性的原因,并对这些原因进行描述和解释。对于满足条件者,应根据资料类型(如连续性变量、二分类变量等)、评价目的确定效应量指标,选择固定效应模型(fixed effect model)或随机效应模型(random effect model)计算合并效应量,采用森林图(forest plot)呈现主要结果。详见本章第三节。

(二) 叙述性整合

叙述性整合(narrative empirical synthesis)仅描述不做统计分析,旨在将每个研究结果尽可能地用表格列示。该方法可以综合分析不同类型的原始研究,包括试验研究、准试验研究以及一般调查研究等。

叙述性整合首先选择统一的效应量指标,描述所有研究结果。如 Cochrane EPOC 方法组建议选用:绝对变化值(absolute change)、相对变化值(relative percentage change)、与基线相比的绝对变化值(absolute change from baseline)、与基线相比的绝对变化值差值(difference in absolute change from baseline)。计算方法如下(表 6-4)。

表 6-4　EPOC 系统综述方法中描述结果的指标

时段	干预组	对照组
干预前	S_{pre}	C_{pre}
干预后	S_{post}	C_{post}
干预前后改变值	S_{change}	C_{change}

* 绝对变化值(absolute change)=$S_{post}-C_{post}$;相对变化值(relative percentage change)=$(S_{post}-C_{post})/C_{post}*100$;与基线相比的绝对变化值(absolute change from baseline),S_{change} 与 C_{change};与基线相比的绝对变化值差值(difference in absolute change from baseline)=$S_{change}-C_{change}$。

其次,对于非典型设计的随机对照试验结果,如群组随机对照试验(cluster randomized controlled trial)、交叉试验(cross-over trial)、间断性时间序列研究(interrupted time series trial)等,因分析单位、分析方法异质性问题,需要对试验结果进行标准化校正。如群组随机对照试验中,若以个体为分析单位,会低估标准误,导致置信区间过窄,需要校正相关结果;又如间断性时间序列研究,因不满足独立性条件,不宜用最小二乘估计法,建议用自回归整合移动平均模型(autoregressive integrated moving average models)或多重 t 检验等进行校正分析。当然,这些校正方法同样适用于定量 meta 分析。

七、解释系统综述结果

系统综述旨在为患者和公众、临床医生、指南开发者、管理人员和政策制定者的相关决策提供重要参考。因此,研究结果呈现是否清晰、讨论是否全面深入、结论是否言简意赅等对解读系统综述结果尤为重要。内容应包括:

1. 系统综述的论证强度　取决于纳入研究有无重要的方法学缺陷、合并效应值大小和方向如何、是否存在剂量-效应关系等。

2. 推广应用价值　系统综述有无应用价值,首先应考虑干预措施的利弊综合、合并效应量的临床价值,特别是其研究对象是否与自己的患者情况相似,是否存在生物学、社会文化背景、依从性、基础危险度、病情等方面的差异。

3. 对将来临床实践和临床研究的意义　着重探讨系统综述结果对临床医生和卫生决策者的临床价值、对今后研究开展的指导意义,旨在帮助临床医生进行正确选择和应用,为临床研究者下一步开展科学研究指明方向。

八、更新系统综述

系统综述发表后应定期评估,确定是否需要更新。更新版本与上一版本相比应在数据、方法或分析内容等方面有所变化。Garner 及其同事提供了一个决策框架来确定系统综述是否应该更新(图 6-3)。在更新过程中,应该按前述步骤重新进行检索、分析和评价。

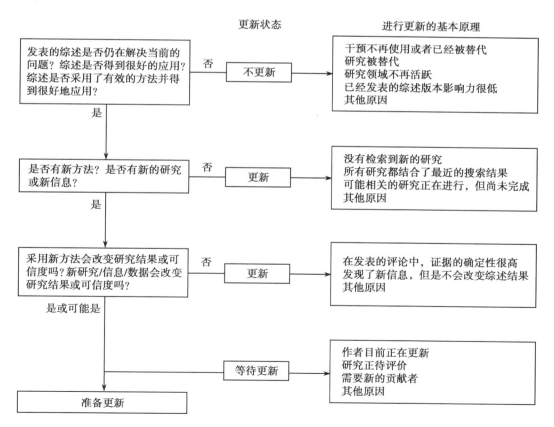

图 6-3　评估系统综述是否更新的决策框架

(贾莉英)

第三节　meta 分析

一、meta 分析概述

meta 分析的思想可追溯到二十世纪二三十年代,1920 年由著名统计学家 Fisher 提出了"合并 P 值"的想法,被认为是 meta 分析的前身。1976 年英国心理学家 Gene V. Glass 最先将这种针对多个独立同类研究中的统计量进行合并的方法称为"meta-analysis"(meta-analysis is the use of statistical methods to summarize the results of independent studies)。在 David Sackett 等撰写的 Evidence based medicine - how to practice and teach it 一书中,"meta-analysis is a systematic review that uses quantitative methods to synthesize and summarize the results",即定量汇总多个研究结果的一种系统综述。Cochrane 协作网对 meta-analysis 的定义是"The use of statistical techniques in a systematic review to integrate the results of included studies. Sometimes misused as a synonym for systematic reviews, where the review includes a meta-analysis",即在系统综述中使用统计学方法整合纳入研究的结果。Cochrane 协作网同时指出 meta 分析有时被误认为是系统综述,但实质上 meta 分析是系统综述的一种。第五版流行病学词典中将 meta 分析定义为"A statistical analysis of results from separate studies, examining sources of differences in results among studies, and leading to a quantitative summary of the results if the results are judged sufficiently similar to support such synthesis",即汇总独立的不同研究结果,检验研究结果间差异性来源,并在判断研究足够相似、符合证据合成的前提下,进行定量汇总的统计分析方法。

meta 分析广义上包括提出问题、检索相关研究文献、按照纳入和排除标准筛选文献、描述基本信息、定量统计分析等一系列过程;狭义上则专指系统综述的定量分析。事实上,由于纳入研究的质量、设计类型、资料类型以及方法学等限制,只有部分系统综述可以进行定量分析。而一个系统综述可以选用单个结局指标进行一个 meta 分析,也可选用多个结局指标实施多个 meta 分析。

meta 分析实质上是汇总目的相同的多个不同研究结果,并分析评价其合并效应量的一系列过程,即对某个研究结果再次合并统计分析的方法。meta 分析的基本原理是把不同研究者对相同问题开展的原始研究看作是从同一总体中抽样得到的一个随机样本,理论上都是按照相同设计实施的,倘若能够获得每一项研究结果,通过合并就可得到一个更为可靠的平均效应量。

meta 分析的优势在于:①合并多个同类独立研究,从统计学角度上可以扩大样本量、提高检验效能;②对研究结果存有争议的问题,通过汇总不同研究结果求同存异、解决争议,为指南制定和临床决策提供高质量证据;③meta 分析充分考虑每个研究的质量及其样本量,在合并结果时赋予其不同的权重,从而得到更加接近真实情况的加权平均效应;④meta 分析还可发现既往研究中的不足之处,提出新的研究假说和找准研究方向。

系统综述及 meta 分析已经在临床研究和临床实践中得到广泛普及与推广,特别是已被广泛应用于治疗性研究、预后研究、病因学研究和诊断准确性研究的综合评价。除临床医学外,还广泛用于生物医学、教育学、社会科学、心理学等领域,并在成果转化和循证卫生政策管理中发挥越来越重要的作用。

二、meta 分析的基本流程

meta 分析基本流程与前述系统综述的步骤相似,首先提出科学问题并制定研究计划书,通过文献检索、全面收集研究证据,按照纳入/排除标准筛选符合条件的文献并进行偏倚风险评估,提取原始研究信息和数据,进行异质性检验判定是否符合定量合成的基本条件,最后定量合并分析并报告研究结果。在制作系统综述过程中,倘若经过异质性检验符合定量合成的基本条件,即可开展 meta 分析。具体包括根据研究目的和数据类型选择效应量、效应量间转换、数据提取及汇总、异质性检验、合并效应量等内容。

（一）选择效应量

效应量（effect size）常被定义为临床上有意义的值或改变量。数据类型不同决定了效应量的表达方式有所不同。可用于 meta 分析的数据主要有以下 5 类：①二分类变量资料，按照某种属性分为互不相容的两类，如描述临床结局时，选用存活或死亡，复发或不复发等；②数值变量/连续性变量资料，如血压、血糖、血脂、CD4/CD8 等生物学指标，往往有度量衡单位，且能够精确测量；③等级资料/有序多分类变量资料，按照某种属性分为多类，类与类之间有程度或等级上差异。如疗效判定用痊愈、显效、有效、无效等表示。④计数数据，即同一个体在一定观察时间内可发生多次不良事件，如心肌梗死、骨折、入院次数等；⑤生存资料，同时观察两类数据，即是否发生目标事件以及发生目标事件的时间。

1. 当结局观察指标为二分类变量资料时，常用效应量表达有相对危险度（relative risk，RR）、比值比（odds ratio，OR）、危险差（risk difference，RD）、绝对危险度（absolute risk，AR）或 NNT（number needed to treat）等。OR 或 RR 等相对指标常被用作合并统计量，其结果解释与单个研究的效应量相同；而进一步解读效应量的临床价值，一般使用 RD 等绝对指标，反映组间的绝对改变量，如率差等。

2. 当结局观察指标为定量变量或连续性变量资料时，效应量采用均数差值（mean difference，MD），表达方式有加权均数差值（weighted mean difference，WMD）或标准化均数差值（standardized mean difference，SMD）等。WMD 保留原有度量衡单位并实际反映了试验效应，而经过标化的 SMD 消除了多个研究之间绝对值大小的影响，特别是当原始研究可能采用不同的检测方法，无法直接比较，可以标化后再进行合并分析。SMD 适用于度量衡单位不同或均数差别较大资料的汇总分析，但 SMD 没有单位，解释结果应慎重。

（二）数据提取

利用数据提取表收集原始研究中相关数据，使用 Excel 或 Epidata 等软件录入数据，建立数据库。研究者可使用通用表格或者根据研究目的自制数据提取表，采集所纳入研究的重要信息，如研究设计方法、研究对象基本特征、样本量、结局变量、发表年份和质量控制措施等。Cochrane 手册中提供了一个常用的数据收集项目清单，详见表 6-5。

表 6-5　数据收集项目清单

❖ 一般信息
- 文献编号
- 文章题目
- 第一作者
- 发表年限
- 国家

❖ 研究方法
- 研究设计（随机对照试验、队列研究等）
- 研究周期
- 研究场所
- 总样本量
- 随机、盲法、分组隐藏情况（RCT 适用）
- 其他研究方法相关信息

❖ 研究对象
- 纳入排除标准
- 平均年龄
- 性别比例
- 种族
- 社会经济状况
- 诊断标准
- 疾病分期

❖ 结局
- 结局测量工具（主要和次要结局指标）
- 结局指标的定义
- 分析或评估单位
- 研究分析方法（意向性分析等）
- 统计分析方法

❖ 结果
- 每组开始参与人数
- 每组退出、失访人数
- 每组分析人数
- 总结每组的结果数据（如二分类数据使用四格表；连续型数据使用均值和标准差）
- 效应量估计（比值比 OR、风险比 HR）
- 不良反应事件发生情况
- 亚组分析需提取每个亚组的上述信息

❖ 其他相关信息
- 基金资助情况
- 研究主要结论
- 相关文献
- 备注

续表

- 并发症
- 各组样本量
◇ 干预措施/暴露因素
- 分组情况
- 对干预措施/暴露因素/对照组/常规治疗的具体
  描述（如药物名称、剂量、干预方法、随访时间等）

当纳入研究的测量指标为连续性变量时，常提取干预前后指标变化的差值作为结局变量，通过干预后测量值减去干预前基线值得到，其标准差需利用公式计算。当测量指标为二分类变量时，需提取四格表数据以及各组样本量。

准确可靠的数据是 meta 分析的基础，否则即使有先进的统计学方法，也不能弥补数据本身的缺陷。所以前期的文献检索和文献筛选非常重要，应尽可能通过多种途径获取原始研究的相关数据。对于符合入选标准的原始研究，倘若无法获得全文或原文未提供相应数据，可以与原作者沟通获得相关数据；倘若纳入研究较多，也可排除数据不全的原始研究，但在一定程度上会导致发表偏倚，因此需要综合考虑后加以取舍。同时，建议由双人同步提取数据，并严格核对数据的真实性，确保数据质量。

（三）数据转换

当提取的数据不能直接使用时需进行数据转换。如连续性变量资料中均数差值的标准差无法直接获得，需要利用公式计算。常用的标准差填补方法有：①直接借鉴类似原始研究中的标准差。②以同一 meta 分析中其他入选研究的标准差均值或中位数进行填补。③利用相关系数估算标准差。Cochrane 手册给出了基线和终点变化值标准差的公式，需要确定相关系数（Correlation coefficient，Corr）的大小，可利用同一 meta 分析中其他研究的基线、终点和变化的标准差得到 $\left(Corr_E = \dfrac{SD^2_{E\,baseline} + SD^2_{E\,final} - SD^2_{E\,change}}{2 \times SD_{E\,baseline} \times SD_{E\,final}} \right)$，也可从他处估算，一般取 0.4 或 0.5。进而根据公式 $\left[SD_{E\,change} = \sqrt{SD^2_{E\,baseline} + SD^2_{E\,final} - (2 \times Corr \times SD_{E\,baseline} \times SD_{E\,final})} \right]$ 估算变化值的标准差。④若原始研究报道了标准误 SE，可通过 $SD = SE \times \sqrt{N}$ 转换为标准差，注意此处的 SE 是试验组或对照组组内的 SE，不是组间的 SE。⑤若原始研究报道了 95% 置信区间且样本量足够大（如 n≥100）时，可通过 $SD = \sqrt{N} \times$（置信区间上限 – 置信区间下限）/3.92 换算标准差，若报道 90% 置信区间，则将 3.92 替换为 3.29，若为 99% 置信区间，则将 3.92 替换为 5.15；若样本量较小，则需将 3.92 替换为 2 倍的 t 值，t 值需查表获得，注意非正态分布数据要进行正态性转换后再进行换算。⑥若原始研究报道了 P 值，可通过 P 值查表得到 t 值，而后利用 SE=MD/t 计算标准误（MD 为均数差值），再利用公式 $SD = \dfrac{SE}{\sqrt{\dfrac{1}{NE} + \dfrac{1}{NC}}}$

计算得到标准差，NE 和 NC 分别为试验组和对照组样本量。⑦若原始研究报道了四分位数间距，当样本量较大时，可认为数据接近正态分布，则四分位数间距约等于 $1.35 \times SD$。

（四）异质性检验

meta 分析是将多个同类研究的结果合并成一个效应量（effect size）或效应值（effect magnitude），用来反映多个同类研究的平均效应。meta 分析中尽管纳入的是具有相同假设的研究，但这些研究在研究设计、研究对象、干预措施、测量结果上可能存在差异。不同研究间的各种变异称为异质性（heterogeneity）。Cochrane 协作网将 meta 分析中的异质性分为：①临床异质性，即受试者、干预措施、结局指标上的差异所致的异质性；②方法学异质性，即因试验设计方法和研究质量不同引起的异质性；③统计学异质性，即干预效果在不同试验间的变异，是临床异质性及方法学异质性联合作用的结果。meta 分析的核心思想是将多个研究的统计量加权平均，而只有足够同质才能合并分析。因此 meta 分析之前必须进行异质性检验（test for heterogeneity），即检验多个独立研究的异质性是否具有统计学意义以及异质程度如何。

异质性检验方法主要有目测图形法和统计学检验。目测图形法包括森林图（forest plot）、拉贝图（L'Abbe plot）、Galbrain 星状图（Galbrain radial plot）、Z 分值图等。目测图形法简单明了，通过目测森林图中的点估计值分布及其置信区间重叠程度，揭示是否存在异质性。若置信区间大部分重叠，无明显异常值，一般可认定同质性较好。但缺点是主观性较强，即同一个图不同研究者可能有不同的解读，故目测法只能用于异质性的初步判定。

异质性假设检验包括 Q 检验、I^2 统计量、H 统计量等方法。目前较常用的是 Q 检验，其无效假设为所有纳入研究的效应量均相同（$H_0:\theta_1=\theta_2=\cdots\cdots=\theta_k$），则 $Q=\sum w_i(\theta_i-\bar{\theta})^2$，$\bar{\theta}=\dfrac{\sum w_i\theta_i}{\sum w_i}$，进一步转化为：

$$Q=\sum_{i=1}^{k} w_i\theta_i^2-\frac{(\sum w_i\theta_i)^2}{\sum w_i}$$

。其中 w_i 为第 i 个研究的权重值，θ_i 为第 i 个研究的效应量，$\bar{\theta}$ 为合并效应量，k 为纳入的研究个数。Q 服从于自由度为 $k-1$ 的 χ^2 分布。若 $Q>\chi^2_{(1-\alpha)}$，则 $P<\alpha$，表明纳入研究间的效应量存在异质性。Q 检验虽应用广泛，但其检验效能较低，特别是当纳入研究数目较少或者做分层分析的情况下，有时难以检测出异质性，出现假阴性结果。因此，有学者提出提高检验水准，如 $\alpha=0.10$，以增大检验效能。当 $P\leq0.10$ 时，多个研究间的异质性有统计学意义。但当纳入研究过多时，即使研究结果之间是同质的，也可能会出现 $P<\alpha$ 情况，即异质性检验有统计学意义。因此，对 Q 检验结果的解释要慎重。

异质指数 $I^2=\dfrac{Q-(k-1)}{Q}\times100\%$，用自由度校正了研究数目对 Q 值的影响，其结果不会随研究数目的变化而改变，结果更稳定，可用于定量描述异质性程度。I^2 在 0%~25% 之间为轻度异质性，25%~50% 之间为中度异质性，大于 75% 为显著异质性。一般认为只要 I^2 不大于 50%，其异质性是可以接受的。

借助软件（如 RevMan，Stata 等）进行异质性检验更快捷方便。如使用 RevMan 软件制作森林图，在图左下方会直接给出异质性检验结果。如结果显示为："heterogeneity：$Chi^2=5.26$，$df=5$（$P=0.39$），$I^2=5\%$"，表示 Q 检验统计量为 5.26，自由度为 5，$P>0.10$，异质性检验结果无统计学意义，I^2 值为 5%，提示纳入的独立研究间同质性较好。

倘若异质性检验结果存在统计学意义，需要进一步分析异质性的来源：①首先需要核对提取数据的准确性及数据转换方法是否正确。②通过 meta 回归分析寻找异质性产生的原因，选择可能影响因素（如种族、研究设计类型、用药时间等）进行亚组分析。③进行敏感性分析，通过排除可能引起异质性的原始研究，比较纳入该研究前后异质性检验结果及合并效应值变化情况，探讨该原始研究对合并效应的影响。④选择随机效应模型（random effect model）估计合并效应量，随机效应模型只是异质性的统计处理方法，并不能解释异质性产生原因；⑤倘若研究间异质性明显，且其来源缺乏合理的解释，建议放弃 meta 分析只进行定性描述。

（五）合并效应量

合并效应量方法包括 Mantel-Haenszel（M-H）法、Peto 法、逆方差法（inverse variance，IV）、DerSimonian-Laird（D-L）法等，见表 6-6。前 3 种方法适用于固定效应模型，后一种方法适用于随机效应模型。近年还出现了最大似然估计法（maximum likelihood，ML）及非参数策略等较新的一些统计分析方法。

选择固定效应模型（fixed effect model）或者随机效应模型（random effect model）取决于异质性检验的结果以及对理论效应量的分布假设等。假如异质性检验无统计学意义，且异质性小到可以忽略，此时可认为理论效应量是固定的，原始研究间的效应量估计若有差别，也是抽样误差造成的，可直接选用固定效应模型，估计合并效应量。二分类变量可选择 M-H 法或 Peto 法，其中 M-H 法适用于纳入研究数量较少或事件发生率较低的合并分析，Peto 法则是 M-H 法的改良，仅适用于 OR 值的分析；连

表 6-6 不同数据类型对应合并效应量及模型和统计方法的选择

数据类型	效应量	异质性检验无统计学意义	异质性检验有统计学意义
		固定效应模型	随机效应模型
分类变量	OR	Mantel-Haenszel（M-H）	DerSimonian-Laird（D-L）
		Peto	—
		Inverse variance（IV）	—
	RR	Mantel-Haenszel（M-H）	DerSimonian-Laird（D-L）
		Inverse variance（IV）	—
	RD	Mantel-Haenszel（M-H）	DerSimonian-Laird（D-L）
		Inverse variance（IV）	—
数值变量	MD	Inverse variance（IV）	DerSimonian-Laird（D-L）
	SMD	Inverse variance（IV）	DerSimonian-Laird（D-L）

续性变量采用 IV 法计算合并效应量。IV 法同样适用于二分类变量资料，但当数据稀疏或事件罕发时，合并结果不如 M-H 法稳定。

倘若多个研究间同质性不佳，且异质性分析处理仍不理想时，可假定理论效应量呈某种特定分布，如正态分布，则选择随机效应模型计算合并统计量。随机效应模型将研究间的变异因子 τ^2 作为校正权重，其结果比固定效应模型结果更稳健。目前随机效应模型估计多采用 1986 年由 Der Simonian 和 Laird 提出的 D-L 法，该方法同时适用于二分类变量和连续性变量的权重 w_i* 校正，即通过调整每个研究的权重以平衡异质性（即适当提高小样本研究的权重，同时调低大样本研究的权重）。然而，一般认为大样本研究结果的可信度更高，小样本研究结果的偏倚风险更大，这种"逆调节"还存有争议，所以随机效应模型的结果解读和应用需要慎重。随机效应模型只是一种对存在一定异质性资料的合并分析方法，本身并不能控制混杂、校正偏倚以及消除异质性产生的原因。

meta 分析结果的呈现常依托森林图（forest plot）。森林图是由横轴、垂直于横轴的无效线、平行于横轴的多条线段（矩形）和一个菱形（或其他图形）组成。当效应值为 RR 或 OR 时，无效线横坐标为 1，当效应值为 RD、MD 或 SMD 时，无效线横坐标为 0。每一条横线段代表每一个原始研究的置信区间，线段长短代表区间范围，线段中间的矩形代表效应量（OR、RR、MD 等）点估计的位置，大小表示赋予该研究的权重，即该研究结果在总体结果中所占的百分比，一般样本量越大权重越大。若横线段与无效线相交表示该研究结果无统计学意义。森林图中"◆"代表 meta 分析结果中的合并效应量，图 6-4

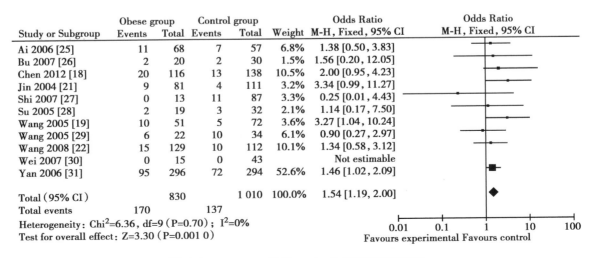

图 6-4 RevMan 软件 meta 分析结果的森林图

中"1.54（1.19,2.00）"表示合并效应量 OR 值及 95% 置信区间;"Z=3.30,P=0.001 0"表示假设检验的统计量及其 P 值。"Chi²=6.36,df=9,P=0.70",表示异质性检验的结果,异质指数 I²=0%。

（六）发表偏倚的识别与分析

meta 分析过程中常见的偏倚包括发表偏倚、文献检索偏倚、引用偏倚、权重偏倚等。其中发表偏倚影响较大且不易控制,会夸大治疗效应量或危险因素的关联强度,误导临床个体治疗与卫生决策。发表偏倚（publication bias）是指有统计学意义的研究结果比无统计学意义的研究更容易、更早投稿并被及时发表,而无统计学意义的研究容易被忽视,研究者可能认为意义不大,不发表或推迟发表;杂志编辑则更有可能对这类论文直接退稿,由此在发表环节出现"报喜不报忧"的偏倚。发表偏倚的类型较多,常见的有:①临床试验结果为阴性时,研究者放弃发表或者转投地方性期刊;②非英语国家研究者,首先考虑发表在本土期刊,而当得到阳性结果时,则作者更愿意发表在国际性期刊上,这种发表偏倚被称为语言偏倚;③一些原因导致论文不能发表,如博士、硕士读完学位而离开原来研究单位而未能发表;④一些研究结果可能与申办方（如药企）的利益冲突,被迫搁浅不能发表;⑤一些作者为提高知名度而一稿多投,或者作为多中心研究的分中心,同时发表各自部分结果,造成多重发表偏倚。

发表偏倚将导致阳性结果或效应量被高估,即使再严谨的检索策略和手段（如与研究者个人联系）,也不可能完全消除发表偏倚的影响。

目前一些统计方法如漏斗图（funnel plot）法、剪补法和公式法,可用来识别发表偏倚。其中漏斗图最为常用,是基于样本量（或效应量标准误的倒数）与效应量（或效应量对数）所绘制的散点图,效应量可用 RR、OR、RD、HR 或者其对数值等。漏斗图的前提假设是效应量估计值的精度随样本量的增加而增加,宽度随精度的增加而逐渐变窄,最后趋近于点状,其形状类似一个对称倒置的漏斗,故称为漏斗图。即样本量小的研究数量多、精度低,主要分布在漏斗图的底部呈左右对称排列;样本量大的研究精度高,分布在漏斗图的顶部且向中间集中。利用漏斗图可以直接观察原始研究的效应量估计值是否与其样本量有关。当存在发表偏倚时,则漏斗图呈现不对称,呈偏态分布（图 6-5,右侧图）。绘制漏斗图,需要纳入较多的研究个数,原则上要求 10 个点以上。

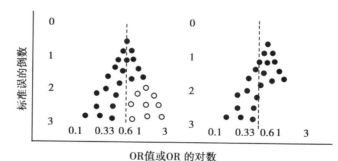

图 6-5　漏斗图（示意图）

图 6-5 所示为漏斗图假设存在的两种情况,左图中所有研究围绕中心线对称排列,提示发表偏倚风险低,图中空心散点代表结果无效的小样本研究,小样本研究估计的效应量变异较大,出现效应量极端值机会要多于大样本研究;右图呈不对称分布,表示发表偏倚风险较高,所缺失部分恰恰为结果无统计学意义的小样本研究。图 6-6 为利用 Stata 软件绘制的漏斗图示例,如下:

图 6-6 显示所有研究围绕中心线对称排列,表明发表偏倚风险较低,对合并效应量的影响可忽略不计。

除漏斗图外,还可利用 Egger's test 和 Begg's test 定量分析发表偏倚及其影响。Egger's test 是利用 meta 分析中每个原始

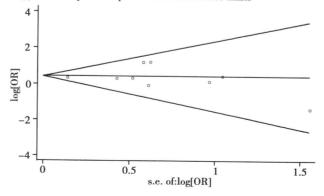

图 6-6　漏斗图（Stata 软件绘制）

研究的标准正态差（standard normal deviate，SND）和精度（precision）建立回归方程：SND=a+b×精度。连续性变量 SND 的定义是样本均数与标准误之比，二分类变量 SND 是比值比（odds ratio，OR）与标准误之比。如回归方程的截距 a=0，则认为无发表偏倚，截距 a 越大，说明不对称性越大，则偏倚风险越高。Begg's test 原理是通过校正秩相关分析，检验标准化的效应量和与其标准误是否存在相关性。如标准化效应是独立分布的，则认为发表偏倚风险低。通常认为，当纳入研究的数量较少时，Begg's test 检验效能低于 Egger's test。但有研究发现，当纳入的原始研究数据呈偏态分布或以 lnOR 为效应量时，Begg's test 结果更为稳健。因此在实际操作中应结合数据特点选择合适的发表偏倚检验方法。值得注意的是，RevMan 软件无法进行 Egger's test 和 Begg's test，可选用 Stata、R 软件和 CMA（Comprehensive meta-analysis）软件来快速实现。

（七）亚组分析和敏感性分析

亚组分析（subgroup analysis），即分层分析，按照某些因素（如设计方案、干预措施、测量方法、对照选择、性别、年龄等）进行分层（即亚组），进而在各个亚组内进行 meta 分析。亚组分析可以帮助寻找异质性产生的原因。如果分组因素是分类变量，则直接按类别设置亚组；如果分组因素是连续性变量，应结合相关专业标准和临床意义确定分组阈值/节点。亚组分析结果与总体结果可能出现不一致的情况，其原因可能是代表不同亚组的特异性结果，也可能是因为亚组分析时每个亚组样本量变小，而出现的假阴性或假阳性结果，只有当亚组样本量足够大时，所得结果才比较可靠，应谨慎解读亚组分析结果。

Porta 等编撰的流行病学词典中对敏感性分析（sensitivity analysis）的定义是一种通过改变方法、模型、未测量的变量值及假定来考察结果的变化程度，以确定评估方法的稳健性。系统综述中的敏感性分析是指通过改变某些因素重新进行 meta 分析，以考察结果是否改变及改变程度大小的一种方法。敏感性分析旨在评估 meta 分析结果的可靠性或稳健性。其主要方式有：改变文献选择的纳入排除标准（特别是有争议的研究）、采用不同统计模型进行分析、排除低质量研究等。通过排除某个研究后，重新估计合并效应量，与未排除前的 meta 分析结果进行比较，可以探讨该研究对合并效应量影响程度及结果稳定性，有助于识别异质性产生的原因。若排除后结果未发生大的变化，说明结果的稳定性较好；相反，若排除后得到差别较大甚至截然相反结论，说明敏感性较高，结果的稳定性较低，在解释结果和下结论时应慎重，提示存在与干预措施效果相关的、潜在的、重要的偏倚因素，需进一步明确争议的真实来源。

（八）meta 回归分析

即使研究目的完全相同，不同研究者发表的论文仍然会存在某些差异。如在药物生产厂家、剂量、研究对象年龄、病情轻重、测量时间、随访时间等方面有所不同，这些都是异质性的潜在来源。若这些因素能够被准确测量，可以选用 meta 回归模型，估计合并效应量。

$$T_i=\beta_0+\beta_1 X_{i1}+\cdots\cdots+\beta_p X_{ip}+e_i$$

其中 X_{i1}，$\cdots\cdots X_{ip}$ 为混杂因素，β_0 为固定效应，β_1，$\cdots\cdots\beta_p$ 为偏回归系数

若无异质性的影响，β_1，$\cdots\cdots\beta_p$=0，则 meta 回归模型可简化为固定效应模型。meta 回归模型可适用于 RCT 及病例-对照研究等设计类型的 meta 分析，也可用于敏感性分析。但 meta 回归容易产生聚集性偏倚，特别是当资料不齐或纳入分析的研究数目较少时，不宜进行 meta 回归分析。

尽管上述回归模型中考虑了一些混杂因素，仍不能完全解释研究间的变异，可进一步在模型中加入随机效应项，那么该模型为混合效应模型。

$$T_i=\beta_0+\beta_1 X_{i1}+\cdots\cdots+\beta_p X_{ip}+u_i+e_i$$

其中 u_i 随机效应项，其他与 Meta 回归模型相同。

混合效应模型的参数估计可采用加权最小二乘法或极大似然估计法，能够最大限度解释异质性来源。但存在两大缺点：一是如果研究的数目较少，不能建立混合效应模型，二是不能进行剂量反应关系分析。

三、meta 分析的类型

随着循证医学的飞速发展,meta 分析方法在医学领域得到了广泛推广与应用,也出现了多种 meta 分析的新类型。

（一）按研究目的分类

包括病因、筛查、诊断、治疗、不良反应和预后研究 meta 分析。

（二）按原始研究设计类型分类

包括随机对照试验 meta 分析、非随机对照试验 meta 分析、交叉试验 meta 分析、病例对照研究 meta 分析、队列研究 meta 分析及基于横断面研究的单组率 meta 分析等。目前基于 RCT 设计的原始研究进行 meta 分析的方法学相对成熟,特别是 Cochrane 协作网对该类型的系统综述制定出了操作规范和具体实施步骤,并有专业方法学团队(流行病学、统计学和临床方法学)指导,得到的研究证据是目前评价临床疗效的"金标准"方法。

（三）按数据来源分类

包括发表数据 meta 分析和个体数据（individual patient data,IPD）meta 分析。与利用已发表的研究数据不同,基于 IPD 的 meta 分析收集所有入选研究中的每个个体数据进行 meta 分析,是近年出现的一种较新的类型,被称为 meta 分析的"金标准"方法。

（四）按比较的方式分类

包括直接比较、间接比较、混合比较的网状 meta 分析（network meta-analysis,NMA）。临床实践中需要从众多的治疗措施中选择最佳的干预方法指导临床实践时,可使用网状 meta 分析。网状 meta 分析又称为混合比较 meta 分析（Mixed treatment comparison meta-analysis）,多处理比较 meta 分析（Multiple treatment comparison meta-analysis,MTC/MTM）。分析方法分为频率学法和贝叶斯法。其中频率学法主要使用逆方差法和广义线性模型,贝叶斯法是基于贝叶斯定理利用验后概率可以对所有干预措施进行排序,而备受推荐。目前可借助 R 软件、Stata 软件和 WinBUGS（Windows Bayesian Inference Using Gibbs Sampling）软件等实现 NMA。最新出现的 ADDIS（Aggregate Data Drug Information System）软件还在不断完善之中,有可能成为更为有效的统计分析工具。详见本章第四节。

（五）其他 meta 分析类型

随着循证实践和方法学的不断发展,还出现了累积 meta 分析（cumulative meta-analysis）、前瞻性 meta 分析（prospective meta-analysis,PMA）、患者报告结局的 meta 分析、遗传关联性研究的 meta 分析以及 meta 分析的汇总分析（Overview of systematic review）等新类型。

四、meta 分析的常用软件

（一）RevMan（Review Manager）

RevMan 是 Cochrane 协作网于 2003 年推出的制作系统综述的专业免费软件,目前最新版本为 RevMan 5.3,可完成干预性试验、诊断准确性研究、方法学、系统综述和自定义 5 种类型的系统综述,是 meta 分析中较为成熟的软件之一。该软件操作界面简单,可以对 Cochrane 系统综述持续更新和完善,并与 GRADEpro 软件相互导入进行证据等级评定,是 Cochrane 协作网推荐的制作系统综述和 meta 分析的经典软件,适合初学者快速上手。

（二）Stata

Stata 是一个功能强大且小巧灵活的统计分析软件。相较于 RevMan,Stata 可灵活进行 meta 回归、累积 meta 分析、单个研究的 meta 分析、剂量反应关系的 meta 分析、生存资料的 meta 分析等,受到国内外学者和顶级期刊的青睐。"meta"模块中的"metan"命令可以完成森林图的绘制、亚组分析;"metareg"可进行 meta 回归;"metaninf"可进行敏感性分析;"metabias"和"funnel"可检验发表偏倚。

但 Stata 为付费软件,需要购买正版。

（三）R 软件

R 软件中的"meta"程序包是专门为 meta 分析合并效应量设计的,"forest"命令可绘制森林图,并通过调整参数进行图形优化。R 软件程序代码与 Stata 相似,但由于 R 软件是开源软件,不需要付费,因此适合广大研究者使用。此外,R 软件"netmeta"和"network"程序包可直接进行网状 meta 分析及图形绘制,而 Stata 软件需要对数据进行头对头比较的拆分后才能进行图形绘制,同时需要借助 WINBUGS 等软件。因此,建议使用 R 软件一次性完成,避开传统贝叶斯软件中的复杂代码和设置。

（四）CMA 软件

CMA（Comprehensive meta-analysis）是一个操作界面友好、功能强大的 meta 分析软件,可根据研究目的输入不同的研究数据类型,也支持外部数据导入。分析过程简单清晰,适合初学者,能快速上手。该软件为付费软件,需要正版授权。

五、实例演示

以血管紧张素受体阻滞剂（angiotensin receptor blockers,ARB）发生心肌梗死风险的系统综述为例,演示 meta 分析的基本方法。研究者比较了服用 ARB 与血管紧张素转换酶抑制剂（angiotensin converting enzyme inhibitors,ACEI）的患者发生心肌梗死的风险,共纳入 9 篇原始研究文献,10 625 例患者,整理文献中数据汇总成表 6-7。

表 6-7　使用 ARB 和 ACEI 患者发生心肌梗死风险 meta 分析
纳入文献的数据提取汇总表

纳入研究	ARB		ACEI		OR 值	95% CI	
	发病数	治疗数	发病数	治疗数		下限	上限
Bakris,2002	1	118	0	113	2.90	0.12	71.88
DETAIL,2004	10	120	8	130	1.39	0.53	3.64
ELITE,1997	4	352	8	370	0.52	0.16	1.74
ELITE Ⅱ,2000	31	1 578	28	1 574	1.11	0.66	1.85
HEAVWN,2002	0	70	2	71	0.20	0.01	4.18
REPLACE,2001	0	301	1	77	0.08	0.00	2.10
Di Pasquale,1999	0	23	3	50	0.29	0.01	5.82
OPTIMAAL,2002	384	2 744	379	2 733	1.01	0.87	1.18
Spinar,2000	5	100	4	101	1.28	0.33	4.90
Total	435	5 406	433	5 219			

注:数据来自 MCDONALD MA1,SIMPSON SH,EZEKOWITZ JA,et al. Angiotensin receptor blockers and risk of myocardial infarction:systematic review. BMJ. 2005 Oct 15;331（7521）:873.

该研究的数据类型是二分类变量资料,评价其效应的指标为 OR 值。从表中可见,共纳入 9 个临床对照试验,其中研究 1、2、4、8 和 9 的 OR 值大于 1,研究 3、5、6、7 的 OR 值小于 1,但 OR 值 95%CI 均包含 1,说明结果均无统计学意义。所有研究中得到趋于相反的两种结果,但统计学上无法得出 ARB 和 ACEI 发生心肌梗死的风险有差异的结论。

借助 Revman5.0 软件对该资料进行合并统计分析,结果如图 6-7 所示。

图 6-7 森林图结果解读如下:

（1）图左侧第 1 列（Study or Subgroup）为纳入研究的作者和发表年份,第 2 列和第 4 列（Events）和第 3 列和第 5 列（Total）为每个纳入研究 ARB 和 ACEI 两组的目标事件发生数/治疗人数。

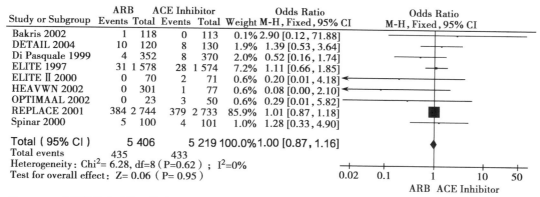

图 6-7　使用 ARB 和 ACEI 患者发生心肌梗死风险的 meta 分析结果

（2）图右侧两列数据分别为每个纳入研究所占的权重（Weight）和 OR 值和 95% CI。

（3）最右侧森林图的中间竖线为无效线，效应值 OR=1。平行于横轴的多条线段描述了每个纳入研究的 OR 值和 95% CI，线段中间的矩形为 OR 值大小，线段长短直观描述了置信区间精度。如果线段横跨无效线说明差异无统计学意义，如果线段完全在无效线左侧或右侧，说明差异有统计学意义。

（4）图左下方第 1 行（Total）和第 2 行（Total events）为 ARB 和 ACEI 两组总发病数/总治疗数，分别为 435/5 406 例和 433/5 219 例，第 1 行末给出合并效应值 $OR_{合并}$（95%CI）为 1.00（0.87，1.16），对应右侧森林图中的菱形。

（5）图左下方第 3 行（Heterogeneity）给出了异质性检验结果，$\chi^2=6.28$，$df=8$，$P=0.62$，$I^2=0\%$。提示异质性检验结果无统计学意义且 $I^2=0\%$，纳入研究间异质性可忽略，直接使用固定效应模型进行统计分析。

（6）图左下方最后 1 行（Test for overall effect）给出了合并效应量检验结果：$Z=0.06$，$P=0.95$，提示两组差异无统计学意义。

综上所述，该 meta 分析共纳入 9 个原始研究，纳入研究间异质性较小，使用固定效应模型合并效应量，结果提示使用 ARB 和 ACEI 两组患者发生心肌梗死的风险差异无统计学意义。

（7）该研究通过漏斗图判定发表偏倚，如图 6-8 所示，其图形较对称，发表偏倚风险较低。

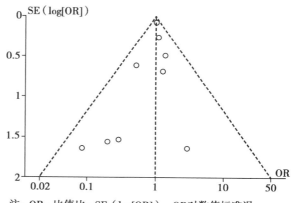

注：OR：比值比；SE（log[OR]）：OR对数值标准误。

图 6-8　服用 ARB 和 ACEI 患者发生心肌梗死风险比较的漏斗图

（张　玲）

第四节　网状 meta 分析

一、网状 meta 分析概述

随着新技术、新方法、新干预方式的不断涌现，临床上针对某一疾病防治有多种方案、多种干预措施可供选择。传统 meta 分析仅限于两种干预措施间的比较，如何实现两种以上干预措施的比较呢？

首选网状 meta 分析（network meta-analysis，NMA），它是集直接比较与间接比较于一体，并可对≥3 种干预措施效益排序的一种证据综合评价工具（图 6-9）。

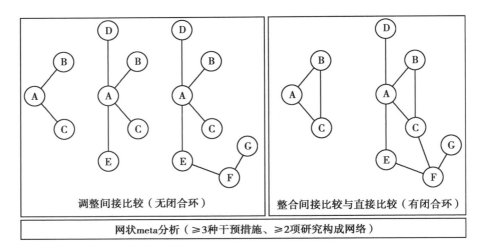

图 6-9　网状 meta 分析示意图

网状 meta 分析由 Lumley 于 2002 年正式提出，其最典型特点是要形成至少一个闭合环。Song 等 2009 年首次就网状 meta 分析的使用提出了 3 大前提假设：①同质性假设，这与传统直接比较 meta 分析相同；②相似性假设，包括临床相似性和方法学相似性；③一致性假设，即直接比较或间接比较证据间的一致性。Song 等 2013 年又进一步提出"试验相似性与证据一致性评价框架"，从临床相似性评价、方法学相似性评价和证据一致性评价等 3 个维度进行量化评定。Leucht 等 2016 年提出：网状 meta 分析应作为临床实践指南中的最高级别证据。Cochrane 手册中也对网状 meta 分析给出了说明，建议采用贝叶斯方法进行证据整合，当然频率学派方法同样可行。目前网状 meta 分析作为重要证据整合工具，被广泛用于药品上市后评价、卫生技术评估、临床实践指南及诊治方案决策等领域。

二、网状 meta 分析基本流程

网状 meta 分析的基本流程与经典 meta 分析大同小异，详见本章第三节。结合混合比较的自身特点，又新增了三项专有内容。

首先是网状关系图。在方法学部分"数据提取和变量确定"之后，要描述网状关系图的评估方法及潜在的偏倚，包括数据是如何整合成网状图以及如何在网状图中体现证据的基本特征。在结果部分"研究选择"之后，要"呈现网状关系图"，使得干预措施间的脉络关系清晰可见；并应简述"概括网状关系图"的特点，围绕两两比较所涉及的研究数量、样本量、网状证据结构中直接证据缺失情况和可能存在的潜在偏倚等方面进行解读。

其次是不一致性评估。在方法学部分的"统计分析"中，要描述网状 meta 分析中直接比较和间接比较一致性评估的统计方法，及存在不一致性时的处理方法。在结果部分，要进行"不一致性探讨"，描述不一致性分析的结果，包括用于比较一致性和不一致性模型的拟合优度指标、模型间统计学检验的 P 值、对网状图局部不一致性估计的结果等信息。

最后，网状 meta 分析推荐使用 PRISMA for Network meta-Analyses（PRISMA-NMA）专用报告规范。

三、网状 meta 分析实例演示

文献：WANG YB，YAN SY，XU XF，et al. Comparison on the efficacy and safety of different surgical treatments for benign prostatic hyperplasia with volume >60ml：a systematic review and Bayesian network meta-analysis of randomized controlled trials，Am J Mens Health，2021，15（6）：15579883211067086.

（一）背景

良性前列腺增生（benign prostatic hyperplasia，BPH）是老年男性一种常见的泌尿系统疾病，常因其引起尿频、尿急、排尿费力等下尿路症状（lower urinary tract symptoms，LUTS）而影响生活质量。对有明显 LUTS 患者，手术是最有效的常规治疗方式，其中经尿道前列腺电切术（transurethral resection of the prostate，TURP）又被公认为 BPH 微创手术治疗的"金标准"。然而考虑到大体积 BPH 患者往往合并更严重的术前症状且手术难度更高，美国泌尿外科学会（American Urological Association，AUA）和欧洲泌尿外科学会（European Association of Urology，EAU）指南推荐开放前列腺切除术（open prostatectomy，OP）作为大体积 BPH 的手术选择。与微创手术相比，OP 可能造成更严重的术后并发症和更长的术后恢复时间。因此对于大体积 BPH 的最佳手术方式仍处于探索之中。2000 年以后，手术介入治疗 BPH 的新能源系统迅速流行，包括双极能量系统（如等离子双极电切、剜除、汽化）、各种激光系统（如钬激光、铥激光、磷酸氧钛钾激光和半导体激光）及腹腔镜等。因此，本研究采用网状 meta 分析比较不同手术方式对 ≥60ml BPH 的有效性和安全性，以期为大体积 BPH 手术方式的合理选择提供参考。

（二）临床问题的提出与构建

比较 10 种外科手术方式治疗体积大于 60ml BPH 的有效性和安全性。

PICOS 要素设计如下：

（1）研究对象（P）：前列腺体积大于 60ml 的患者，其种族、国籍不限。

（2）干预措施（I）：10 种外科手术方式分别是 OP、单极/双极 TURP、钬激光经尿道前列腺剜除术（holmium laser transurethral enucleation of prostate，Holmium LEP）、铥激光经尿道前列腺剜除术（thulium laser transurethral enucleation of prostate，Thulium LEP）、半导体激光经尿道前列腺剜除术（diode laser transurethral enucleation of prostate，Diode LEP）、经尿道前列腺双极剜除术（bipolar transurethral enucleation of prostate，Bipolar EP）、磷酸氧钛钾激光经尿道前列腺汽化术（potassium titanyl phosphate laser transurethral vaporization of prostate，KTP LVP）、经尿道前列腺双极汽化术（bipolar transurethral vaporization of prostate，Bipolar VP）和腹腔镜前列腺切除术（laparoscopic simple prostatectomy，Laparoscope SP）。

（3）对照措施（C）：干预措施中的任意一种手术方式。

（4）结局指标（O）：有效性指标包括术后第 3、6、12、24 和 36 个月的最大尿流率（maximum urinary flow rate，Q_{max}）、国际前列腺症状评分（international prostate symptom score，IPSS）、国际勃起功能指数-5（international index of erectile function-5，IIEF-5）和残余尿量（post-void residual volume，PVR）。安全性指标有：围手术期指标（手术时间、住院时间、导尿管留置时间、膀胱冲洗时间和血红蛋白减少量）、术后短期并发症［包括输血、尿失禁（包括手术后 <1 个月压力性和急迫性尿失禁）、尿路感染、包膜穿孔和膀胱颈挛缩］和长期并发症（尿道狭窄和逆行射精）。选择术后第 6 个月和 12 个月的 Q_{max}、IPSS、IIEF-5 和 PVR 作为主要结局指标，其他作为次要结局指标。

（5）研究类型（S）：平行设计的随机对照试验。

（三）质量评价及分析策略

使用 Cochrane 推荐的偏倚风险评估工具 2.0 进行方法学质量评价。

首先，直接比较 meta 分析采用随机效应模型进行，其中分类变量资料以 OR（odds ratio）及其 95% 置信区间（95% confidence interval，95%CI）为效应量，连续性变量资料采用 MD（mean difference）及其 95%CI 为效应量。用 I^2 统计量评估异质性大小。若作者只报告中位数和四分位数间距，则以中位数作为均值，四分位数间距/1.35 作为标准差。

混合比较网状 meta 分析采用基于贝叶斯的随机效应模型，以效应量及其 95%CI 呈现结果。使用排序概率图（rankogram）估计每种干预的排序概率。使用累积排序概率图下面积（surface under the cumulative ranking，SUCRA）对所有干预进行汇总排名，以预测各干预措施疗效优劣，SUCRA 值越大，排名越高。评价间接比较和直接比较的一致性。不一致性检验采用节点分析模型。

使用 R4.0.3 的"gemtc"V.0.8.2 包进行传统和网状 meta 分析,STATA 14.0 绘制网状图和校正比较漏斗图,亚组分析用 Open BUGS V.3.2.3。

(四) 研究结果

最终纳入 52 项平行设计的随机对照试验,2 项 RCT 为三臂研究,50 项 RCT 为双臂研究,共 6 947 例患者。原文图 2 为术后第 6 个月和第 12 个月有效性指标的网状关系图。图中圆点大小代表该术式的患者例数合计,线段粗细代表直接比较的两种术式研究个数。节点分析模型显示:直接比较和间接比较的结果一致性较好($P>0.05$)。

原文表 1 同时报告了 10 种 BPH 术式在第 6 个月和第 12 个月有效性指标的网状 meta 分析结果。与 OP 相比:单极 TURP 术后第 12 个月的 Q_{max} (MD=−2.14mL/s) 较差,Bipolar VP 术后第 12 个月的 Q_{max} (MD=−3.20mL/s) 和 IPSS(MD=2.60) 表现更差;Holmium LEP 第 12 个月的 IIEF-5(MD=1.37) 更好;KTP LVP 第 6 个月(MD=10.42mL)和第 12 个月(MD=5.89mL)的 PVR 更差;单极 TURP 在第 12 个月表现出更差的 PVR(MD=6.9mL)。与 OP 和单极 TURP 相比,8 种新手术方式并发症的发生率更低,安全性方面似乎更好。因中短期 Q_{max} 、IPSS 和 PVR 相比于 OP 较差,Bipolar VP 和 KTP LVP 可能不适合大于 60ml 的 BPH。此外,在术后第 12 个月前列腺体积 >80ml 和 >100ml 的亚组分析中,Bipolar VP 比其他术式的 Q_{max} 和 IPSS 更差,KTP LVP 则比其他术式的 PVR 差。

(五) 研究结论

对体积大于 60ml 的 BPH,8 种新术式在安全性上优于 OP 和单极 TURP。鉴于 Bipolar VP 和 KTP LVP 的中、短期 Q_{max} 、IPSS 和 PVR 较 OP 差,可能不适合大体积 BPH,亚组分析也证实该结果。8 种新术式在大体积 BPH 的有效性和安全性有待进一步研究证实。

(六) 评价

该网状 meta 分析基于临床问题、紧扣 AUA 和 EUA 指南进行选题,混合比较了 10 种大于 60ml BPH 的术式,选题具有临床实用价值;分析方法规范,纳入和排除标准明确。经筛选后,详细描述了纳入研究的基本特征。作者通过附件提供了完整的检索信息,将检索词分为疾病或症状、干预措施及前列腺体积三大部分,特别是全面搜索了不同术式的同义词;作者通过附件提供纳入研究基本特征信息,主要信息包括手术名称,受试者人数,年龄,随访时间,术前前列腺体积/ Q_{max} ,IPSS、IIEF-5 和 PVR,术后各结局指标的报告情况等。作者在附件中提供了纳入研究 Cochrane 偏倚风险评价结果、直接比较的异质性检验结果(I^2),一致性模型和不一致性模型的全局一致性和模型收敛程度,节点分析法中直接证据和间接证据的统计学差异,且每个比较都绘制了网状图、Rankograms 图及校正比较漏斗图。统计分析规范、结果报告翔实,正文整体精练、语言简洁。

文章最后也报告了存在的局限性。主要是部分术式的 RCT 数目较少,样本量也较小;其次对"大体积"前列腺增生界定还未统一,故结果可能存在选择性偏倚。再有,研究中未包括前列腺动脉栓塞术、机器人辅助前列腺切除术等几种 BPH 新术式,主要是尚未检索到相关的 RCT 研究。因此在未来的研究中,针对大体积 BPH 的不同术式应开展更多高质量、大样本、头对头比较的 RCT 研究,从而为优化手术方案提供更多的证据。

本文最大的亮点在于同步分析了二分类和连续性数据,相关细节、程序、复盘过程,可参阅《应用 STATA 做 Meta 分析(第 2 版)》及《R 与 Meta 分析》等专著。

（曾宪涛）

第五节　系统综述的再评价

近年来,系统综述或 meta 分析的数量明显增多,方法也日趋复杂,但其质量如何,受到临床医务工作者和卫生决策者的广泛关注。2018 年《人类生殖》杂志发表了一篇题为《远离低质量临床研究》

的综述,认为低质量研究的比例达 85%,其中就包括系统综述或 meta 分析。因此,在将系统综述或 meta 分析结果转化为临床实践决策前,必须对其方法和每一个步骤进行严格评价以确定系统综述的结论是否真实、可信,否则有可能被误导。现以干预性研究系统综述为例,具体评价原则如下:

一、真实性评价

(一)是否为基于随机对照试验的系统综述

作为评价干预措施疗效的"标准设计方案",随机对照试验能很好地控制各种偏倚的影响,而基于多个同质性好、质量高 RCT 的系统综述被认为是论证强度最高的证据,相反非同质、非随机对照试验的系统综述易受偏倚影响,拉低了整体系统综述的论证强度。

(二)文献检索是否足以查新查全

基于作者报告的文献检索方法判定检索是否全面。由于标识不全,常规文献数据库如 Medline 仅能检出所收录 RCT 中的 50%,而发表偏倚可能导致系统综述出现假阳性结果。因此,全面的文献检索应包括手检相关杂志、检索会议论文集、学位论文、药企试验数据库和与已发表文献作者联系等。此外,检索策略中若限制文献语种,也可能影响系统综述结论。系统、全面的文献检索将降低发表偏倚对结论的影响。

(三)是否逐一评估每个纳入研究的真实性

系统综述是对原始研究资料的一种二次加工,原始研究的质量非常重要,否则系统综述就会沦为"garbage in,garbage out"。因此,除系统综述的制作方法要规范外,文中应详细描述评价原始研究质量的方法和过程。

(四)是否为基于个体患者数据(individual patient data,IPD)meta 分析

IPD-meta 分析被认为是 meta 分析的标杆(yardstick),能从患者水平分析异质性并进行生存分析、亚组分析,通过与试验者联系、核实资料,以明确随机化和随访资料的质量,利用现有病例记录系统(诸如死亡登记)更新随访信息等,以最大程度降低偏倚和机遇的影响。

二、重要性评价

(一)纳入研究结果间的一致性如何

倘若系统综述中每个临床研究的疗效相似或至少疗效方向一致,则合并结果的可靠性较高。因此,各个研究结果间的相似性如何,需借助异质性检验。若异质性检验有统计学意义,则应解释异质的可能来源,异质性过于明显,则放弃 meta 分析。

(二)合并效应量大小及其精确性如何

结果合并时应结合研究质量和样本量大小赋予不同的权重值,并用恰当统计方法如随机效应模型和固定效应模型等合成结果、估计置信区间。

三、适用性评价

系统综述结果反映的是所有研究对象的"平均效应",其结果能否应用于某个体患者应综合考量 4 个方面:

(一)接诊患者是否与系统综述中研究对象差异明显,导致结果不能用

可通过比较自己的患者与系统综述中的研究对象在性别、年龄、合并症、疾病严重程度、病程、依从性、社会文化背景、生物学及临床特征等方面的差异,并结合临床专业知识综合判断结果的推广应用性。

(二)系统综述中的干预措施能否在自己的医院实施

鉴于技术力量、设备条件、社会经济因素的限制,即使系统综述中的干预措施效果明显,倘若自己所在的医院无法实施,也难以让患者从中获益。

（三）自己的患者从治疗干预中获得的利弊如何

任何临床决策必须权衡利弊和费用，只有利大于弊且费用合理时才有应用的价值。

（四）对于治疗的疗效和不良反应，患者价值观和选择如何

循证医学强调，任何医疗决策的形成应综合个人的专业知识和经验、当前最佳证据和患者的主观意愿等，以"患者"为中心的核心理念就是倡导患者参与医疗决策。

第六节　系统综述的应用

系统综述作为质量最高的证据之一已被广泛应用于临床医疗决策、医学研究、医学教育以及卫生政策决策等。

一、临床医疗决策的需要

随着循证医学的兴起，强调任何医疗决策的制定应遵循和应用科学研究结果，即应将个人的临床专业知识与现有的最佳证据结合起来进行综合考虑，为每个患者作出最佳的诊治决策。基于高质量原始研究的系统综述正不断地改变指南和规范医疗行为。例如一篇有关低血容量、烧伤和低蛋白血症患者常规补充白蛋白的系统综述发现，常规补充白蛋白方案会导致英格兰和威尔士每年增加 1 000~3 000 例死亡，该发现引起了临床医生、科研人员和卫生决策者的极大关注，并呼吁禁止盲目使用白蛋白。

二、科研工作的需要

临床科研要具有先进性、新颖性和临床价值，面对浩瀚的医学文献信息，研究人员必须查询、阅读和评价相关领域的文献资料，准确把握研究课题的历史、现状、发展趋势、存在问题以及当前研究的热点与争议，提出选题、立题的依据，避免重复前人的工作，为研究工作提供完整信息、以准确把握研究方向。目前，许多国家都非常重视高质量系统综述在临床科研中的价值。例如英国国家医学研究会资助的临床试验，要求申请者回答是否已有相关的系统综述及其结论如何，并邀请系统综述作者参与评审临床试验方案。

三、反映学科新动态

围绕专业发展的热点，纵览某一领域的最新文献资料，作好有关专题的系统综述，全面、深入、集中反映该领域当前动态和发展趋势、存在的问题，以促进学科的发展，不断地汲取新知识、新营养而居于学科的前沿位置。

四、医学教育的需要

医学教育除了向医学生传授各种疾病的共同规律和特性方面的知识外，还应该及时传授某一疾病的最新进展以及新药物、新技术的发展情况。教科书由于出版周期长，常常难以反映最新动态。因此，医学教育工作者需要不断地阅读有关医学文献以更新知识，而系统综述则是快速获取有关知识的捷径之一。有些国家的作者利用 Cochrane 系统综述的结果来撰写医学教科书的有关章节。

另外，对于广大的基层医务工作者，由于临床工作繁忙、文献资源有限，通过阅读有实用价值的、真实可靠的系统综述，可高效、及时更新专业知识，成为不断学习新知识的重要继续教育资源。

五、卫生决策的需要

随着人口增长、年龄老化、新技术和新药物大量涌现以及人们对健康需求的不断提高，使有限卫生资源与无限增长的服务需求之间的矛盾日益加剧，要求各级卫生管理人员制定卫生决策时应以科

NOTES

学、可靠的研究结果为依据,合理分配卫生资源,提高有限卫生资源的利用率。目前许多国家在制定卫生决策时均要以医学文献资料特别是系统综述为依据。如加拿大魁北克卫生技术评估委员会早在1990 年发表了一篇有关使用造影剂后发生副作用的 meta 分析,明确指出:没有证据表明高渗造影剂比低渗造影剂增加生命危险,仅严重副作用发生率稍有增加。魁北克 1990—1992 年间因改用低渗造影剂而明显降低医疗费用,净节约(除去处理严重副作用的费用)约一千二百万美元,即使保守估计,也可节约一千万美元。

　　总之,只有采用科学严谨方法制作的系统综述才能为临床医疗实践、医学教育、科研和卫生决策提供真实、可靠的证据,因此,在应用系统综述结论时应严格评价证据质量。

（贾莉英　张　玲　曾宪涛）

思考题

1. 与文献综述相比,系统综述的主要特征是什么?
2. 系统综述和 meta 分析的区别是什么?
3. 系统综述的基本步骤是什么?
4. meta 分析的基本原理是什么?
5. 如何分析异质性来源?
6. 发表偏倚的识别方法有哪些?
7. 敏感性分析的定义和目的是什么?
8. 网状 meta 分析与传统 meta 分析有哪些不同?

第七章
临床经济学证据的循证评价与应用

要点
1. 临床经济学评价概念和基本要素。
2. 临床经济学评价的类型。
3. 临床经济学证据的评价原则。
4. 临床经济学证据的循证应用。

随着人口老龄化以及新技术和新药物的不断涌现,人们对健康服务需求日益高涨,但医疗卫生投入却远远跟不上医疗总费用上涨的速度,如何选择最佳方式、以最低的医疗资源消耗获得最有效的医疗卫生服务,成为全球各国都面临的共同挑战。卫生经济学是应用经济学的概念、理论和方法阐明和解决卫生及卫生服务中的现象及问题。临床经济学作为卫生经济学的一个分支,是近年来发展起来的一门交叉学科。临床经济学证据的服务对象不仅有卫生决策者和管理者,更包括广大的一线临床工作者。临床经济学证据在优化卫生政策、规范医疗行为、提高卫生保健技术的配置和利用效率等方面发挥着日益重要的作用。学习临床经济学证据的循证评价与应用,有助于医务工作者真正实现循证决策,综合现有最好证据、兼顾经济效益和价值取向,科学有效地安排可利用资源。

第一节　概　　述

一、临床经济学评价

卫生经济学(health economics)是研究卫生保健中的经济规律及其应用的一门学科,旨在运用经济学的基本原理和方法,用以解决如何最佳、有效、公平地使用稀缺的卫生资源,使之最大化满足人们对卫生服务的需求,提高卫生服务的社会效益和经济效益。卫生经济学评价(health economics evaluation)是卫生经济学研究的主要内容之一,从资源的投放(成本)和效果两个方面,通过确认、衡量、比较待评价候选方案的成本和获益,从中优选出最佳方案,为决策提供依据,以解决卫生服务重点和优先安排问题。

临床经济学评价(clinical economics evaluation)作为卫生经济学评价的一个重要分支,是在卫生经济学理论指导下,用经济学的评价方法对临床使用的药物、诊治方案、仪器设备等技术干预措施进行评价和分析,探寻安全、有效、经济的最佳诊疗方案,以提高卫生资源的配置和利用效率,同时为临床工作者和卫生政策决策者提供经济学评价证据。

二、临床经济学评价的基本要素

(一)成本

成本(cost)是指社会在实施某项卫生服务规划或方案时所投入的全部财力、物力和人力资源,通常用货币统一计量和表示。成本的计算和分析是进行经济学评价的基础。成本的种类主要包括直接成本、间接成本和无形成本等。

1. 直接成本　直接成本(direct cost)系直接提供卫生服务过程中所花费的成本,包括直接医疗成本(direct medical cost)和直接非医疗成本(direct non-medical cost)。直接医疗成本指卫生服务过程中用于治疗、预防、保健的成本,包括住院费、药费、诊疗费、实验室检测费、CT/X 线/超声等影像学检查费、手术费、家庭病房费、康复费及假肢等费用。

直接非医疗成本指患者因病就诊或住院所花费的非医疗服务成本,如患者的伙食、交通、住宿、家庭看护、患者住院后家属探望的往返路费、外地患者家属的住宿费等。

2. 间接成本　间接成本(indirect cost)又称生产力成本(productivity cost),是指因疾病丧失生活能力甚至死亡所损失的社会资源。分两种情况:一是与病残率相关的成本:即因疾病引起工作能力减退及长期失去劳动力所造成的损失,如因病损失的工资、奖金及丧失的劳动生产力造成的误工产值。二是与死亡率相关的成本:即因过早病死所造成的损失,如规定 60 岁退休,患者因病于 50 岁死亡,十年工资、奖金损失累计都应记作间接成本。

3. 无形成本　无形成本(intangible cost)也称隐性成本,是指因疾病给患者和家属带来的伤痛、精神损失以及对生活质量的影响。这部分成本常难以准确估计。

（二）健康产出

医疗卫生服务的获益或健康产出,可以用效果、效益、效用等指标表示。

1. 效果　效果(effectiveness)广义指卫生服务的一切产出结果,可用各种指标表示。狭义的效果具体指健康改善的结果,如发病率或死亡率的下降、治愈率的提高以及人群期望寿命的延长等。

效果测量可单用或联用终点指标及其中间指标。中间指标是指临床效果无法直接测定时,能间接反映临床效果的替代观察指标。循证临床实践时,强烈推荐使用终点指标,即治疗对患者预后的影响、对疾病重大事件及死亡率的影响,包括病残天数、总死亡率、疾病重要事件等。如在高血压干预研究中,血压下降的百分率作为中间指标,而远期心脑血管事件(如脑卒中和心肌梗死)的发生率则是终点指标。终点指标也是经济学评价的首选,当缺少终点指标时,也可采用比较关键的中间指标替代,但中间指标对终点指标预测能力的证据应足够充分。

2. 效益　效益(benefit)即用货币单位表示卫生服务的健康获益,是效果的一种货币表现形式。效益一般分直接效益、间接效益和无形效益等。

（1）直接效益:直接效益(direct benefit)是指某项卫生计划方案实施之后的货币产出增量或卫生资源消耗的减量。如某病发病率降低,可同时减少诊治费用支出以及人力、物力资源的消耗,这种支出节省量或消耗减量就是该卫生计划方案的直接效益。

（2）间接效益:间接效益(indirect benefit)指某项卫生计划方案实施之后的间接经济损失减量。如因发病率降低、住院人数减少,避免的患者及陪同家属工资、奖金损失等。

（3）无形效益:无形效益(intangible benefit)是指某项卫生计划方案实施之后患者减轻或避免的肉体和精神上痛苦,以及康复后带来的舒适和愉快等。

3. 效用　效用(utility)是对不同健康水平和生存质量的满意度或效用大小。效用指标包括质量调整寿命年(quality adjusted life year,QALY)和伤残调整寿命年(disability adjusted life year,DALY),以前者最为常用。质量调整寿命年是反映生存质量和生存数量的一个综合指标,即以生存质量为权重,将实际生存年数换算成完全健康状态下的生存年数。计算质量调整寿命年(质量调整寿命年=某种健康状态下的效用值×生存年数),首先需要估计一个评价各种功能健康状况的效用值。效用值大小反映了个体对不同健康状态的喜好程度,包括对某种健康状况的倾向和偏爱等主观感受,并受年龄、经济收入、教育程度等多种因素的影响。效用值通常用 0~1 之间的数值来表示,1 代表完全健康,0 代表死亡,也可为负数,表示比死亡更糟糕的疾病状态,如长期无意识卧床或伴严重疼痛等。表 7-1 展示了不同健康状态的效用值。效用值可直接用作质量调整寿命年的校正权重,若患者在某一时间段内生存质量恒定,用该时间段内效用值乘以生存年数就是该时间段内的质量调整寿命年,再将不同时间段内的质量调整寿命年数相加,即总质量调整寿命年。

表 7-1　同健康状况的效用值

健康状况	效用值	健康状况	效用值
完全健康	1.00	视力受损和活动受限制	0.50
疲劳和失眠	0.28	需要轮椅	0.37
时常呕吐	0.55	死亡	0.00

除 QALY 外,还有伤残调整寿命年(disability adjusted life year,DALY),即从发病到死亡所损失的全部健康寿命年,包括因过早死亡所致的寿命损失(years of life lost,YLL)和疾病失能造成的健康寿命损失年(years lived with disability,YLD)两部分。该指标是对因疾病所致死亡和伤残而损失的健康寿命年综合,也是反映疾病负担的主要指标之一。

三、临床经济学评价的类型

临床经济学评价包括部分评价和完整评价两种情况。经济学部分评价(partial economic evaluation)仅对成本(投入)和健康获益(产出)的一方评价,包括:成本比较/成本分析(cost comparison/cost analysis)、成本结果描述(cost outcome description)、成本描述(cost description)、结果描述(outcome description)和疾病成本研究(cost of illness study)等。经济学完整评价(full economic evaluation)具有两个主要特征:①比较两种或者两种以上方案;②评价时既考虑被评价项目的成本(投入)、同时又考虑项目的效果(产出),仅比较效果或仅成本都不是完整经济学评价。

经济学完整评价能提供可靠的经济学评价证据,包括:最小成本分析、成本效果分析、成本效益分析和成本效用分析等四种类型,差异性主要体现在对结果的测量和评价方法不同。

(一)最小成本分析

最小成本分析(cost-minimization analysis,CMA)也称成本确定分析(cost-identification analysis)。当不同医疗卫生措施、不同备选方案的效果相同或差异可忽略时,成本最低的方案为最优方案。最小成本分析仅适用于:不同措施具有相同结果的情形,简便易行,但应用范围较窄。如骨髓炎患者提前出院、改为门诊继续抗生素治疗和住院治疗效果相同,前者花费 2 271 美元,而后者 2 781 美元,最小成本分析结果显示门诊治疗方案每例患者可节约 510 美元。

(二)成本效果分析

成本效果分析(cost-effectiveness analysis,CEA)兼顾成本和效果,通过分析评价不同医疗措施的成本效果比和增量成本效果比来确定最有效方案,也是最常用的一种经济学评价方法。

成本效果比(cost/effectiveness,C/E)是指每一效果单位产出所消耗的成本。如每增加一个寿命年、每治愈一例患者或每诊断出 1 例新病例所花费的成本。假如某高血压干预项目可使 60 岁男性高血压患者的舒张压从 110mmHg 降低到 90mmHg,延长一个寿命年,需花费成本为 16 330 美元;而另一项高胆固醇血症干预项目,两种降脂药物延长一个寿命年的成本分别为 59 000 美元和 17 800 美元。显然,同样延长一个寿命年,高血压干预项目的成本效果更好。

增量成本效果比(incremental cost-effectiveness ratio,ICER)即与参照方案比,每多获得一个效果单位所消耗的成本增量。实际应用时常选成本效果比最低方案作为参照,其他方案与之相比,比值越低,则表明该方案每增加一个效果单位的追加成本越低,性价比越高。假如对治疗上呼吸道感染的 3 种方案进行成本效果分析,先按成本效果由低到高排序,并以成本效果最低的 A 方案为参照,增量成本效果分析如表 7-2。每增加 1 个效果单位所花成本 C 方案比 A 方案多 23 646.2 元,B 方案比 A 方案多 2 693.3 元。

(三)成本效益分析

成本效益分析(cost-benefit analysis,CBA)是将医疗服务的投入和健康产出都用货币单位表示,度量衡单位相同。成本效益分析常用比值法和差值法,前者为效益成本比(benefit cost ratio,BCR),为

表 7-2　不同方案的增量成本效果比

治疗方案	疗程成本（C）/元	总有效率/%	C/E	ICER（ΔC/ΔE）
A	179	81.5	219.6	—
B	580.8	96.4	602.5	2 693.3
C	486.4	82.8	587.4	23 646.2

某项措施的总效益与其总成本之比。后者为净效益（net benefit，NB），为总效益减去总成本之差。

成本效益分析的优势在于可直接比较不同医疗措施的投入和产出，结果清晰、直观，是卫生决策者合理分配有限卫生资源的重要参考依据。但不足之处在于，将健康效益转化为货币值比较困难。常用转换方法有人力资本方法和意愿支付法。

人力资本法（human capital method）是个体被当作有价值的商品资本来对待，对未来产出有潜在的贡献。健康改善的价值是健康改善之后个体能够返回工作岗位从而在将来对社会的生产价值。

支付意愿法（willingness to pay，WTP）指个体从某事物中获得的效用价值而愿意支付的最大现值货币量。支付意愿法的价值体现不仅包括将来的潜在收入，还包括对生命延长、疾病治愈、身体和精神痛苦减轻的体验。

（四）成本效用分析

成本效用分析（cost-utility analysis，CUA）成本效用分析是通过对效用和实际成本进行比较而判断各种诊疗方案优劣的方法。效用指消费者消费商品或劳务、服务所获得的满足程度，即一种消费者主观体验。效用一般采用特殊的测量单位来评价，如质量调整寿命年（QALYs）。

假如比较两种治疗措施，一种治疗尿失禁，另一种治疗阳痿。表 7-3 给出了关于这两种治疗措施的成本和效果。

表 7-3　尿失禁与阳痿治疗措施比较

状况	成本/美元	效果年限/年
尿失禁	2.0 万	8
阳痿	1.8 万	12

表 7-3 数据表明，尿失禁的治疗费用高，且效果维持时间短。但因两者效果标准不统一，难以说明孰优孰劣。考虑使用质量调整寿命年进行成本效用分析。表 7-4 表明治疗尿失禁每增加一个质量调整寿命年需花费 1 万美元，治疗阳痿每获得 1 个质量调整寿命年需 1.5 万美元。治疗尿失禁的性价比要好于治疗阳痿。

表 7-4　用质量调整寿命年比较不同的医疗措施

状况	治疗费用/美元	效果年限/年	效用值	QALYs	成本/QALY
尿失禁	2.0 万	8	0.25	2.0	1.0
阳痿	1.8 万	12	0.10	1.2	1.5

成本效用分析的优势在于将生存质量引入效果评价，实现了不同健康指标归一化，可比较不同病种、不同医疗干预项目的成本效果。表 7-5 列出不同医疗措施的成本效用结果。

成本效用分析的关键是确定效用值，其确定方法有以下 3 种。

1. 评价法　由相关专家根据经验进行评价，先估计健康效用值或其可能的范围，后进行敏感性分析以探究评价结果的可靠性，方法最为简便。

2. 文献法　直接采用现有文献中的效用值，但要注意来源文献的研究者立场、样本人群和研究场所等是否与自己的情况相似。

表 7-5　不同医疗措施的成本效用

治疗措施	每获得一个质量调整寿命年的成本/美元
髋关节修复术	2 000
肾移植	7 500
60 岁突发心脏病患者的卡托普利疗法	11 000
医院血液透析	35 000
用红细胞生成素疗法治疗接受透析的贫血患者	86 000
开放胆囊切除术加碎石术治疗胆结石	140 000
神经外科手术治疗恶性颅内肿瘤	320 000

3. 抽样调查法　研究人员自行设计问卷,调查有代表性的样本人群,获取调查对象的效用值。可使用等级衡量法、标准博弈法、时间权衡法及量表测量法等估计效用值。

（1）等级衡量法（rating scale）:最为简单易行,将疾病状态清楚地描述给患者后,要求患者在一个标注有不同健康状态的尺子(100=完全健康,0=死亡)上直接划线,表明自己目前的健康状态,划线处即为效用值(图 7-1)。等级衡量法虽简便,但准确性欠佳,要准确获取质量调整寿命年,应另辟蹊径。

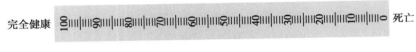

图 7-1　等级衡量尺度

（2）标准博弈法（standard gamble）:又称标准概率法,是一种风险选择法,即在可选择的范围内(最坏和最好的结果)作出的判断。如某一疾病可选手术方案(A 方案),但存在手术成功或失败的风险,手术方案的最坏结果是死亡,最好的结果是术后可以无病生存 25 年(风险选择),其概率均为50%;同时也可选保守治疗(B 方案),无手术死亡风险,但长期处于带病状态,比手术最佳效果差。需要在手术方案和保守治疗方案间进行选择,当告知患者保守疗法可生存 5 年时,患者选 A;生存6 年时,仍选 A;生存 7 年时,患者改选 B,意味着患者宁愿带病状态生存 7 年也不愿意冒手术风险(即50% 可能手术死亡,50% 可能治愈生存 25 年),此时的效用值为 7/25=0.28(图 7-2)。

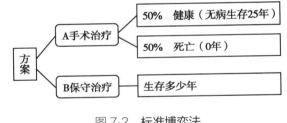

图 7-2　标准博弈法

（3）时间权衡法（time trade-off）:即要求患者回答"与当前的不健康状态相比,你愿意放弃多少生存时间以换取一定健康状态的生存年数"。评价时给定两种可能的结果:一种为健康生存 X 年后死亡,另一种为在某种状态(残疾状态 M)下生存 Y 年后死亡(Y>X),改变 X 值,直至患者两种选项倾向性相等为止。此时的 X/Y 值即为 M 状态下的效用值。如告诉一名男性心绞痛患者,若不治疗可带病再活 25(Y)年,倘若有某一种方案可使心绞痛完全缓解,但生存时间要缩短,当患者回答愿意健康生存 15(X)年才选择这一治疗时,不伴有心绞痛生存 15 年就相当于伴有心绞痛生存 25 年的效用。心绞痛的效用值为 X/Y=15/25=0.6。

（4）量表测量法:除上述 3 种效用值直接测量方法,还可用量表测量法间接测量,通过填写生存质量量表,计算量表得分,再将量表得分转换为效用值。测量生存质量的通用量表包括:疾病影响量表（Sickness Impact Profile, SIP）、McMaster 健康指数问卷（McMaster Health Index Questionnaire）、Nottingham 健康表（Nottingham Health Profile）、医疗效果研究简化量表（Medical Outcome Study Short-Form, SF-36）、健康质量量表（Quality of Well-Being, QWB）等。此外,还有一些疾病别专用量表,比如癌症(癌症患者生活功能指数 FLIC)、心血管疾病(纽约心脏协会分类量表)、糖尿病(糖尿病控制和并发症试验问卷 DCCT)和关节炎(关节炎影响量表 AIMS)等。选择生存质量量表要综合考虑文化背景或信仰的差异性,选择专用量表还是通用量表应注意两者的测试目的、内容各有所侧重,不同量表的评分标准、得分范围各不相同,以及结果难以解释或重复性差等一系列问题。

第二节　循证问题的提出与证据检索

临床案例:患者王女士,69 岁,因"咳嗽、咳痰、气短 2 个月"来院就诊,行 PET-CT 检查显示"右上肺后段占位,氟-18 标记的葡萄糖(FDG)代谢增高,考虑肿瘤性病变;双肺多发实性小结节,部分 FDG 代谢增高,考虑转移可能;双侧肺门及纵隔淋巴结增大,FDG 代谢增高,考虑转移;双侧胸膜局部增厚代谢未见异常"。B 超引导下行肺部包块穿刺活检,病理结果提示"肺腺癌",临床分期为 T4N2M1a,Ⅳa 期。分子病理检测发现表皮生长因子受体(EGFR)21 号外显子 L858R 突变。

一、提出并构建循证问题

目前中国临床肿瘤学会(CSCO)指南推荐一线治疗 EGFR 敏感突变的非小细胞肺癌有多种方案。首选表皮生长因子受体酪氨酸激酶抑制剂(EGFR TKIs)单药方案,包括第一代的厄洛替尼、吉非替尼和埃克替尼,第二代的阿法替尼和达可替尼,第三代的奥希替尼。其次是 EGFR TKIs 联合化疗、抗血管生成方案。

最佳治疗方案的确定,取决于诸多因素,包括患者的肿瘤负荷、肿瘤转移部位和合并症、身体状况评分、一线药物的疗效和安全性以及对生存质量的影响等方面证据。治疗小组初步确定 EGFR TKIs 单药方案,但与患者讨论具体方案时,患者提出:"EGFR TKIs 药物最佳顺序及最具成本效益的是哪一种药物?"

为此,提出待循证经济学问题是:现有 EGFR TKIs 药物的成本效益如何?

经济学评价证据与其他证据最大的不同在于评价者立场和角度,需明确是社会层面、医疗保障支付方、医疗机构还是患者角度。同一问题评价角度不同,资源消耗等方面差异可能导致评价结果各异。本循证案例拟从患者角度、基于 PICO 原则构建临床经济学评价问题,具体要素如下:

(1)研究对象(patients):老年肺腺癌晚期患者。

(2)干预措施和对照(intervention and comparison):现有 EGFR TKIs 药物。

(3)评价指标(outcome):成本和健康产出(效益)。

二、证据检索

针对待循证问题的 PICO 要素,确定检索词、制定检索策略、查找证据,具体参见本书第三章。需要注意的是:临床经济学评价证据的检索,除了常规检索数据库(如 Medline、EMbase、Cochrane Library 等),还应补充检索经济学评价的专业数据库。如:①英国卫生服务部经济学评价数据库(NHS Economic Evaluation Database),收录有医疗保健经济性评价摘要。②卫生技术评估数据库(Health Technology Assessment Database),提供了医疗技术评估索引。③Tufts 医学中心健康价值和风险评价中心(Center for the Evaluation of Value and Risk in Health,Tufts Medical Center)建立的成本效果-分析注册库等。

同时要注意增加检索经济学证据的主题词和自由词。倘若检索到的证据不足,应修改检索策略,扩大检索范围和证据类型,再次检索。

第三节　临床经济学证据的评价

将经济学评价证据用于决策之前,须对证据进行严格评价:依次评价证据的真实性、重要性和适用性。

NOTES

一、经济学证据的真实性评价

经济学证据是否真实反映了干预措施的成本效果。与其他类型证据一样,经济学评价证据的真实性取决于方法运用是否恰当。

(一)经济学评价的问题和目的是否明确?

应明确提出经济学评价目的和待论证的问题,问题应具体明确、可回答。

(二)经济学评价的角度是否明确?

评价角度(perspective)在临床经济学评价中十分重要,评价角度不同,成本边际和估算、效果指标选择及计算会千差万别。应根据评价目的、明确评价角度:社会层面、医疗服务支付方、医疗机构以及患者角度等。评价全过程应保持评价角度一致。

(三)是否为完整经济学评价?

只有经济学完整评价才能提供科学、可靠的经济学证据。在条件允许时,优先采用成本-效用分析,当然成本-效果分析、成本-效益分析或最小成本分析等证据也可采用,但应说明理由。

(四)经济学评价的方案设计是否合理?

经济学评价的设计类型包括原始研究和二次研究。原始研究可用观察性设计,如队列研究和病例对照研究;干预性设计,如随机对照试验或准试验设计等。也可利用现成的临床试验证据、meta分析证据或卫生经济学评价证据开展二次研究。还可基于模型开展经济学评价,如决策树(decision tree)和马尔科夫模型(Markov model)等。通常以随机对照研究证据的论证强度最高。

(五)是否全面描述了所要比较的措施?

要明确不同的比较措施是否全覆盖,有无任何重要的措施被遗漏,对照措施是否是临床上有代表性的方案?

(六)基于评价角度是否囊括了所有与之相关的成本,并被恰当测算?

应详细说明如何获得或估算与评价角度相关的所有成本。社会面角度下应纳入所有直接医疗成本、直接非医疗成本和间接成本;卫生体系角度下应纳入全卫生系统内的所有直接医疗成本;医疗服务支付方角度下应纳入医保支付范围内的所有直接医疗成本;医疗机构角度下应纳入在本医疗机构承担的直接医疗成本和非医疗成本;患者角度下应纳入患者相关的所有直接医疗成本、直接非医疗成本和间接成本。当隐性成本比重较大时,需进行专门评估。

(七)结局指标是否与评价目的相关,并被恰当测量和评估?

应详细说明如何衡量和评估健康结局。所有结局,即使并非主要结局都应该准确测量。假如两种治疗方案的比较结果表明,两者在获得寿命年数的成本效益相当,应进一步评估长期疼痛或生存质量等其他因素将有助于方案的优选。

(八)对发生在将来的成本和产出是否作了贴现校正?贴现率是多少,如何确定,贴现后经济学评价结果是什么?

比较不同方案的成本和产出时,应消除时间因素的影响,将不同时间的投入和产出进行贴现处理,折算为同一时间点的投入和产出。贴现(discounting)是把将来的成本和产出值换算成现在的价值,换算比率称贴现率(discount rate),也叫折扣率,基于银行利率和物价指数综合确定。

$$P=\sum_{n=1}^{t} Fn(1+r)^{-n} \qquad (公式\ 7\text{-}1)$$

P:成本或效果的现在值,Fn:成本或效果在 n 年时的值,r:年贴现率,t:项目完成的预期年限。

《中国药物经济学评价指南2020》推荐:当研究时限为1年以上时,应对发生在未来的成本和健康产出进行贴现,将其折算成同一时点的价值当量。贴现时建议对成本与健康产出采用相同的贴现率。建议以每年5%贴现率进行分析,并在0%~8%间选取贴现率进行敏感性分析。

（九）是否对成本和效果进行了增量分析？

除比较成本/效果（效用、效益）外，还应进行增值分析（incremental analysis），即当干预措施造成成本额外增加时，相应效果（效用、效益）的增量，常用增值比表示（效果增量/成本增量）。

（十）估计成本和产出时是否考虑到不确定性并进行了敏感性分析？

经济学评价过程存在诸多不确定性，包括方法学、参数及模型的不确定性等。由于对将来发生的某些情况如工资、失业率、期望寿命、治疗费、年贴现率等不能肯定，敏感性分析应作为经济学评价中一项必要步骤。存在多个不确定性因素时，应罗列出各个不确定性因素对结果的影响大小；关键参数应报告其置信区间。敏感性分析与主要分析结果同等重要，倘若变量值稍有变化，经济学评价结论就发生改变，则表明其可靠性较差。

二、经济学证据的重要性评价

经济学证据的重要性评价首先应结合每种措施的成本和效果（或效益、效用）大小以及增值分析结果，进而评价不同亚组人群中成本效果大小以及是否有临床意义，是否有利于资源的合理配置？

三、经济学证据的适用性评价

经济学证据的适用性评价涉及其推广应用价值，即外推性。评价时间、角度、内容不同，都可能造成适用性差，结果外推受限。需要考虑当地医疗实践在多大程度上与经济学评价证据中的情况类似，包括患者人口学和疾病特征等与当地的可比性，临床干预措施在当地的可行性及可及性等。

第四节　临床经济学证据的循证决策和后效评价

一、循证决策

用最佳证据指导临床决策需要整合临床医生的实践经验和技能以及患者的具体情况和意愿。循证医学强调临床医生应优先考虑医疗决策中患者价值观。经济学评价证据可从经济学角度指导临床医师合理利用有限的卫生资源。根据个体患者的具体情况提出待循证问题，首先应明确这些诊疗方案利弊的各种直接和间接证据，同时梳理这些诊疗方案的成本和健康产出（效果、效益或效用），最后根据患者经济承受能力、价值观和对疗效的预期，作出合适的循证决策。

二、后效评价

循证临床实践的一大特点即关注实践的结果，进行后效评价，止于至善。循证后效评价是指对应用循证医学理念，依据最佳证据制定的临床决策或卫生保健决策是否达到了预期效果进行评估，并据此提出改进建议，必要时重新提出问题，进入新一轮的循证过程，既是循证临床实践的最后一步，也是检验循证实践效果的关键一步。只有后效评价了循证临床实践的结果，才真正完成了循证临床实践的全过程。

（李亚斐）

思考题

1. 健康产出相关的效果、效益、效用的区别和联系。
2. 临床经济学证据的真实性评价原则有哪些？

第八章
卫生技术评估及其证据应用

要点

1. 卫生技术评估的定义及内涵。
2. 卫生技术评估的步骤与方法。
3. 卫生技术评估的证据转化。

卫生技术已广泛应用于医疗卫生服务领域,对促进人类健康、延长预期寿命、改善生存质量等意义重大。但同时也存在一些亟待改进的方面,如低效、无效甚至有害的新技术滥用;临床决策和技术程序欠规范;某些技术降低了致死率却增加了致残率和医疗费用等,给本已稀缺的卫生资源雪上加霜,反而加重了疾病负担。因此,亟须对卫生技术及相关证据进行系统评价、全面梳理,以更好地指导循证决策,提升医疗卫生服务效率。

第一节　概　　述

卫生技术评估作为卫生政策和卫生决策支持系统的重要组成部分,自 20 世纪 70 年代在美国推行以来发展迅速,目前已经成为许多发达国家进行卫生决策的前提和基础。

一、卫生技术评估及其背景

(一) 卫生技术的定义

卫生技术(health technology)是指应用于卫生保健领域和医疗服务系统的特定知识与技术体系,包括用于预防保健、疾病控制、医疗康复的药物器械、设备设施、技术程序、医疗方案及相关的后勤保障系统以及组织管理制度等。

(二) 卫生技术评估的定义

卫生技术评估(health technology assessment,HTA)是指对卫生技术的技术特性、安全性、有效性(效能、效果和生存质量)、经济学特性(成本-效果、成本-效益、成本-效用)和社会适应性(社会、法律、伦理、政治)等进行系统全面的评价,为各级决策者合理选择卫生技术提供科学信息和决策依据。对卫生技术开发、应用、推广、淘汰等全生命周期实施政策干预,有利于合理配置卫生资源、提高有限卫生资源的利用质量和效率。

(三) 卫生技术评估的背景

技术评估始于 20 世纪 60 年代中期,主要对工业、农业技术领域中某项技术的重要作用和未知的后果进行评价。1965 年美国 Emilio Daddario 议员正式提出“技术评估”这一概念。1972 年美国国会颁布了技术评估法案,并建立了技术评估办公室(Office of Technology Assessment,OTA)。美国国家研究委员会进一步将技术评估理念推广到生物医学技术领域。1973 年美国技术评估办公室开展了首个卫生技术评估,并于 1976 年正式提交了第一份评价生物等效性的研究报告。随后丹麦、西班牙、荷兰、瑞典、加拿大等国家 1980 年开始陆续成立了卫生技术评估机构。如丹麦卫生技术评估研究所(DIHTA)、瑞典卫生技术评估委员会(SBU)、加拿大卫生技术评估协调办公室(CCOHTA)及卫生技评估哥伦比亚办公室（BCOHTA）、英国卫生技术评估协调中心（National Coordinating Centre for HTA，NCCHTA）、澳大利亚医疗服务咨询委员会（Medical Services Advisory Committee，MSAC）等，在国家层面为医疗卫生技术开发、应用、推广、淘汰以及卫生政策提供科学可靠的决策依据。

卫生技术评估作为一门新兴学科，从卫生技术安全、有效、成本效果问题的循证证据，到成为宏观卫生决策参考，并逐步应用于微观临床决策的过程。而与这一过程相对应的是各国卫生技术评估机构数量和类型的变化，卫生技术评估工作最初由学术机构自发参与或以项目为单位形成团队，逐渐发展为政府主导的独立机构，并建立了全球合作网络或协会组织。如 1985 年成立的国际卫生技术评估协会（International Society of Technology Assessment in Health care，ISTAHC）、1993 年成立的国际卫生技术评估机构网络（International Network of Agencies for HTA，INAHTA）和加泰隆卫生技术评估和研究机构（Catalan Agency for Health Technology Assessment and Research，CAHTA）等，致力于：①确立共同关心的课题；②创建收录各成员机构评估报告的数据库、国际卫生技术评估杂志；③发展并维持与其他机构的合作关系，帮助发展中国家建立新卫生技术评估网络等。

卫生技术评估历经 3 个发展阶段。1975 年为卫生技术评估的起步期，主要利用循证方法，评估卫生保健干预的效果和成本效益问题，帮助政府决策；1985 年后进入第二阶段，旨在探索建立与决策者间的一种良好协作关系；20 世纪 90 年代以后则更多地致力于影响医疗机构的管理者及临床医生。评估的技术也从早期的大型、高技术设备扩大到微型技术、软技术、心理咨询服务等。目前评估领域更为广泛，如体制、社会、伦理等。评估的重心已从单纯技术评估转向健康需求评估、区域内卫生政策影响评估等，成为资源配置的重要证据源。

我国在 20 世纪 80 年代引入技术评估的概念，卫生部于 1991 年组团前往欧美国家考察学习 HTA，并在 1992 年举办了两次全国 HTA 研讨会。1994 年在原上海医科大学公共卫生学院筹建医学技术评估研究中心，随后又相继成立中国循证医学中心（原华西医科大学）、生物工程技术评估中心（浙江大学）和医学伦理研究中心（原北京医科大学）等 3 家相关机构。卫生部科教司于 2000 年正式成立了卫生技术管理处，旨在建立卫生技术准入制度，规范化管理临床使用的各种卫生技术。2004 年在复旦大学组建了卫生部卫生技术评估重点实验室，旨在推进 HTA 研究、教育培训、技术服务和对外合作交流 4 方面工作。2012 年又成立了卫健委医疗高新技术评估专家委员会，并在科教司指导下，开展了多项有关预防措施、临床技术与医疗设备等方面的技术评估，如"产前诊断技术""人类辅助生殖技术""伽马刀应用""叶酸预防神经管畸形"等。此外，基于卫生技术评估结果，淘汰了 35 项临床检验技术，同时确立了相应的替代技术，使我国的临床检验水平迈上了一个新台阶。

虽然 HTA 在我国发展迅速，但目前仍存在诸多问题，如评估机构数量太少，工作有待规范，质量有待提高；组织管理和相关政策法规还不成体系；缺乏开展 HTA 高层管理和研究人才；缺乏有效 HTA 信息发布渠道和手段；国际合作与协调亟待加强等。

二、卫生技术评估的内涵和外延

卫生技术评估涉及卫生技术的技术特性、安全性、有效性、经济特性、社会和伦理适应性等诸多方面。

（一）卫生技术的技术特性

卫生技术的技术特性（technical properties）是指卫生技术的操作特性，以及该技术在设计、组成、加工、耐受性、可靠性、易使用性和维护等方面是否符合相应的规范。

（二）卫生技术的安全性

卫生技术的安全性（safety）是指卫生技术在特定的条件下，如接受一定训练的医生在特定治疗场所，应用该卫生技术时可能出现的危险程度（不良反应的发生率和严重程度）及患者的可接受程度。如华法林和阿司匹林均可用于心房颤动患者，华法林疗效占优，但出血风险明显高于后者，且需要定期监测，因此，部分患者可能不接受华法林而选阿司匹林。

（三）卫生技术的有效性

卫生技术的有效性是指应用卫生技术、改善患者健康状况的能力，包括效力（efficacy）和效果（effectiveness）。效力是指在理想情况下将卫生技术应用于某一特定健康问题的样本人群，通过精心设计随机对照试验方案，严格按标准选择受试对象并在设备条件良好的医疗机构开展研究，从而获得理论上最好的效果（效力）。效果是指在真实世界或常规条件下将卫生技术应用于某一特定健康问题的各类人群，如社区医院的全科医生负责将某一卫生技术应用于社区患者，取得的实际效果。一般来说，卫生技术在严格控制条件下或在精挑细选患者中获得的结果（效力）要好于常规条件下应用的效果。如评估长期氧疗效果时发现，其在医院内和医院外的效果差别较大，原因在于医院内使用时有护士协助患者操作并监督氧发生器是否定时应用，反映了理论效力；而在家由患者或其家属操作时，是否使用由患者自行决定。患者当天感觉好，可能不用，感觉不好时又用一下，且操作方法也欠规范，院外实际效果自然较院内理论效力差。

（四）卫生技术的经济特性

卫生技术的经济特性（economic attributes or impacts）包括卫生技术的微观经济特性（microeconomic attributes or impacts）和宏观经济特性（macroeconomic attributes or impacts）。微观经济特性主要涉及某一卫生技术的成本、价格、付费情况和支付水平等，比较卫生技术时还涉及对资源的要求和产生的结果，如成本-效果、成本-效用和成本-效益分析。宏观经济特性包括新技术对卫生总费用的影响、对卫生资源在不同健康项目或健康领域配置的影响以及对门诊和住院患者的影响，其次还包括对政策调控、卫生改革和技术革新相关的政策变化、技术竞争、技术转换和应用的影响等。

（五）卫生技术的社会和伦理适应性

卫生技术要求其运用的后果尽量与当地社会政治、经济、文化、伦理与道德等方面相符合。评估卫生技术的社会影响是卫生技术评估中最具挑战性的难点。社会影响是一项技术发展或进步所引起的社会环境改变，包括社会、心理、伦理和法律的变化。某些卫生技术会显著影响人们的社会价值观，如遗传试验、辅助生殖技术、重要器官的移植和临终患者的生命支持系统等，引发一系列社会和伦理问题（social and ethical concerns），迫切需要配套相关法规和社会规范加以约束。

三、卫生技术评估的作用和地位

卫生技术评估是从临床效果、经济效果、社会伦理以及政治影响等方面对医疗卫生服务中使用的药品、器械、诊治方案和程序以及所涉卫生服务的组织系统、政策措施等各项卫生技术和干预项目进行综合评价，为卫生行政管理部门制定公共卫生计划、配置卫生资源、研发创新与调控推广卫生技术等方面提供决策依据；同时为相关组织开展卫生技术研发和市场规划、卫生技术提供者和支付方决定是否将某项卫生技术列入报销项目清单及其合理比例，以及卫生技术提供者和消费者合理选择卫生技术服务等方面提供强有力支撑。卫生技术评估必将有利于推动我国新一轮医改进程，更有效地利用有限卫生资源、缓解不断增长的疾病负担和破解"看病贵、看病难"的问题。

（一）在临床医学领域，对卫生技术的开发、应用、推广、淘汰等全生命周期实施政策干预，有利于合理配置卫生资源，为临床医师提供科学信息和决策依据。HTA 在发达国家被公认为是抑制医疗费用上涨、优化医疗服务及合理制定卫生政策的有效工具。如 1990 年基于卫生技术评估证据用高渗造影剂替代低渗造影剂，可明显降低医疗费用，净节省 1 200 万美元；再如对心导管的再利用可节省 600 万美元；取消术前常规胸部 X 线检查节约了 700 万美元。而高新技术如器官移植、PET-CT 评估证据，也直接影响卫生政策、临床指南制定以及资源合理配置等。

（二）在公共卫生与预防医学领域，卫生技术评估证据可为各级决策者合理配置卫生资源、优化卫生资源的利用质量和效率等提供科学信息和决策依据，并有助于卫生保健网络和机构管理人员获得和管理卫生技术、卫生部门决策者制订公共卫生计划以及企业进行产品开发和市场规划等。如加拿大一项乳腺癌普查技术评估结果显示，对 50~70 岁妇女普查的成本效果最佳，由此调整了过去普查所有育龄妇女的政策,大幅度降低卫生保健费用,优化了卫生保健系统运行效率。同样美国国家卫生保健技术中心对老人保健项目覆盖政策的咨询工作,每年节省开支数亿美元。

四、循证医学与卫生技术评估

循证医学旨在生产、传播和使用高质量证据,为循证个体化实践服务。卫生技术评估则从宏观层面上评价临床各种卫生技术是否有效、安全、适用和医有所值。宏观、微观证据密不可分,循证个体化实践离不开卫生技术评估的宏观证据。某项卫生技术拟用于循证临床实践时,应收集所有相关的最高级别证据,首选卫生技术评估报告。特别是该项卫生技术大范围长期使用的安全性、有效性、适用性和成本-效果方面的循证证据。推荐检索卫生技术评估专业数据库,查找最新的卫生技术评估报告。

第二节　卫生技术评估的步骤与方法

尽管卫生技术评估涉及范围广、评价方法多样、资料收集方式也不尽相同,但一般都遵循以下9个基本步骤。

一、确定优先评估项目

需要进行卫生技术评估的项目往往不止一项,但因资源和经费有限,必须按轻重缓急进行项目优选。通常可参考以下8条标准优选项目。

1. 疾病负担重、影响面广的疾病问题。
2. 价格昂贵的卫生技术或医疗总费用高的健康问题。
3. 临床应用中存在争议的技术。
4. 改善健康结局/降低危险度的重要干预措施。
5. 涉及伦理、法律、社会方面的问题。
6. 资料是否足够用于评估。
7. 公众诉求、政策需要。
8. 是否用于制定调控或改变支付政策等。

卫生行政部门遴选评估项目可能出于技术的安全性、潜在的社会伦理和法律方面影响、成本效果以及技术准入标准等方面考虑。如针对辅助生殖技术的社会影响大和市场混乱情况,卫生行政主管部门委托卫生技术评估研究中心率先开展辅助生殖技术评估;而医药企业选择优先评估项目时则往往考虑该技术(医疗设备或药品等)潜在的市场规模、能占有多大的市场份额、投资-回报率如何、安全性和功效性如何。

国际上像瑞典等卫生技术评估开展比较好的国家已建立了政府主导的技术评估优选项目标准,定期对基于标准选出的"重点"技术展开评估。

二、明确待评估问题

明确待解决的问题是卫生技术评估的关键之一,将影响整个评估过程。当某机构或组织拟开展一项技术评估时,应明确评估目的、潜在获益人群、评价立场和角度以及评价者是否具备资质和专业知识等。待评估问题是否明确主要考虑是否涵盖以下要素。

1. 所涉及的疾病或健康问题。
2. 所涉及的患者人群。
3. 所涉及的技术类型。
4. 卫生技术的用户。

5. 技术的应用场所。

6. 技术评估的内容等。

以辅助生殖技术为例,评估前要明确:①所涉及的健康问题:人工授精针对男方精子活力问题等,试管婴儿针对受精困难等;②所涉及的对象人群:不孕不育人群的数量和特征;③所涉及的卫生技术:人工授精技术、试管婴儿技术、精子库等;④卫生技术的用户:辅助生殖医生、实验室技术人员;⑤涉及的医疗保健机构及其资质要求:开展辅助生殖技术的机构资质,存在何种问题;⑥技术评估内容:安全性、效力、效果、成本-效果、成本-效用、社会伦理问题等。

三、确定评估者

由谁负责开展技术评估,取决于评估目的和性质、现有专业人员知识和能力、时间要求与经费限制等诸多因素。评估者或评估机构一般经过专业培训与认证,具备相应资质,并在遵循伦理准则和科学评价标准前提下,严谨认真、实事求是、客观公正地评估卫生技术,同时要承担相应的法律责任。

卫生政策决策者可以自己完成全部的卫生技术评估,也可以全部委托给独立第三方评估机构,或者把资料收集和合成部分委托给专业评估机构,而其他工作则由自己完成。体量小、范围窄的技术评估一般委托专业评估机构实施,而影响大、范围广的关键技术更倾向于自己开展评估。

四、资料收集

资料收集是否充分可信,是卫生技术评估成功与否的关键。然而,许多卫生技术相关资料往往比较零乱,质量也参差不齐;特别是一些创新技术,其相关资料非常稀缺。因此,进行文献检索,特别是在制订检索策略时应咨询信息专家,选择恰当数据库,合理确定主题词、自由词等检索词,确保查新查全。

卫生技术评估的常用资料包括:公开发表的文献、临床现有数据资料库、政府及卫生专业协会报告与指南、市场研究报告、有关公司年度报告、各类媒体宣传等灰色文献等。此外还要补充检索多种类型数据库、以控制发表偏倚的影响。

倘若评估早期缺乏足够的卫生技术相关资料或现有资料不符合评估要求,则需要收集新的研究数据。数据一旦更新,应与现有的资料一并整合。鉴于不同研究设计方案的论证强度不同,一般前瞻性研究优于回顾性研究、有对照研究优于无对照研究、随机化研究优于非随机化研究、大规模研究优于小样本研究、盲法研究优于非盲法研究、同期对照优于历史对照等。原始研究开展之前应兼顾科学性和可行性优选设计方案,同时研究设计上要充分考虑内部真实性和外部真实性。此外,开展新的研究时,评估者应充分考虑成本因素和时间限制,进行经济学评价,权衡边际投入和边际收益。

五、评价证据

针对上述不同类型、不同质量的卫生技术相关资料,需要进行严格评价,以便从中遴选出科学可靠的高质量证据。评价证据需要掌握研究方法学和统计学知识,因此,评估小组中应配备有相关知识背景的专业人员。某些评估项目可分两步进行,先由证据评价专家评价后,再由评估小组进行资料分析和合成。证据评价一般涉及以下 3 个方面内容。

1. **证据的分类**　评价证据的第一步就是按照方法学类型和研究特征,以表格形式将研究证据分门别类。证据表格一般包括研究设计特征(随机、对照、盲法),患者人文特点(例数、年龄、性别),主要结局(死亡/并发症、健康相关生存质量等)及其统计量(P 值、95%CI)。证据表格一目了然,可帮助评价者系统全面把握证据,了解所有资料的数量和质量全貌。

2. **证据的分级**　针对证据来源研究的方法学严谨性,利用标准工具对每一项研究进行严格评价和证据分级。不仅要考虑基本研究类型对证据质量的影响,更要考虑具体的研究设计和实施方法,如随机对照试验,精准评价方法学质量。具体的证据分类与分级标准参见本书第四章。

3. 证据的抉择 证据遴选应首先考虑方法学质量高的研究证据,进而整合证据。但如何遴选不同质量的研究证据,专家意见并不统一。基本原则为:要么使用所有发表的研究证据;要么根据纳入、排除标准确定,或根据研究质量给予不同的权重;要么通过校正结果、减少偏倚影响。此外,还要进一步考虑利益冲突对研究实施或结果报告的潜在影响。医学类期刊要求论文作者必须公开有关经济利益信息和研究资金来源情况,供同行评审时参考。卫生技术评估还应采取措施确保评估人员和机构的独立性、客观与公正性,避免评估者和评估机构成为利益相关方的代言人。

不同利益相关方(制药公司、学术机构、政府部门等)因评估角度和目的不同,对同一项技术的评估结果可能会不一致。如药企在推出某种新产品后,往往会委托评估机构或者自行对同类药品进行头对头比较,受利益驱使,更有可能得出对其有利的评估结果。因此,本着客观公正原则,卫生技术评估报告应公布资助者和执行者及其与评估机构的隶属关系、评估方法、资料来源等关键信息,供用户评判报告的真实性和可靠性。

六、证据整合

在证据评价和抉择的基础上,还需要进一步整合证据。常见的方法有:①定性文献评阅法,简便易行,但缺乏严格、统一方法学基础,偏倚在所难免;②共识达成法(consensus development),如 Delphi 法等。几乎所有的评估项目都或多或少地采用共识法整合证据和形成建议。但该法只反映了部分专家意见,科学性上有时难以令人信服;③meta 分析法:是卫生技术评估中常用的一种定量综合的方法;④完整经济学评价法:采用成本-效果分析、成本-效用分析、成本-效益分析等对卫生技术的投入和健康产出进行全面分析和系统评价;⑤决策分析法:通过定量估计参数并比较各替代技术间的成本和效果,优选出最佳技术。

七、结论和推荐意见的形成

卫生技术评估旨在利用收集到的资料形成评估结果,并给出最终推荐意见。证据来源研究的质量有时参差不齐,将直接影响评估结果的可信度和推荐意见的科学性。因此,任何结论和推荐意见必须基于已有的证据和客观发现,不能下主观性结论,否则所有评估报告的推荐意见均可能被误认为是权威的、真实的,容易造成误导。

为客观合理地应用评估结果,评估报告中应详细说明所用证据的来源,并提供证据有效性和科学性的评价结果。推荐意见级别必须结合证据级别,或将推荐意见级别与研究证据质量直接挂钩。

八、推荐意见的传播

推荐意见的传播即通过各种渠道广泛、及时、正面宣传评估结论及其推荐意见,确保卫生技术评估的时效性,切实发挥卫生技术评估对决策的支撑作用。

传播推荐意见应综合考虑目标人群、媒体和传播技术或策略。传播途径和形式不一,如可快速形成政策法规、出版论文和专著、大会交流、大众媒体推介、官方网站公告等。

九、后效评价

监测实施结果是一项非常有意义的后效评价工作,倘若未能产生预期的效果,耗费相当数量人、财、物的卫生技术评估将失去意义。

一个评估报告能产生多大的影响,不仅取决于评估报告本身的质量,还依赖于其传播的广泛性和潜在用户的关注度,以及社会环境影响因素(卫生体制改革、经济水平变化等)的变迁。常见的影响因素包括:①提供技术服务的机构性质与资质。如所在医院是综合医院或专科医院、营利性医院还是非营利性医院。②医务人员的专业背景(如内科医师、外科医师、护士等)、培训情况、所属机构和获得最新文献信息的能力。③环境人文因素。城市或农村、经济状况、是否参加保险等。④评估结果/推荐意见的自身属性。推荐意见强度、类型和表达形式、实施干预费用、对卫生技术提供者利益的影响等。

考察卫生技术评估的推广效果,主要看它对政策法规制定、技术传播和使用、医生行为以及患者认知改变等产生的实质影响。前两项考察较容易实施,后两项评估难度较大,而且开展"医生行为改变和患者认知提升"的调查也需一定经费。

目前国际上在积极探索传播评估结果的有效策略,以更好地服务于广大用户。

第三节　卫生技术评估的证据转化

作为卫生政策和管理决策的关键证据,卫生技术评估的内涵和外延均在不断拓展,不仅包括药品、设施设备、生物制剂和诊疗方案等,还包括公共卫生项目(如疾病预防干预措施)、医疗服务支持系统(如药品目录、电子健康档案管理等)、组织管理制度(如卫生资源配置与优化、医疗费用支付方式与管理、卫生政策等)。卫生技术评估证据的具体转化应用如下。

一、循证临床实践中的应用

医疗技术在实际应用过程中存在一系列问题有待解决,特别是技术的不合理应用,包括使用不足或过度两个极端。同时对某些有争议的医疗技术,无所适从。在医院层面上应及时了解哪些技术是新技术及其实际效果如何,哪些是该淘汰的不适宜技术,同样需要进行卫生技术评估。

（一）评估医疗新技术

任何一种医疗新技术是否引进取决于严格的卫生技术评估结果。随着新技术、新药品、新设备的不断涌现,功能和作用相同或相近的项目也越来越多,需要综合评估、合理选用。

（二）评估淘汰医疗旧技术

待淘汰医疗技术评估分两种情况,一是完全淘汰,如那些低效、无效、昂贵、副作用大或不符合伦理的旧技术;二是部分淘汰或某些技术限定在某一领域应用。如卫生技术评估发现在多达 120 余种治疗腰背痛方法中,无一种方法被证明有效,常用的某些外科手术甚至有害,临床上应叫停这些方案,转而深入研究腰背痛的发病机制并探索有效干预措施。

（三）评估辅助检查的适宜性

一项卫生技术评估发现术前常规胸部 X 线检查花费大,但收效甚微,仅有 30% 手术患者需术前胸部 X 线检查。为此,加拿大政府 1994 年通过立法在 52 家医院废除了此项术前检查规定,既简化了检查程序,每年又节省 500 万美元的费用支出。

二、药品临床综合评价中的应用

药品临床综合评价(简称药品临床综评)是药品供应保障决策的重要技术工具。而卫生技术评估(health technology assessment,HTA)核心理念和实践经验则是我国药品临床综合评价工作的基础。药品临床综合评价以人民健康为中心,以药品临床价值为导向,利用真实世界数据和药品供应保障各环节信息开展药品实际应用综合分析,探索建立并逐步完善基于政策协同、信息共享,满足多主体参与、多维度分析需求的国家药品临床综合评价机制,为完善国家药物政策、保障临床基本用药供应与合理使用提供循证证据和专业性卫生技术评估支撑。

（一）药品临床综合评价的发展历史

近年来,我国不断改进药品临床综合评价工作体系,并陆续颁布系列规章制度:如 2018 年 9 月国务院办公厅颁布《国务院办公厅关于完善国家基本药物制度的意见》指出:开展以基本药物为重点的药品临床综合评价,健全药品供应保障体系,指导临床安全合理用药。2019 年 4 月国家卫生健康委印发了《关于开展药品使用监测和临床综合评价工作的通知》,强调药品使用监测和临床综合评价的重要性,全面开展药品使用监测,扎实推进药品临床综合评价。2020 年 11 月国家卫生健康委又发布了《药品临床综合评价管理指南(试行)》要求:药品临床综合评价应充分利用真实世界数据;应围绕基本用药决策需求,结合临床现实,规范、科学、合理地设计并实施临床研究,推动真实世界数据在临床综合评价中的使用并发挥其优势。随后 2021 年 7 月国家卫生健康委再次印发了《关于规范开展药品临床综合评价工作的通知》并同时发布《药品临床综合评价管理指南(2021 年版试行)》明确:不断深化对药品临床综合评价重要性的认识,进一步加强组织指导和统筹协调。从安全性、有效性、经济性、创新性、适宜性、可及性 6 个维度开展科学规范的整合分析与综合研判。

2022 年 6 月由国家药物和卫生技术综合评估中心(挂靠国家卫生健康委卫生发展研究中心)同时发布了《心血管病药品临床综合评价技术指南(2022 年版试行)》《抗肿瘤药品临床综合评价技术指南(2022 年版试行)》《儿童药品临床综合评价技术指南(2022 年版试行)》,标志着药品临床综合评价工作从规范评价管理走向规范评价技术。

(二)药品临床综合评价的指标

按照国家药品临床综合评价技术指南及药品全生命周期管理的政策目标,药品综合评价体系从安全、有效、经济、创新、适宜、可及这 6 个维度遴选指标。其中安全、有效、经济是关注的重点,也是药品临床价值的基础。

1. **安全性指标**　安全性指标应纳入药品的总体不良事件发生率、三级及以上不良事件发生率等。要从发生频率和严重程度两方面评价药品的安全性。

2. **有效性指标**　包括主要临床结局、次要临床结局和患者报告结局等。临床结局应首选"金标准",其他临床结局指标可从不同角度适当补充。此外,能反映"以患者为中心"的疗效指标也可纳入结局报告,但在选择测量工具时要特别注意可操作性。主要包括生存时长和生存质量两大类,生存时长相关指标包括生存率、疾病控制率以及其他能够反映疾病进展的可测量指标;生存质量相关指标包括健康相关生存质量和健康效用值,也可进一步用质量调整生命年(QALY)进行评价。

3. **经济性指标**　综合运用流行病与卫生统计学、决策学、经济学等多学科理论及方法,分析测算药品的成本、效果、效用和效益等。强化增量分析及不确定性分析,必要时进行卫生相关预算影响分析,全面判断药品临床应用的经济价值及影响。

4. **创新性指标**　药品创新性的评价方法和评价指标目前尚未形成共识。开展创新性评价,应当突出填补临床治疗空白,解决临床未满足的需求,满足患者急需诊疗需求和推动国内自主研发等创新价值判断。

5. **适宜性指标**　适宜性可分为技术适宜性、使用适宜性、体系适宜性和监管适宜性。技术和使用适宜性是由药品属性决定的,如药品说明书、储存条件要求、疗程长短、给药难易程度、剂型是否方便等。而体系和监管适宜性是保障供应和使用环节评价内容,包括限定使用医院级别、限定门诊或住院使用、设置报销比例等。这些指标与药品本身属性无关,不建议在药品遴选场景中纳入。

6. **可及性指标**　可及性分为可获得性和可负担性两个方面。药品可获得性评价指的是企业生产能力、流通机构的配送能力、药店和医疗机构配备情况,主要从保障供应角度来评价药品使用情况,可由医疗卫生机构药品配备使用情况或有无短缺情况等反映。可负担性与经济性相关,但评价角度不同,考量的是药品价格在国内外价格水平(可由国内药品采购价格与最近一年国际同类型药品价格比较获得,必要时应当了解医保报销情况以判断患者实际支付水平)、费用对家庭可支配收入的影响[由人均年用药治疗费用占城乡居民家庭年可支配收入比重(%)体现]。

三、循证卫生决策中的应用

(一)优化卫生资源配置及抑制医疗费用上涨

全球范围内因医疗费用上涨、卫生资源配置不均衡,导致"看病难、看病贵"等问题将持续存在。卫生技术评估是科学决策的重要保障,也是优化卫生资源配置及抑制医疗费用上涨的关键举措。

（二）影响国家卫生投入政策

HTA 在许多国家已成为技术准入的必备条件以及卫生技术的主要管理手段。卫生技术评估结果对卫生政策，特别是卫生投入政策的影响力越来越明显。鉴于医疗新技术存在一定的风险和效果的不确定性，各国 HTA 机构通过制订临床实践指南和临床路径，基于现有证据明确是否推荐新技术并组织实施。如英国国家卫生与临床优化研究院（national institute for health and clinical excellence，NICE）主要负责制定医疗服务和技术应用方面的指南，涉及卫生技术评估指南、临床实践指南、公共卫生指南、干预评估指南、医疗技术指南和诊断指南等 6 类，同时基于指南构建了淘汰技术数据库。国家医疗服务体系（national health system，NHS）则在 NICE 指南推广应用过程中，将诊治技术规范、实施监管、绩效考核和支付等加以综合，确保准入技术的有效使用。

（三）HTA 影响医保决策

基于 HTA 制订的医保报销目录也是国际通用的医保策略。医保部门通过建立报销目录、不予报销目录、限制纳入目录及淘汰目录等管理手段，并借助 HTA 第三方评价机构开展成本-效果分析、预算影响分析，利用 ICER（incremental cost-effectiveness ratio，ICER）确定支付阈值等评价指标，形成医疗技术报销目录和机制的综合管理体系。

四、医疗器械评价中的应用

（一）传统卫生技术评估

在"取消公立医院医用耗材加成"改革的背景下，医疗器械的准入与管理也离不开 HTA 证据。

在微观层面，医院可以使用基于医院的卫生技术评估（hospital-based health technology assessment，HB-HTA）为医院的医疗器械及耗材管理工作提供证据支持，使医院能够基于循证证据来决定如何作出符合本医院实际情况的医疗器械采购和使用决策，既满足高质量医疗服务的需求，同时又能实现医院控制经费和减轻患者经济负担的双重目标。

在宏观层面，HTA 关注医疗器械的安全性、有效性、经济学特性和社会适应性等，可以提供证据，从而支持器械准入、招采产品遴选的相关决策。

英国国家卫生与临床优化研究院（national institute for health and care excellence，NICE）作为独立 NHS 的机构负责提供有关改善健康和社会照护的循证指导和建议。NICE 的部门职责是通过 HTA 来确定创新药品、新医疗器械、创新耗材、创新医疗技术等的安全有效性，经济性（包括其与现有的治疗方案相比有无成本效益、可能带来的预算压力）以及其社会适应性（包括伦理、法律、政治影响）等。NICE 对医用器械的 HTA 和管理由三个委员会对接三个长期固定的项目组，分别负责 HTA 的管理质控和基于 HTA 的最终决策：一个是高耗医疗技术评估项目，主要评估对卫生总费用影响较大的耗材和医疗器械；一个是创新技术评估项目，主要评估创新药品和昂贵的创新耗材等；第三个是诊断评估项目，主要评估创新医疗诊断技术，以及昂贵的创新诊断技术以及配套使用的耗材。

（二）快速卫生技术评估

快速卫生技术评估（rapid health technology assessment，RHTA）是根据用户需求，针对某一具体问题，简化传统系统综述的流程，从而在短时间内获取当前最佳证据并快速整合证据，以满足决策者需求的方法。其特点是能在较短的时间里汇总分析证据，为各层次卫生决策者及时提供"关于卫生技术合理应用和卫生资源合理配置"的决策或科学方案。主要用于某些需要卫生决策者快速决策的情形，如突发公共卫生事件应急预案，或涉及国家、地区的重大卫生问题，如指南制定、医疗保险准入、医疗资源优化、医疗机构统筹管理等。RHTA 通过简化相应流程，针对特定的需求在短时间内整合分析证据，评估某项卫生技术的有效性、安全性、经济性等，为决策者提供科学快速的决策依据，其时效性强、评估时间短，有助于针对一些紧急情况进行决策评估。

鉴于完整 HTA 流程的周期长，一般需要 12~24 个月，现实决策环境下很难完全满足不同对象（如决策者、患者、卫生机构、卫生行业管理人员以及卫生专业人员）的决策需求。快速卫生技术评估

（RHTA）方法学可以在切实可靠证据的基础上加速整个评估过程,缩短至 3~6 个月,能更好地满足决策需求,在决策环节目前已被越来越多的国家和地区应用。RHTA 是一个新兴的 HTA 方法学分支,既可以满足不同利益相关方的各种需求,也能够通过快速文献审查和现有数据分析来加速和简化过程。

RHTA 的需求多由决策者提出,方法和流程与 HTA 大致相同:①明确评估问题及目的;②制定研究策略;③筛选相关资料;④证据合成及质量评价;⑤形成评估报告;⑥结论推广及后效评价。

RHTA 既能满足决策的需要,又能节省时间和减少对资源的依赖。从 2014 年开始,RHTA 研究明显增多,主要应用于药品评价领域,支持政府及医院的药物选择和排除的相关决策。对于政府部门来说,采纳 RHTA 能够快速了解某项卫生技术的安全性、有效性、经济性、创新性及公平性,为决策提供证据支持。

（李晓枫）

思考题

1. 结合国内外卫生技术评估的发展过程,谈谈卫生技术评估对我国循证医学发展的贡献和价值。

2. 哪些因素可能影响卫生技术的效果?

3. 卫生技术发展对医疗卫生服务和人群健康的影响有哪些?

第九章
真实世界证据的循证评价与应用

要点

1. 真实世界研究作为随机对照试验的补充,主要关注真实世界中更广泛人群的治疗效果,可有效弥补"理想-现实"差距。真实世界研究就是将真实世界数据转化为真实世界证据的途径和方法,是一个让真实世界数据"说话"的过程。

2. 真实世界数据只有通过严格的数据收集、系统的处理、正确的统计分析以及多维度的结果解读,才能形成真实世界证据。

3. 实效性随机对照试验、注册登记研究和基于真实世界数据的回顾性研究是真实世界研究的三种主要类型。

真实世界研究作为一种新研究理念,虽已逐渐为临床业界所接受,并被广泛用于临床研究和循证医学实践,但对其认识和理解仍存在一些偏颇,要么过分夸大真实世界研究的价值,认为真实世界证据最接近临床实际,直接将真实世界研究等同于真实研究,认为真实世界证据比传统的临床试验结果更为可信;要么走向另外一个极端,认为真实世界研究的内部真实性较差,设计方案不严谨、方法学存在先天缺陷或不足,偏倚难以避免,因而贬低真实世界证据的实际作用和临床指导价值。本章旨在抛砖引玉,希望对正确理解和应用真实世界证据有所帮助,以期进一步促进我国真实世界研究发展及其证据的转化应用。

第一节　真实世界研究概述

目前在真实世界研究领域,有三个容易混淆的术语,分别为真实世界研究(real world study,RWS),真实世界数据(real world data,RWD)和真实世界证据(real world evidence,RWE),三者的区别与联系分述如下。

一、真实世界研究

顾名思义,所谓真实世界研究就是在临床真实条件与现实环境下开展的、旨在评价不同医疗手段过程及结局的一类研究。

（一）真实世界研究的背景

早在 1967 年 Schwartz D 和 Lellouch J 首次将临床试验按照其用途分为解释性或功效性临床试验(explanatory trial)和实用性或实效性临床试验(pragmatic trial),两类临床试验的区别在于回答了不同的临床问题,前者回答的是"can it work",旨在探讨一项干预措施的功效/效能(efficacy),而后者回答的则是"does it work",旨在确认一项干预措施是否真实有效或实际效果(effectiveness)如何。并由此拉开了真实世界研究的序幕。

解释性随机临床试验(explanatory randomized clinical trials,eRCT)是评价干预措施有效性和安全性的理想设计,能够消除已知和未知混杂因素的影响,论证在理想条件下干预措施与预期效果之间的因果关系。其设计侧重于内部效度(内部真实性),一般具有严苛的纳入/排除标准,在经过严格筛选的人群和高度可控的环境下进行,同时通过随机化分组,最大限度地减少干预措施以外因素对结局的干扰,确保结果真实可靠,成为各大临床实践指南的重要证据源。然而其结果在临床推广应用时往往难以重现,原因有二:一是临床试验与真实世界脱节,具体表现为纳排标准过于苛刻,样本入选受限、代表性差;干预措施准入条件高,可能与临床实践不完全一致;选用的中间替代指标与临床关注的长效终点指标相关性不强等,直接影响其对临床实践的指导意义。二是即使不脱节,真实世界种种情况很难整齐划一,实践中难以绝对遵循试验要求,存在大量"试验外"人群。特别是存在"off label"使用情况,即"超适应证、超说明书"使用后的有效性、安全性如何,解释性随机对照试验往往不能回答!

为弥补该证据短板,Kaplan 等 1993 年在 CARE Investigators 上发表论文中首次提出了真实世界研究(real world study,RWS)的概念,并基于真实世界大数据评估了雷米普利的有效性和安全性。时至今日,真实世界研究的概念日臻完善。鉴于真实世界研究在研究设计和数据源方面多样性和灵活性,已成为解决真实世界中各种研究问题的强大工具。

(二)真实世界研究的定位

开展真实世界研究(real world study,RWS)离不开真实世界数据(real world data,RWD),其研究结果则成为真实世界证据(real world evidence,RWE)。真实世界数据是从各种渠道收集的、涉及健康状况和/或保健服务的数据。如:①基于社区的电子健康档案(electronic health record,EHR)和基于医院的电子病历系统(electronic medical record,EMR)数据,记录有患者/社区人群人口学特征、临床特征、诊疗、实验室检查、安全性和临床结局、转诊等信息;②疾病登记数据,如来源于医院的疾病登记队列和特定疾病(常见慢性病)患者数据库;③来自移动设备端数据,如医用移动设备、可穿戴设备获得相关数据;④患者报告结局(patient reported outcome,PRO)数据,如由患者自行填报/评估或随访而生成的数据;以及⑤记录有患者基本信息、医疗服务、诊断、处方、结算/赔付和计划保健等医保数据。

真实世界数据不同于真实世界证据。真实世界研究是将真实世界数据转化为真实世界证据的规范路径和标准程序,是让真实世界数据"说真话"的必由之路(图 9-1)。

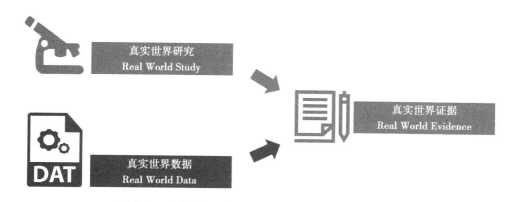

图 9-1 真实世界研究、真实世界数据与真实世界证据

(三)真实世界研究的优势

临床实践中接受相关药物/操作/器械的患者人群往往存在异质性,如携带不同遗传基因、伴有不同合并症或接受不同的治疗史,实际效果不如 RCT 报告的结果,即存在"理想-现实"差距。真实世界研究能在真实世界更广泛人群中探索出更加安全和有效的方案,弥补了证据短板,成为 RCT 证据的有力补充。

如 CLEOPATRA 研究验证了帕妥珠单抗、曲妥珠单抗和多西他赛联合用于既往未接受抗人类表皮生长因子受体 2(Human epidermal growth factor receptor 2,HER2)阳性转移性乳腺癌(metastatic breast cancer,MBC)的有效性,于 2012 年获美国 FDA 批准为一线方案。随后 Ramagopalan 等利用搭建的 Flatiron health 数据库开展了一个真实世界研究,纳入 2011 年 1 月至 2020 年 10 月来自全美 265

家癌症诊所 HER2 阳性的 546 例乳腺癌患者（排除年龄小于 18 岁，或者临床诊治少于 2 次的对象），所有患者均接受帕妥珠单抗、曲妥珠单抗、多西他赛联合的一线方案，通过严格的数据清洗、严谨的数据质量评估、合理地统计分析后，发现 Flatiron Health 队列尽管在患者特征上与 CLEOPATRA 试验样本人群不同，但总体生存率与 CLEOPATRA 试验相似（中位生存时间 56.4 个月，95%CI：51.0~71.9 个月，P=0.05）。敏感性分析结论也与此一致。基于全美 265 家癌症诊所的真实世界数据，覆盖面广、纳入标准较为宽泛，结论更能反映临床实际效果，进一步证实了真实世界下联合方案的安全性和有效性。

二、真实世界数据

尽管真实世界数据（real world data，RWD）尚缺乏明确统一的定义，但目前普遍把从真实世界中收集的、有关健康干预措施及其影响（如健康获益、安全风险或资源耗用）的数据认定为 RWD。

（一）真实世界数据的来源

RWD 按数据来源分为非研究性来源和研究性来源。

1. 非研究性来源数据　主要包括：①行政部门及相关机构收集的医疗数据，如行业监管性数据、医疗保险数据、药物安全性监测数据、常规人口统计和重大疾病监测数据；②医疗机构数据，包括电子病历（electronic medical record，EMR）或电子健康档案（electronic health record，EHR），医学影像和健康体检数据；③移动终端和可穿戴设备；④患者自我报告结局（patient-reported outcomes，PROs）。

2. 研究性来源数据　主要包括：①注册登记研究数据（器械、操作、疾病）。②生物学测量数据，包括来自临床试验或队列研究的临床指标、生物标志物和多组学信息等。其中生物识别监测设备（智能手机/手表和其他可穿戴设备）可连续和远程采集心电、心率、血压、活动能力和睡眠模式等生物数据，客观有效且能动态进行个性化健康指导，成为 RWD 的有益补充。这些观察性 RWD 数据可用于评估"真实世界"中医疗干预措施的有效性（表 9-1）。

表 9-1　真实数据的常见来源

数据来源	类型	描述
医疗保健数据库，包括电子健康记录	观察性	医疗保健数据库是电子健康记录的系统集合，包含了常规临床和检验、检查数据的系统
药物和健康保险数据库	观察性	药物数据库一般由政府部门建立，主要用于监测药物使用和安全监测数据；健康保险数据库是由健康保险公司建立的医疗数据库系统，用于计费和其他医疗保健管理，如监测医疗服务的使用
健康调查数据	观察性	健康调查数据一般是在体检保健机构日常工作中产生，或由研究者为特定研究目的收集，反映了某一地区特定人群的健康状况
生物识别监测设备	观察性/干预性	一般为智能手机、智能手环（手表）或其他可穿戴设备，可连续测定收集生物数据（心电、心率、血压、活动能力和睡眠模式等），并给予患者个性化的健康指导
注册登记平台	观察性/干预性	注册登记平台是一类由研究者或医疗保健提供者发起的有组织的系统，用于前瞻性地收集和分析具有共同特征的患者临床观察数据
社交媒体	观察性/干预性	社交媒体是基于互联网的社交网站和应用程序，使用户能够创建和共享内容，可以提供患者对健康主题的看法，如生活质量、治疗及疾病相关不良事件、治疗不依从的原因

（二）从真实世界数据到真实世界证据

从真实世界数据到真实世界证据，具体路径（图 9-2/文末彩图 9-2）与方式因临床问题类型和研究设计的不同而有所变化。

1. 干预性研究证据　通过临床试验设计把受试者分配到一个或多个干预组（包括安慰剂或其他

对照),前瞻性地采集真实世界数据,以评估这些干预措施对健康相关生物学或行为的影响。

真实世界数据来自电子病历、药物处方系统、实验室检验和影像学检查等多模态数据,临床观察指标更贴近于临床需求,生成 RWE 过程中需特别关注数据质量和完整性、样本量是否足够、盲法是否可行、临床实践中是否适用等。

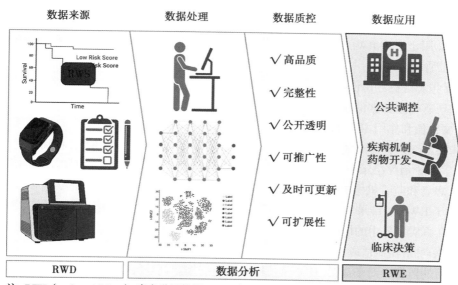

注:RWD(real world data):真实世界数据;RWE(real world evidence):真实世界证据

图 9-2　真实世界数据转化为真实世界证据的基本路径

2. 观察性研究证据　观察性研究属非干预性研究,分前瞻性研究和回顾性研究。回顾性研究是基于历史数据探讨特定变量和结局的因果关联。所用数据包括特定变量和结局,在研究开始前就已存在。而前瞻性研究则在研究启动后前瞻性采集目标人群的相关变量和结果数据。

在生成 RWE 过程中需关注数据是否完整(有无缺失)、混杂是否得到较好控制、敏感性分析和统计推断方法是否合理等,尤其要注意 RWD 数据可靠性。若医保数据和电子病历数据占相当大比例,医保数据优势在于结构化和标准化,不足是治疗相关详细信息缺乏;电子病历数据可以提供更详细的患者数据,但数据提取和分析都存在难度,特别是与医保数据匹配时。此外,某些协变量(肥胖、吸烟、饮酒)和部分结果(如症状变化)等未能被电子病历或医保数据记录,造成数据缺失。基于非本土数据(如 SEER 数据库)生成的 RWE,在推广应用时要注意医疗实践模式和医保系统等方面的差异性,具体情况具体分析。因此,从 RWD 到 RWE 过程中最重要的是做好数据采集和清洗,严格质控,确保数据质量,进而合理完成统计分析。

(三)真实世界数据的局限与挑战

尽管 RWD 受到广泛关注,但因这些数据生成、采集和使用过程复杂,仍面临诸多挑战。

挑战 1:如何整合多个来源的 RWD。由于研究设计、数据收集及标准化方法不同,真实世界数据存在较大异质性,加之不同地区临床实践模式及法律监管方式的差异性会进一步加剧 RWD 的不一致性。

挑战 2:如何循证评价 RWD 质量。特别是非研究性 RWD 在数据生成过程中的严谨性和规范性通常不如研究性 RWD,如何评价 RWD 质量尚缺乏统一标准。

挑战 3:如何合理分析 RWD。RWD 产生速度快、数据量大、异质性强,处理难度大且结果难以解释。

挑战 4:RWD 数据安全和个人信息保护问题。因此,亟须建立 RWD 循证评价体系,高效使用 RWD,快速转化为 RWE,更好指导临床实践和监管决策。

三、真实世界证据

真实世界证据（RWE）是通过分析 RWD 生成的、关于医疗产品使用及其潜在益处或风险的临床证据，是 RCT 证据的重要补充。按 FDA 的标准，来自传统随机对照试验的证据将不被视为 RWE，RWE 来源研究设计可以是干预性的或观察性的，也可以是前瞻性或回顾性的。

根据 FDA 最近发布的支持监管决策的 RWE 框架，RWE 需满足以下条件：①RWD 是否适合监管决策的目的；②用于产生 RWE 的方法是否足以科学回答监管问题；③在特定情况下使用的方法是否符合 FDA 的监管要求。

（一）真实世界证据的价值

RWE 是现有临床证据的重要组成，既可作为独立循证证据，也可以是随机对照试验证据的有益补充。其重要价值和作用主要体现在以下方面。

1. 临床决策　尽管传统随机对照试验仍是临床决策的"金标准"，但 RWE 在临床决策中的作用越来越重要。鉴于治疗决策通常取决于个体患者的风险/收益比，RWE 基于其宽泛的纳入标准，既可为临床医生、患者和监管机构提供更全面的决策信息，又可针对不同疾病状态的患者制定精准诊疗方案。此外，基于 RWE 的结果，还可为后续临床试验设计和实施提供基础信息。如为更好反映相关治疗药物/器械在真实世界中的情况，适当放宽纳排标准，有利于高龄、HIV、化疗后进展等特定患者人群入组，从而拓展药物/器械适应证人群。

2. 上市后的监管　对于高龄、HIV 及长期服用免疫抑制剂等特殊患者人群，RWS 研究可以将这些个体患者信息逐步汇总成一个足够大的队列，有助于识别罕见副作用，实时动态监测不良事件，以满足上市后监管的要求。RWS 研究还可通过严格记录安全性和有效性，为超适应证使用提供关键的临床证据。综上，RWE 弥补了随机对照试验证据的不足，阐明真实世界中的实际情况，有利于优化治疗监管决策并指导临床研发策略。

（二）真实世界证据的循证评价

RWE 与所有科学证据一样，无论是回顾性的还是前瞻性的，其证据质量必须严格评价。但目前国际上缺乏统一公认的 RWE 循证评价标准，国际药物经济学和结果研究学会（ISPOR）和国际药物流行病学学会（ISPE）工作组在文献复习的基础上，汇总了真实世界证据的数据特征和循证评价建议（表 9-2），将 RWE 分为高质量（7~8 分）、中等质量（5~6 分）和低质量（<5 分），中高质量 RWE 可以用于指导临床和监管决策，而应用低质量 RWE 时宜审慎。

表 9-2　真实世界证据的数据特征及循证评价

特征	分值	数据要求
高质量	2	必须使用预先确定的研究框架和数据标准系统地衡量数据质量，每个数据点的来源必须清晰、可追溯和可审计
完整性	2	根据预定义的规则来抽取结构化和非结构化数据、数据协调和质量监控
公开透明	1	公开透明、经过全面评价的研究设计和分析计划对于 RWE 的稳健性至关重要，需精确定义研究具体目标和队列选择标准。研究设计需考虑数据收集、终点验证、匹配或倾向评分的设计及相关利益冲突
可推广	1	RWE 需足够普适性和可推广性，面向广泛患者人群。评价 RWE 必须识别和报告潜在的偏倚（如地域、人群），以便进行适当的统计调整和临床解释
及时可更新	1	RWE 反映了日常临床决策，并反过来指导临床决策。因此，RWE 需及时可更新。RWE 相关数据分析需要记录相应时间点的详细信息
可扩展性	1	随着临床大数据的海量增加，数据分析越来越具有挑战性。RWE 的扩展性需要满足如下条件：①明确的变量定义，便于数据自动化处理；②在多种情况下可以使用演进型模型，以及促进模型演化的模块化数据

第二节　常见真实世界研究类型

近些年来，随着真实世界研究方兴未艾，陆续出现了实效性随机对照试验、注册/登记研究、基于大数据的回顾性研究等新型研究设计类型。

一、实效性随机对照试验

早在 1967 年 Schwartz 和 Lellouch 教授提出将随机对照试验分为实效性和解释性两种类型（表 9-3）。实效性随机对照试验（pragmatic randomized controlled trial，pRCT）又被称为实用性随机对照试验，是指在真实医疗环境下，比较不同临床治疗策略的治疗结果（包括实际效果、安全性、成本等）。而解释性随机对照试验（exploratory randomized controlled trial，eRCT）是指在理想的研究环境下，针对研究对象采用严格的纳入排除标准，验证因果关系，客观评价干预措施的效力。eRCT 通常用于药物/器械上市前的效力评价和验证，而 pRCT 适用于评估干预措施（上市后药物/器械、卫生政策等）在真实环境条件下的实际效果，为临床决策提供证据支持，其获取的上市后数据属于真实世界数据。

表 9-3　实效性随机对照试验（pRCT）和解释性随机对照试验（eRCT）的区别

类别	实效性随机对照试验（pRCT）	解释性随机对照试验（eRCT）
研究目的	干预措施在实际医疗环境下的效果	干预措施在理想环境下的功效
适用范围	常用于药物和医疗器械上市后实际效果和安全性评价，或非药物疗法、复杂干预、卫生政策的效果评价，为医疗卫生决策提供依据	常用于药物和医疗器械上市前效力的验证，为管理决策（如政府药品监管机构）提供依据
研究场所和环境	一般在使用常规疗法的普通医疗机构、基层医院或诊所，且该场所可适用这类干预措施。	一般在高等级、特殊或专科医疗机构开展，诊疗技术使用较规范统一
研究对象	真实医疗实践中的患者（异质性相对较大、限制相对少）	同质患者，严格选择（比如采用富集策略进行筛选）
样本量	样本量通常较大	样本量相对较小
干预措施	方案可灵活调整，更符合日常医疗实际	方案相对严格规定，标准化
对照	一般采用阳性对照，比如选用常规或公认有效疗法，或采用叠加设计	安慰剂对照或阳性对照，以确定干预措施的"绝对"有效性和安全性
结局变量	通常选择有重要临床意义的远期结局，如心血管事件、再次入院等	有时采用替代指标或中间指标，如血压、糖化血红蛋白等
随访时间	随访时间较长	有时采用短期随访
研究结果真实性	外部真实性较好	内部真实性较好

2015 年 Loudon 等人改进了用以区分 pRCT 和 eRCT 的 PRECIS（pragmatic-explanatory continuum indicator summary）工具（PRECIS-2）及其车轮图（图 9-3），并设计了专门的网站，供在线分析（LOUDON K，TREWEEK S，SULLIVAN F，et al. The PRECIS-2 tool：designing trials that are fit for purpose［J］. BMJ，2015，350：h2147）。PRECIS-2 基于 9 个维度（入选标准、招募、研究场所、组织实施、干预过程灵活性、治疗依从灵活性、随访、主要结局和主要分析），利用 5 分 Likert 法对各维度量化评分，1 分表示解释性强，5 表示实效性强，旨在帮助研究设计者进行细致而深入的思考，评估试验设计是否与预期效果一致，以及研究团队能否就研究性质达成共识。

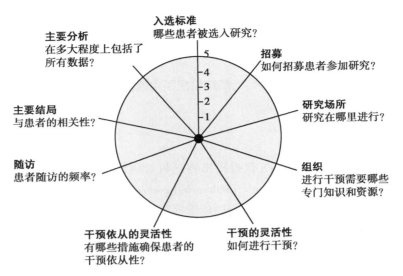

图 9-3　PRECIS-2 车轮图

（一）实效性随机对照试验的特征

pRCT 有别于 eRCT 主要体现在以下三个方面：一是 pRCT 通常基于实际的临床医疗环境，混杂因素较多，而 eRCT 的开展依赖于精心设计、严格筛选的理想研究环境；二是 pRCT 多用以评估复杂的、非严格标准化的医疗干预措施，这些干预措施往往会因干预者技巧和经验而异，可根据医疗实际灵活、适当调整，而 eRCT 中采用的治疗药物或措施须严格遵守统一的预设标准，不可擅自变动；三是 pRCT 多采用有重要意义的远期生物学或卫生经济学评价指标作为结局，除常见的生存质量、死亡等终点，还会从成本、治疗依从性等角度进行效果评估，为临床或卫生政策决策提供证据，以期将干预措施纳入真实世界临床实践之中，而 eRCT 多采用达成共识的、更客观、易测量的标准化生物学指标，这些指标短期或长期均可，甚至是生存相关的中间或替代指标。

（二）实效性随机对照试验的设计要素

1. 研究场所和环境　pRCT 关注的是医疗干预措施在真实医疗环境下的效果，因此选取研究场所时应考虑所选场所与干预措施应用的医疗机构相似。比如恶性肿瘤的诊治对医护人员资质或医疗设备有特殊要求，应更多地在大型综合性医院、肿瘤专科医院开展，而糖尿病、高血压等慢病管理则主要由基层医院、社区卫生服务中心承担。因此，pRCT 研究环境并非越广泛或越复杂越好，还需综合考虑疾病特征和临床实际而定。

2. 研究对象　pRCT 的研究对象应尽可能与真实医疗环境中使用该干预措施的群体相近，能准确反映代表性患者群体的疾病分期、病理类型、合并症、年龄、各种生理病理状态及合并用药等临床特征。为此，pRCT 的纳入标准一般较宽泛、排除标准较少，允许不同研究对象间存在临床异质性。因此，为保证统计分析具有足够的检验效能，pRCT 所需样本量相对较大。

3. 干预措施和对照设定　pRCT 的干预措施范畴较广，既可是一种特定的药物、器械，也可以是在临床中合理推广的治疗策略甚至是卫生政策等。与 eRCT 不同，pRCT 干预措施的标准化程度低，灵活度和可变性很高，允许干预实施者基于患者疾病特征、自身专业技能和临床经验等实际情况，自主决定干预措施的实施细节。如在一项针灸改善乳腺癌患者疾病相关的疲劳症状时，干预措施是针灸，但对于针灸部位、进针深度、得气和留针时间等，针灸师可根据患者的身体状况（有无淋巴水肿）、身高体重、感觉敏感性等进行适当调整。pRCT 甚至对受试者的依从性往往也给予足够的灵活度，不强调所有受试者必须按照分配方案完成试验，也可以直接将依从性作为一个结局指标进行分析。

因日常医疗活动中一般不采用安慰剂治疗患者，故 pRCT 的对照组通常选用常规治疗、标准治疗或目前公认有效的临床治疗方法。pRCT 的干预措施一定要符合临床实际，且能够被干预实施者熟练掌握。

4. 结局指标　pRCT 的结局变量需根据研究目的进行选择,如安全性、有效性、卫生经济性、治疗依从性、患者满意度、生存质量等均可。pRCT 通常以患者为导向,选择对患者有重要临床价值的指标作为结局。结局指标一般要简单明了,能够直接反映患者的健康变化,而非生物学或影像学等中间指标改变。如预防老年骨质疏松,pRCT 主要结局常选用跌倒、骨折等更具临床意义的长期终点指标,而非骨密度、肌肉强度等中间替代指标。采集成本数据进行如成本-效果分析也是 pRCT 的一个关键组成部分,有利于医疗服务提供者从成本和效果不尽相同的数个备选方案中选择最佳方案,从而将有限的医疗资源倾斜给性价比更高的治疗手段。

5. 设计类型　根据随机化分组方式,pRCT 可分为群组 pRCT(cluster pRCT,cpRCT)和个体 pRCT(individual pRCT,ipRCT)。cpRCT 是以群组为单位进行随机分配和干预,通常用于干预措施针对个体时比较困难,或者会对群体里的其他人产生影响("沾染"效应)的研究。如探讨某护理措施对患者术后恢复的影响时,由于护理团队通常以病区为单位,干预措施会影响整个病区的患者且同一病区的患者相互之间会有交流和影响,此时只能以病区为单位进行随机化分组。近期发表在《新英格兰医学杂志》的一篇研究低钠盐与心脑血管疾病风险关系的实效性随机对照研究同样采用了群组随机方法,鉴于同一个村镇受试者的食盐来源基本相同,因此以村镇为单位进行随机化,接受低钠盐或正常食盐,较个体干预更为简易高效。ipRCT 随机分配和干预的单位是个体,因其操作简单高效,通常优先选择。临床上针对上市后药物或器械的比较效果评价时,通常会采用个体随机。

此外,pRCT 设计中也可根据实际情况加入适应性设计(adaptive design),即在临床试验开始后,根据累积的信息,对研究方案进行动态修改,包括样本量、组间治疗分配比例、临床终点、统计检验方法、研究截止时间等。适应性设计除统计学和伦理上的优势之外,其设计上的灵活性也在一定程度上增加了试验结果的外推性,但适应性设计内容必须预先制定并写入试验方案中,对方案的修改应尽量安排在试验早期进行。目前常见适应性设计形式有:①在实际医疗环境下,患者的意愿常常对治疗决策产生重大影响,常规随机可能无法实现,此时可结合患者的意愿和偏好进行分组,拒绝随机分组的患者可根据其偏好接受干预或对照措施。②富集设计:富集是指在临床试验中根据受试者的某些特征(如人口学、病理生理学、组织学、基因组和蛋白质组学等)前瞻性筛出能从试验药物中获益最大化的目标人群。如选择具有一定基因型特征而对研究药物最可能应答的患者作为研究人群。③叠加设计(add-on design):当试验措施与标准治疗作用机理不同时,参与试验的所有受试者均接受标准治疗,后叠加安慰剂或试验措施的设计。如针对中药用于临床辅助治疗以提高患者生活质量、降低药物毒副作用的试验,多采用此类设计。

(三)实效性随机对照试验的实施特点

1. 研究对象的招募和筛选　pRCT 中研究对象的招募、筛选和入组流程与传统的 eRCT 大同小异,但研究对象筛选条件一般更加宽松,以期增加其结果的外推性。若以群组方式招募入组,应同时满足其所在群组和群组内个体的筛选条件,一般随其所在的诊所、医院或居民小区而被纳入筛选,合格并经知情同意后才入组。在研究实施中,研究者还需明确研究对象招募的方式和流程,尽量避免因招募方式和流程设计原因导致的选择性偏倚。

2. 研究对象的随机分配　研究对象的分配方式同样遵循随机原则。pRCT 通常以个体为随机单位,而当干预措施在群组中不同个体之间容易出现相互干扰时,建议群组随机和干预。

3. 研究对象的随访　pRCT 关注的结局大多为干预后的远期长效指标(如总生存时间)、卫生经济学指标、治疗依从性等,随访时间一般较长,需进行多时点测量;同时随访数据尽量简单明了和易于获取,且可灵活采取诸如电话、邮件、疾病登记系统、电子医疗记录等多样化手段采集随访数据。

二、注册/登记真实世界研究

注册登记研究旨在通过一个有组织的、涉及健康信息的登记系统,采用观察性研究方法评估某一疾病/状态下暴露人群的结局指标,用以描述疾病的自然史或确证某一治疗措施的临床疗效、安全性、经济性,为优化方案、改善预后提供科学依据。注册登记的对象通常是特定疾病或接受相同药物、医疗器械等治疗措施的患者人群,分产品登记、卫生服务登记、疾病或健康状况登记等形式。产品登记是指凡使用了特定药物、医疗器械的患者均登记在册,无论是否有相同的疾病诊断;疾病登记是指凡诊断为某一特定疾病的患者均登记在册,无论其接受何种治疗;而卫生服务登记则是指凡接受卫生服务(如健康保健、预防或治疗方案)的健康或患者人群均登记在册,主要用于卫生服务的绩效或经济学评估。通过收集、整理和分析医疗信息数据,注册登记研究在评估医疗器械/药物的安全性、医疗卫生服务的绩效以及把握疾病的流行病学规律等方面发挥了重要的作用。

最早的注册登记研究当属 1905 年在丹麦开展的恶性肿瘤病例的注册登记,要求医生上报所有接诊的恶性肿瘤患者信息,到 1942 年丹麦建立了覆盖全国的恶性肿瘤注册登记系统。至 1965 年欧洲建立了全球恶性肿瘤注册登记数据库,后又扩展到心血管、罕见病等领域。注册登记研究不仅有助于及时了解疾病的流行病学规律、认识疾病,同时通过后效评价也可优化临床方案、提高疗效、改善预后。随着真实世界研究的快速兴起以及临床大数据和网络数据平台的迅猛发展,注册登记研究已经成为未来临床研究的重要发展方向。

(一)注册/登记研究的基本特征

注册登记研究实质上是一种观察性队列研究,病例纳入标准更为宽泛、研究手段更加灵活多样。注册登记研究多基于临床实践进行观察,通常用于不易开展 RCT 的情况,比如罕见疾病、特殊手术术式或随访时间较长的预后研究等。一项注册登记研究可同时为多个研究目的收集数据,且收集手段丰富灵活。

(二)注册/登记研究的设计要素

1. 研究场所和环境　注册登记研究是在现实世界中进行的、旨在评估产品(上市后)的实际效果,进而验证在受控临床试验展示的干预措施安全性和有效性是否可以成功转化为日常实践中效果。因此,选取研究场所时应该考虑卫生机构的多样性和代表性。如在全国冠心病介入治疗病例注册登记研究中,凡是开展冠心病介入治疗的医院,无论省市地区,均可纳入研究,但在分析数据时需要对参加医院的手术例数、条件水平等进行描述或比较。

2. 研究对象　研究对象纳入/排除标准不宜过于严格,建议应纳尽纳、连续性纳入,样本量足够大且对真实世界人群具有代表性。

3. 对照设定　注册登记研究一般不事先设置对照组,统计分析时可根据研究目的、数据可获取性等决定是否设置对照人群。传统RCT研究通过随机化方法进行分组,平衡了混杂因素的组间差异,而注册登记研究属自然分组,组间不均衡情况常见,需通过统计手段控制混杂因素对结局变量的影响,如利用工具变量、倾向性评分等匹配暴露组和对照组的人口学特征(年龄、性别等),进而通过统计模型(多元回归分析、COX 风险比例模型等)进一步控制混杂因素的影响。

4. 结局指标　同 pRCT 相似,注册登记研究的结局也强调以患者为中心、选择对患者有重要临床意义的指标。如在蒽环类药物联合曲妥珠单抗治疗相关心脏毒性的乳腺癌队列研究中,结局变量是心力衰竭和心肌病的发生率,而非心肌酶谱或心室射血分数的改变。

(三)注册/登记研究的实施特点

1. 研究对象的招募和筛选　注册登记研究一般通过三级招募研究对象,先招募医疗机构,再招募医生,进而招募患者。招募医疗机构时应根据研究目的、选择具有代表性的医疗机构,参与医院要满足准入条件,包括足够的资金、人力资源和患者数量,一旦入选,既能为参研单位带来机构认证或其他方面获益的同时,又不额外增加参研单位的负担。一般先通过官方公布的信息获取相关医疗机构的资料,再通过第三方接洽机构管理人员,或者利用媒体发布信息招募医疗机构中感兴趣的医生,进而招募所在医疗机构参与。医生招募同样可通过媒体发布信息吸引感兴趣的医生,或者通过第三方学术机构组织参与。患者招募与常规临床研究相似,包括告知研究目的、研究风险和获益,保证自愿

NOTES

参与,以及通过经济补偿等鼓励参与等。

2. 研究对象的随访 注册登记研究关注的结局一般是远期生存指标、卫生经济学指标等,随访周期较长。可通过与患者定期会议或电话交流、定期向患者反馈研究成果、开展患者意见调查等措施提高依从性,降低失访率,进而提高随访数据质量。

3. 研究数据的管理 注册登记研究纳入的病例数和采集的数据量及难度往往比常规临床研究更具有挑战性。因此,应通过电子病历系统,先将各项数据标准化、结构化,采用双输双录方式,搭建注册登记研究数据库。对于纸质版病历资料,也可通过扫描仪或特殊软件抓取数据。研究过程中应通过限制访问权限、定期数据备份、数据核查和清洗等强化数据管理,确保数据质量。完成数据录入后,原始资料应妥善保存,注重保护患者及相关人员隐私信息。

三、医疗大数据真实世界研究

随着测序技术和信息化技术的进步,包括转录组学、蛋白组学、微生物组学等在内的多组学数据量日渐庞大,加之临床、医学影像数据的井喷式增长,标志着医疗大数据时代的正式到来。Baro E 等人总结了当前医疗大数据的核心特征和面临的挑战:数据海量、结构复杂多样、数据传输速度快、数据稳定性和可靠性差等,涉及医疗工作流的各个环节,包括计算技术局限,数据虚胖、难以提取有意义的信息,临床及基础医学数据共享困难,生物信息学专业人员不足等。

基于医疗大数据的真实世界研究可以帮助人们从宏观和微观两个层面认识疾病,使精准医学成为临床诊疗的重要发展方向。但由于医疗大数据的多源性、异质性,如何将这些信息源进行整合、形成真实世界证据,进而指导疾病预防和诊疗,已成为当下新的机遇和挑战。

（一）医疗大数据的基本类型

1. 临床大数据 临床大数据主要指来源于医疗机构常规诊疗过程中产生的数据记录,包括电子病历（electronic medical record,EMR）或电子健康档案（electronic health record,EHR）以及医学影像、实验室检查和健康体检数据等。随着医疗卫生系统信息化的推进和数字化医院的建设,每时每刻都在产生海量的临床数据。据估计,平均每个三甲医院一年将产生 665TB 的医疗数据（1TB=1 024GB=1 048 576MB）,全国 1 300 多家三甲医院每年就会产生约 850PB（1PB=1 024TB）的数据。然而,目前医疗信息系统中的临床数据尚未完全实现电子化和结构化,数据共享水平还有待进一步提高。为此,国家正不断推进在公共卫生、医疗服务、新农合、基本药物制度、综合管理等 5 个领域的信息化,逐步完善信息安全体系和信息标准体系建设,打造一个医疗卫生信息专用网络。特别是针对多种疾病建立的专病上报系统,医疗机构利用电子数据管理系统可将包括恶性肿瘤、结核、糖尿病等疾病信息上报到区域或国家登记中心,从而实现对目标疾病的实时统计、监测和动态防控。与此同时,很多医疗机构通过第三方系统完成电子病历的结构化,已实现单中心病例信息的采集、存储和数据分析。

2. 生物大数据 生物大数据主要指生物学测量数据,包括来自临床试验或队列研究的生物标志物和多组学数据。传统生物标志物的检测多依赖于低通量的检测技术,如聚合酶链反应、蛋白印迹实验、免疫组化等。而质谱、测序和生物芯片等高通量技术的进步,极大促进了生物大数据的繁荣发展。多组学数据主要包括基因组学、转录组学、代谢组学、微生物组学、蛋白组学等,已成为探索生命机制的热门方向。如 2006 年由美国国家癌症研究所和美国国家人类基因组研究所联合发起的癌症基因组图谱（the cancer genome atlas,TCGA）计划,收录了各种恶性肿瘤的临床数据、基因组变异、转录组表达、微小 RNA 表达、甲基化信息等各类组学数据,成为恶性肿瘤组学数据研究领域的热门数据库之一。欧洲惠康基金会（Wellcome Trust）资助了千人基因组计划（1 000-Genome Project）并交由欧洲生物信息研究所（EMBL-EBI）具体实施运行,主要目标是寻找样本人群中出现频率≥1% 的遗传变异。

近年来,我国在生命科学领域持续加大科技投入,先后启动了"精准医学研究""重大慢性非传染性疾病防控""生殖健康及重大出生缺陷防控研究"等国家重点研发计划专项等。全球范围内已有多个国家相继发起了规模超百万人级的基因组测序计划。

3. 健康大数据　健康大数据主要指对个人健康产生影响的生活方式、环境和行为等方面的数据。健康大数据的产生得益于当前创新型数字化健康设备、移动终端的不断进步,主要分为个人健康记录、社交媒体健康数据和潜在的健康数据等。个人健康记录是由自我追踪设备、运动手环、计步器等动态采集的健康数据。社交媒体健康数据是指健康群体在社交平台工具诸如电子邮件、短信、社交软件中产生的健康数据。而潜在的健康信息是指与个人健康相关的社会经济学、依从性、环境、生活方式等风险因素信息,例如亲属关系、购买行为、支付数据等。将健康大数据与生物医学相关联,在固有临床数据的基础上,进一步整合社交媒体、职业信息、地理位置、经济数据或环境数据的各种信息,可实现跨领域的交叉融合,进一步丰富数据源。近些年来,越来越多的远程医疗平台和健康社交媒体利用健康大数据进行健康监测和信息支持,同时借助健康大数据平台也陆续开展了药物不良反应监测和健康干预等方面的探索性研究。

（二）医疗大数据的应用领域

医疗大数据为生物学家、临床医生、流行病学家及医疗卫生政策制定者等均提供了丰富的数据资源,有助于循证决策。目前医疗大数据的主要应用方向包括:群体层面的疾病预防及诊疗评价,特定疾病机制探索和新药研发,以及个体患者的精准化诊疗。

1. 群体层面的疾病预防和诊疗评价　分析某一疾病或表型在人群中的发病率、分布特征和相关因素,是临床大数据的主要应用之一,适用于各类传染病、恶性肿瘤、慢性病等。例如,基于谷歌检索大数据建立的流感预测模型,对流感疫苗的研发、高危人群的接种和流感风险预测等具有重要意义,是全球公共卫生体系每年关注的重大议题。再如,我国癌症登记工作起步于 20 世纪 60 年代,目前已覆盖人口 5.98 亿,登记了全国范围内 72 个地区、20 多个部位多瘤种的数据信息,可用以分析癌症发病和死亡情况及其在性别、年龄、地区的差异,也可以探索癌症发病相关的危险因素,有助于癌症防控工作的整体推进。目前对于糖尿病、高血压、肥胖、脂肪肝等慢性疾病,利用体检大数据、医疗就诊数据并整合可穿戴智能设备测量的个人健康数据实现了慢病动态管理和病情监测,并通过一定算法,建立了诸多个性化健康评估和风险预警模型。

2. 探索疾病机制和新药研发　医疗大数据有助于加深疾病认识、发现新型治疗靶点、了解市场需求、加速新药研发等。相对于传统生物学技术,高通量的测序和芯片技术能够对基因组、外显子组、转录组、蛋白组等分子生物学信息进行全面检测,从而能够提供庞大的基因信息,进而结合临床变量及预后信息,并利用数学模型进行生物信息分析,有利于探明潜在的疾病机制或治疗靶点。药企可通过建立大数据平台,实现受试者、医疗机构和药企数据共享,打破数据孤岛,提高研发效率;同时还可通过大数据平台进行市场调研,及时反馈、合理分配产品线。此外,基于医学影像组学数据构建的人工智能软件及医学辅助诊断设备,推进了临床诊断的数字化、智能化。如已被广泛应用的肺结节诊断系统和开始崭露头角的乳腺智能超声设备等。

3. 个体患者的精准化诊疗　个体化医疗的概念由来已久,如何对个体患者进行精准诊断和分型是指导个体化治疗的关键。无论是基于个体的健康大数据还是各类组学数据,都为精准诊疗提供了重要的数据资源。一方面,基于目前公共数据平台所提供的海量组学大数据发现新的发病机制、疾病分型和治疗靶点;另一方面,基于个体的组学数据分析也能够探明患者潜在的疾病机制,制定个体化治疗策略。此外,随着人工智能技术的发展,基于大数据构建具有自主学习能力的临床决策支持系统已成为可能。如一项哮喘研究中,研究者将患者的人口学数据、诊断、基线肺功能评估结果、既往用药史、基因组分析、痰液转录组分析、可穿戴设备采集的每日峰流速、每日用药剂量和种类、环境中花粉监测数据、空气 PM2.5 数据、流行病毒数据等进行整合,利用人工神经网络模型构建机器学习模型,实现了自动计算当日用药的功能,以最大程度地减少急性哮喘发作、改善患者心肺功能。

第三节 真实世界证据应用案例

一、FDA 基于真实世界证据批准 Palbociclib 用于男性乳腺癌

Palbociclib 是一种细胞周期蛋白依赖性激酶（Cyclin-dependent kinase, CDK）4/6 抑制剂，2015 年获批与来曲唑联合用于 HR 阳性、HER2 阴性的晚期绝经后乳腺癌患者的一线治疗，2016 年获准联合氟维司群用于 HR 阳性、HER2 阴性的晚期乳腺癌患者的后线治疗，又于 2017 年获批联合芳香化酶抑制剂（Aromatase inhibitor, AI）用于绝经后乳腺癌的辅助治疗，以上获批适应证均基于大型 RCT 研究（PALOMA2, PALOMA3）。男性乳腺癌因其发病率较低、病例数较少，故未被 RCT 研究纳入，但在临床实践中通过长时间积累可以收集较多病例。因此，研究者遂从 Flatiron Health 所采集的乳腺癌电子健康记录数据、IQVIA 医保数据、Palbociclib 全球安全数据库以及 FDA 采集的 Palbociclib 上市后药物不良反应监测报告等提取出男性乳腺癌患者使用 Palbociclib 的用药记录。

Flatiron Health 是肿瘤领域真实世界研究的独角兽，建立了肿瘤专用的电子健康信息记录平台，覆盖全美 280 家癌症诊所的超 300 万癌症患者 EMR 信息，同时拥有成熟的数据提取、清洗、标准化、质量控制技术，确保了高质量真实世界数据。该研究纳入了 2011 年 1 月 1 日至 2017 年 7 月 31 日之间的 HR 阳性、HER2 阴性男性乳腺癌患者，只要接受过 Palbociclib（无论几线治疗）即可纳入 Palbociclib 治疗组，选取其他内分泌治疗药物的患者作为对照组，同时排除治疗信息不完整（诊断日期和治疗开始时间间隔超过 1 个月）或治疗不规范（Palbociclib 和他莫昔芬联用）的病例。结果发现，2 675 例初筛的男性乳腺癌患者中，有 12 例患者纳入 Palbociclib 治疗组，16 名患者纳入对照组，治疗组反应率是 33.3%（3 例完全缓解，1 例部分缓解），而对照组只有 12.5%（2 例部分缓解），提示 Palbociclib 治疗效果优于对照组（图 9-4）。IQVIA 医保数据则记录了全美范围内使用 Palbociclib 治疗的男性乳腺癌患者数据，通过采集患者的用药信息获取 Palbociclib 及内分泌药物治疗情况。结果发现，对于晚期一线的乳腺癌患者，Palbociclib 联合内分泌治疗组（n=37）中位用药时间 8.5 个月（95%CI: 4.4~13.0），单纯内分泌治疗组（n=214）中位用药时间 4.3 个月（95%CI: 3.0~5.7）。对于晚期二线的乳腺癌患者，Palbociclib 联合氟维司群治疗组（n=10）中位用药时间 2.7 个月，氟维司群组（n=24）仅 1.0 个月。通过对 Palbociclib 全球范围的安全数据库（362 例患者，752 例不良事件）以及 FDA 采集的 Palbociclib 上市后药物不良反应监测报告（共 23 251 份报告，其中 569 份男性 Palbociclib 用药报告）联合分析发现，男性乳腺癌患者用药后不良反应与女性患者相似，未发现新增影响药物使用的不良反应。

基于以上真实世界证据，FDA 于 2019 年批准了 Palbociclib 用于激素受体（hormone receptor, HR）阳性、表皮生长因子受体 2（human epidermal growth factor receptor, HER2）阴性的转移性男性乳腺癌患者。当然该真实世界研究存在一些不足之处，如健康数据库中符合入选标准的数据量极少（1%），研究结果的说服力不强，同时组间基线特征不均衡难以通过匹配消除。此外，用药处方时间能否作为患者疾病稳定时间的替代，目前尚无定论。一些基础变量比如患者既往用药情况，在医保、健康数据库中均缺失。但鉴于目前男性乳腺癌病例非常少，而 Palbociclib 疗效又相当显著，可能是 FDA 认可该研究结果的原因，成为首个基于真实世界数据审批的药物适应证，也是 RWD 用于药物审批的一个里程碑。

二、新型冠状病毒灭活疫苗的真实世界研究

自 2019 年年底开始，新型冠状病毒（COVID-19）在全球大流行已持续 3 年多，目前尚未完全控制，严重威胁人类生命安全。Ⅲ期临床研究虽已证实疫苗能有效预防新冠病毒感染并降低重症感染的风险，但Ⅲ期临床研究纳入人群范围较窄，无法反映疫苗在真实世界人群中实际预防效果，尤其是在高

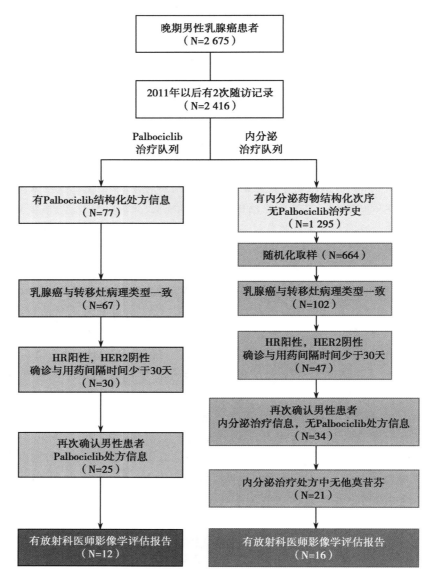

注：Palbociclib：帕博西尼/哌柏西利

图 9-4　Flatiron 数据库病例筛选流程

龄、合并免疫系统疾病等患者中的效果,需要开展真实世界研究来回答这个问题。

由国内某生物技术有限公司联合多家合作单位开发的灭活疫苗凭借其对病毒感染的有效预防能力、价格低廉,在全球 22 个低-中等收入国家得以广泛接种,用于紧急预防。虽然临床前及各个国家未发表的Ⅲ期临床研究均证实其预防效果在 40%~80% 左右,但仍缺乏在大范围一般人群中实际预防效果的直接证据。智利是世界上较早进行大规模新冠疫苗接种的国家之一,2021 年 1 月 20 日智利公共卫生机构批准 2 剂疫苗用于紧急预防,2 月 2 日开始在 90 岁以上或一线高危人群中开展大规模定时定点预防接种,并逐步扩展到一般人群,截至 2021 年 5 月 10 日已完成 13 980 000 剂疫苗接种(7 620 000 首剂,6 360 000 第 2 剂),是智利民众接种最多的疫苗。为此,研究者开展了前瞻性注册登记研究,纳入了参加国家公共健康保险项目(FONASA)接种疫苗的人群,纳入标准要求 16 岁以上、至少接种过一剂疫苗或从未接种过疫苗,排除了研究开始前曾经感染或疑似感染 COVID-19 或已接种过 RNA 疫苗的人群。采用局部似然法对诸如年龄、性别、居住地、收入、国籍、基础疾病等混杂因素进行校正。研究共筛选了 11 820 292 名 16 岁以上的 FONASA 项目参与者,最终有 10 187 720 例符合纳入标准。根据疫苗接种状态,纳入人群被分为三组:无免疫状态(未接种疫苗),部分免疫状态

（接种首剂疫苗超过 14 天但未接种第 2 剂），完全免疫状态（已接种 2 剂疫苗 14 天及以上）。接种疫苗不足 14 天的患者，因免疫状态无法确定，予以排除。研究发现：完全免疫状态下预防 COVID-19 感染的保护率达到 65.9%（95%CI 65.2%~66.6%），预防住院的保护率达到 87.5%（95%CI 86.7%~88.2%），预防 ICU 的保护率达到 90.3%（95%CI 89.1%~91.4%），预防 COVID-19 感染相关死亡的保护率达 86.3%（95%CI 84.5%~87.9%）。上述结果在不同年龄组人群中趋势相同。

　　该真实世界研究结果再次肯定了大规模疫苗接种的重要性，证实了疫苗的有效性，为公共卫生体系推进疫苗接种提供了强有力的证据支持（表 9-5）。这项研究于 2021 年 7 月份发表在新英格兰医学杂志。

表 9-5　新冠疫苗 RCT 研究与真实世界研究设计的区别

研究要素	RCT（Ⅲ期）	真实世界研究
研究设计	双盲、安慰剂对照、随机对照研究	前瞻性观察性研究
纳入标准	18~59 岁的健康人群 自愿参加研究	参加国家公共健康保险项目 16 岁以上至少接种过一剂疫苗或从未接种过疫苗
排除标准	包括但不限于：过去 6 个月内接受免疫抑制剂；凝血功能障碍；COVID-19 感染病史；SARS-CoV-2 抗体或抗原阳性；脾脏缺失；过去 3 月内接受过免疫球蛋白或血液制品；24 小时内有发热；免疫系统疾病等	研究开始前曾经感染或疑似感染 COVID-19 或已接种过 RNA 疫苗
研究分组	安慰剂组 疫苗接种组	无免疫状态（未接种疫苗）， 部分免疫状态（接种首剂疫苗超过 14 天但未接种第 2 剂） 完全免疫状态（已接种 2 剂疫苗 14 天及以上）
结局变量	2 剂疫苗接种 14 天以后 COVID-19 确诊率	COVID-19 感染率，感染患者住院时间，ICU 入住率，COVID-19 感染相关死亡率

（黄　建）

思考题

　　1. RCT 证据和真实世界证据的区别和联系。

　　2. 有人认为"真实世界研究就是真实研究"，对此你怎么看？

第十章
患者价值观与循证医学实践

要点

1. 患者价值观及其特点。
2. 从患者价值观到循证决策。

循证临床实践应尊重、体现或符合患者潜在的价值观和意愿。一项循证决策能否成功实施并取得预期效果，很大程度上取决于患者的"知情同意"和配合。鉴于患者价值观及意愿的个体差异明显，基于患者群体价值观的临床决策并不一定适用于每个患者，因此，临床决策要体现个体化原则，在最佳证据基础上，把个体患者的价值观和意愿融入临床决策，是循证医学实践成功的关键所在。

第一节　价值观概述

一、价值观及其特点

(一) 价值观

价值观作为一个社会、人文科学的专业术语，涉及哲学、经济学、伦理学、教育学、人类学、社会心理学等多个学科。虽然在不同学科、领域关注的角度有所不同，但对价值观基本内涵的理解已形成共识，是指人们对各种具体对象（包括人、事、物）价值及价值关系的总的看法和根本观点，是判断具体对象有无价值及价值大小的准则和评价标准。价值观是人们对客观世界及行为结果的评价和看法，反映了人们的主观认知和需求状况。同时，个人价值观是决定其行为的心理基础，通过个人行为也可判断其价值观，包括价值取向、价值追求和价值目标，以及指导行为的尺度和准则等。

从出生伊始，个人价值观是在家庭与社会的共同作用和影响之下逐步形成的，其中既有先天遗传因素又有后天环境因素。有研究表明遗传因素约占40%，后天环境因素仍是主因，特别是家庭、学校、单位等外在因素对个人价值观的形成起着主要作用，当然其他社会大环境也影响价值观的形成。如在价值观形成早期，家庭是第一环境，父母作为启蒙老师，他们的言传身教会潜移默化地影响子女认知和待人接物态度；随着年龄增长和社会接触面扩大，环境因素对价值观的塑造作用越来越明显。如在学龄前、学龄教育阶段，教师性格、教育方式、学校教育环境，工作后朋友和同事性格、工作内容、工作态度，以及历史、民族文化、社会地位、社会制度、规范、法律、报刊、电视广播宣传、社会舆论、公众名人价值观等诸多社会因素都会或多或少影响个人价值观的形成。因此，个人价值观是随着知识增长和生活经验、阅历的积累而逐步确立起来的。

价值观的形成是环境与教育长期作用的结果。尽管个人的价值观一旦形成便会保持相对稳定，但就社会和群体而言，由于时代的变迁和社会大环境的变化，社会或群体的价值观也会随之发生改变，一些群体价值观甚至会发生逆转，传统的主流价值观会不断地受到新价值观的挑战，对诸事物的看法和评价，如职业价值观、爱情价值观、消费价值观等，包括其重要性的排序，也会随之调整和改变。当然，即使在完全相同的环境条件下，也可能出现拥有不同价值观和价值观体系的个体，其动机及其行为模式也会呈现明显差异。

（二）价值观的特点

1. 具有差异性　由于每个人的先天条件和后天环境不同，人生经历也不尽相同，每个人价值观的形成会受到不同因素的影响，因此，每个人都有自己的价值观和价值观体系。在同样客观条件下，具有不同价值观和价值观体系的人，其动机模式不同，产生的行为也不同。

2. 具有相对稳定性与可变性　价值观是人们思想认识的深层基础。随着人们认知能力的发展，在环境、教育的影响下，逐步培养而形成了世界观和人生观。价值观一旦形成，便保持相对稳定、持久。如对某种事物的好坏总有一个主观看法和评价，在条件不变的情况下，这种看法一般不会改变。

当然，价值观作为人们对自身生活意义的反思和追求，既相对稳定，同时又会随着环境、社会经验积累、知识增长等变化而发生改变。

3. 具有社会性与群体性　群体活动性是人的社会属性，在一个群体内个人的价值观会相互影响，并趋于一致，而不同群体间的价值观则差异较大。但当一个群体内人员更替和环境改变时，群体价值观也会发生变化。传统价值观会不断受到新价值观的挑战，呈现出新的价值观逐步取代传统价值观的趋势。

二、患者价值观与医生价值观

（一）患者价值观及其特点

患者作为一个特殊群体，任何人在生病就医的那一刻就进入患者群体，而在个人一生中或多或少都要生病就医，甚至出生、死亡都可能在医院经历，只要前来就诊，就会成为患者群体的一员。鉴于患者来自五湖四海，家庭环境、受教育程度、经济状况和心理素质各不相同，这个特殊群体的复杂性和多样性决定了患者价值观（patients' beliefs and preferences）有其独有的特点。

1. 个体差异性　由于患者的先天条件和后天的人生阅历不尽相同，每个患者都有自己的价值观和价值观体系。不同背景、不同受教育程度、不同职业、不同阶层、不同经济条件的患者，价值观不同，即使先天条件和后天环境相同，患者价值观和价值观体系也存在个体差异，对同样的医疗行为和决策可能持不同态度。如个人的知识水平和成长经历不同，对疾病症状、体征和诊断的认知与看法不尽相同。像一个目睹过亲人死于乳腺癌的疑似患者，当发现乳腺有包块后，反应会很强烈，甚至产生焦虑、惶恐不安等负面情绪，而那些患纤维性乳腺病且不熟悉乳腺癌病史的患者则会很从容淡定。再如出现"胸痛"症状患者，反应也会因人而异，有些人基于过去的经验会认为是"心脏病"发作，需要马上就医，而有些人则认为仅仅是消化不良的表现而已，无须小题大做。这些不同的反应与其个人的经历、受教育程度、文化背景等有关，导致患者对同一治疗方案有不同的看法和意愿。

2. 趋同性　在环境、教育的共同影响下，个人价值观随着人们认知能力的提高逐步培养而形成。价值观一旦形成，便会呈现相对稳定性和持久性。然而，患者价值观往往具有趋同性。无论何种背景的患者，其认知水平如何，一旦罹患疾病、成为患者群体的一员后，都有共同的追求目标，即获得安全、有效、合理的治疗，尽快痊愈，早日脱离患者群体、回归社会。

3. 易变性　在罹患疾病的同时，患者要承受来自工作、经济、家庭等多方压力；在就医过程中受到就医环境、医护人员、患者之间的影响；在诊疗过程中接受各种检查和治疗手段，特别是有创的检查治疗带来的伤害。这些压力、影响和伤害都可能改变患者价值观，认为患者花钱是买罪受，既要花钱又要受罪。特别是当处于消极心理状态时，患者决定会出现偏差，甚至错误决定。因此，正确理解患者价值观和意愿的形成原因及影响因素，加以正确引导，将有助于改善医患关系和提高患者依从性。

鉴于患者价值观具有"教育获得"特点，随着环境的改变、经验的积累、医学知识的增长，会潜移默化地改变患者价值观。临床医生应主动与患者深入交流，讲解医学专业知识，引导患者形成积极向上的健康价值观。医生的职责不仅是利用自己的专业知识、技能来救治患者，同时应给予患者更多的人文关怀，这种关爱既可增强患者的信心和对医生的信任感、促进患者尽快康复，又可正确引导患者的价值观及意愿。

（二）患者价值观的测量与评价

鉴于价值观属于概念较为宽泛抽象的主观指标，加之测量方法研究很少，测量和评价的难度较大。在循证临床实践中常用问卷调查法和面对面访谈法。

1. **问卷调查** 问卷调查法，顾名思义，就是事先根据调查目的和调查对象，围绕有重要意义的问题设计一份调查问卷。内容包括一般性条目和特异性条目，条目数一般不超过 30 个，以闭合式条目居多。由于测量条目属于主观性指标，正式调查前一般要进行预调查，考核调查问卷的信度和效度。对患者群体的问卷调查，有助于了解该患者群体的主观意愿，进而有针对性地制订医疗方案、临床决策。

2. **访谈** 俗话讲"久病成良医"，患者对自身疾病的体验、所处社会环境、行为习惯、价值取向、选择偏好和对风险的态度，各有不同，甚至心中早有多种不同的选择方案。

对临床医生而言，针对典型问题进行深入访谈，是获得患者价值观的简便易行方法，适用于探知个体患者的价值取向及其强度。选择恰当时机与患者直接交流，告知患者有关治疗费用、利弊、并发症及每种治疗方案预期后果等方面的信息，真正做到知情同意。例如，心房颤动是一种复杂的心律失常，往往有较高的血栓形成风险，是否进行抗凝治疗？告知房颤患者若服用华法林，次年发生脑卒中的可能性会从 2% 降至 1%，但要持续监测抗凝效果，同时面临活动受限、容易发生轻度出血、严重胃肠道出血风险增加 1% 等一系列问题。对此，老年患者会认为"发生脑卒中对我是最坏的事，我并不在乎服用华法林、做血液检查等，虽然可能发生胃肠道出血，但很快就会恢复，因此我愿意选择服用华法林"；而中年患者则不愿接受复杂烦琐的华法林抗凝，也不愿意服用较为昂贵的新型口服抗凝药，反而向医生提出"左心耳封堵术"。他认为"左心耳是心房颤动血栓形成的策源地，封堵了左心耳后，将无须抗凝，既避免了栓塞，又无出血之虞"。

因此，在与患者访谈时，临床医生要充分听取患者的感受、体验和意愿，同时注意观察患者的反应及其陈述理由，以充分把握患者的价值取向。

（三）医生价值观及其特点

医生同样有价值观，有两个特点：①差异性。医生在从医之前也有价值观形成的背景因素，尽管教育背景和职业相同，但不同家庭成长环境、工作环境和社会环境仍影响医生价值观的形成，导致差异性。②趋同性。在学习成长过程中，每位医生都接受了系统教育和专业培训，除了医学专业知识，准医生还接受医学伦理学、医学心理学、人文关怀等教育。从医后还要继续学习，追求医疗技术和水平不断进步、实现个人价值，但同时又有来自各种临床问题的困扰以及来自患者及家属负面情绪的压力。这些职业追求和承受压力的相似性，使得医生的价值观又趋于相似。

（四）医患价值观的协调统一

患者与医生立场与视角不同，个体价值观形成的背景各异，医患价值观需要协调统一。如 Devereaux 等对 63 名医生和 61 名患者进行了问卷调查，其中一个问题是："假如服用华法林可以在 100 名患者中预防 8 次脑卒中事件（4 次小卒中，4 次大卒中）发生，但代价是有可能出现严重消化道出血事件，在 100 名患者中出现多少例严重的消化道出血事件，您仍愿意服用华法林"？调查结果表明，医生与患者的回答截然不同。相对于医生回答的多种多样，患者的答案则比较集中，多数患者愿冒 2% 出血风险换取 8% 脑卒中风险的下降。尽管患者的价值观和意愿存在较大差异，但愿意以更低出血风险来降低 8% 脑卒中风险的患者仍占少数。这些结果表明为了实现医患共同决策，首先确保临床决策符合患者的价值观和意愿，进而实现医患价值观协调一致。

在疾病诊疗问题上，医患双方有着共同的目标：即战胜"疾病"。循证临床实践中医患双方应相向而行、换位思考。既要考量双方的价值诉求，又要以医学的最终目的为基础和前提，体现目的性与价值性的统一，即医生与患者共同面对战胜疾病、促进健康、延长寿命的目标，两者在目标、利益、理想等方面相同，医患双方的价值观本质上是一致的。

第二节　患者价值观与医患沟通实践

医患沟通对医患双方都十分重要。在医疗工作中医患双方围绕诊疗、服务、健康、心理和社会等相关因素,进行全方位、多途径交流,继而双方达成共识并建立信任合作关系,为患者提供优质的医疗服务,实现维护健康、促进医学发展之宗旨。

一、医患沟通的意义

(一)帮助医生全面掌握患者病史信息,提高诊治效率

病史是诊断最重要的依据,接诊患者时,融洽的沟通气氛,快速建立医患之间的相互信任,患者愿意将各种信息,甚至是隐私问题告诉医生,全面准确的病史信息有助于准确临床推断,作出正确诊断、制定合理治疗方案。同时,和谐的医患沟通能帮助医生了解患者病情变化、及时调整诊治措施,进而促进临床转归。

(二)提升患者对医疗活动的满意度,疏导不良情绪

面对未知的疾病,患者的情绪反应通常会表现出焦虑、紧张、恐惧等。与患者面对面交流,倾听他们的诉求,然后给予安慰和鼓励,耐心向患者解释疾病和诊治措施,让患者参与医疗决策。良好的医患沟通可帮助患者纾解不良情绪、获得最大程度的理解和支持,提高他们对医疗服务的满意度。

(三)增加医务人员职业成就感,塑造良好职业形象

从事高风险、高强度医疗工作会给医生带来巨大的精神压力和情感透支。通过良好的沟通能力,医生既可以帮助患者改善疾病状况,同时又获得成就感和自信心;相反,沟通不畅,既影响医疗工作,又会感到压抑和沮丧。

同时以患者为中心,加强医患沟通,建立良好的医患关系,有助于患者及家属了解医疗技术的局限性和风险性,增加对医务人员的理解和信任,减少医疗纠纷发生。倘若医生因工作繁忙而忽略了与患者的沟通,交流不畅,随之而来的是患者或家属的误解或抱怨,若不能及时化解,医疗诉讼可能会随时发生。

二、医患沟通的特点

医患沟通是有明确目标的医疗活动,旨在使医患双方对疾病诊疗达成共识。医患沟通不同于一般意义上的聊天或交谈,有三个显著特点。

(一)医生为主导

医患沟通本身是一项重要医疗工作,是医生获取病史、传递信息、共同决策与人文关怀的主要途径,也是实施诊疗措施的关键举措。医患沟通是以医生为主导、医患相互配合的交流活动,事先应计划好医患沟通的内容和方式,沟通时根据患者的反馈把控时间、效率和效果。

(二)心理学特点

认知、情感与意志(简称知、情、意)是医患沟通中的基本心理要素。在初次接诊时,通过望、闻、问、切等手段了解到患者哪里不舒服或疼痛,这就是感觉和知觉;在诊断过程中,根据患者主诉、体征和检查数据,形成初步诊断,这就是记忆;在后续诊断推理过程中,基于所掌握的各种资料和知识储备进行分析和综合,推断患者最大可能患什么病,是否需要进一步检查以获得诊断依据,这一过程就是思维;当感知的事物不在眼前,医生需要在头脑中再现该事物的形象,就形成了表象和想象。

患者得到正确救治并痊愈出院,医生实现了自我价值,会产生获得感、成就感和满足感等积极情绪。相反,给医患双方带来的只会是负面体验和消极情绪。对于医生而言,无论是处理疑难杂症,还是化解医患纠纷,心理素质要过硬,凭借坚定的意志、正确的动机、果断的行动去战胜各种困难。因此,以知、情、意共同构成的心理基础,在医患沟通中会潜移默化地发挥着重要作用。

（三）以伦理道德为基础

医患沟通本质上是建立在伦理道德基础上的人际交往和沟通交流。伦理是在人际交往中共同遵循的行为准则、规范。医学首先是"仁学"，其次才是技术。只有具备仁爱之心，才能真正为广大病患解除痛苦。医生要主动关怀和积极沟通，建立起医患间信任的桥梁，尽量避免医患关系紧张、矛盾和冲突。医生只有具备了强烈的人道意识、责任意识和尊重意识，才会赢得患者信任，医患沟通就会"水到渠成"。

三、医患沟通的宗旨

在与患者沟通及医疗决策时应遵循循证原则，以提高沟通效率及沟通质量。

（一）构建和谐医患关系

随着社会的进步和法制的健全，患者在寻求疾病诊治的过程中融入了更多的心理、精神因素及对环境要求的主动行为，越来越重视自己应享有的权利，自我保护意识也逐渐增强。我国《宪法》《民法典》等法律指出，患者拥有疾病获得救治服务的权利，有受到尊重、公正、无伤害获取医疗服务的权利，有知情同意的权利，有保密权和隐私权等。

近年来，患者获知疾病信息的欲望更加强烈，对疾病预后和未来生活质量的要求相应提高。沟通中务必尊重患者，给予患者充分的知情权和决策权，特别是当疾病或治疗方案影响患者生活质量，或当治疗措施存在伤害和不良反应的风险时，让患者参与临床决策，理解疾病的发生发展和相关临床指南建议，可大幅降低医患双方因信息不对称而造成的误解和矛盾，提升对医生的信任和满意度，共建和谐的医患关系。

（二）传递循证医学理念

将循证医学理念融入医患沟通的每一个细节，医生需要掌握第一手临床证据，减少对主观经验的依赖。近年来，由各专业学会/行业协会纷纷发布了常见疾病临床实践指南，针对某一种疾病提供明确清晰的诊疗推荐意见。指南的制订正是循证医学实践的过程，围绕循证问题，检索、评价、整合证据，最后形成诊治推荐意见，进而将最新最佳且有临床价值的研究结果推向临床。

医生在制定诊疗方案前，先查阅相关的临床指南，进而与患者沟通，主动告知临床指南的有关建议，阐明指南的科学性与权威性，再结合医生的经验和患者价值观权衡后，形成循证决策。

（三）以患者为中心促进医患共同决策

新医学模式实现了以"疾病"为中心到以"患者"为中心的转变，要求医患共同决策，具体举措包括：让患者充分知晓疾病信息，积极参与临床决策；及时回应患者的需求和期许；鼓励患者及家属反馈信息并耐心听取他们的诉求；向患者及家属提供咨询和帮助；保护患者隐私，维护其尊严；当突发病情变化或不良反应时及时直言相告。对于患者作出的重要决策，医生需要给予理解，这不仅表现出以人为本的临床关爱，还能赢得患者对医疗决策的支持和肯定。同时医生付出时间、关爱与患者充分沟通，得到患者积极反馈，也利于下一项临床决策的顺利实施，形成医患沟通与共同决策之间的良性循环。

四、医患沟通的类别

日常医疗工作中每项诊疗活动的顺利实施都离不开有效的医患沟通。由于临床工作情境复杂多变，医生应以患者为中心，按照循证医学原则，灵活运用沟通技巧，实现不同场景下的医患共同决策。

（一）接诊患者的医患沟通

1. 门诊接诊的医患沟通 门诊患者来自社会各阶层，对疾病的认知程度和就医需求存在明显差异。因此，问诊前医生需要简单询问患者身份背景信息，利于医生以最通俗的语言将信息传达给患者，同时根据患者的生活和经济状况提出循证建议，与其共同制定出个体化诊疗决策。

鉴于门诊患者人数多，诊疗工作繁重，每位患者的就诊时间有限。医生要在短时间内完成从问诊、体格检查、阅读既往资料、分析病情、提出诊治意见,到与患者共同决策的诊治流程,期间还要安慰和鼓励患者,因此,医生需要根据患者的病情、情绪和认知水平安排个体化接诊时间,以提高效率。比如,对于疑似诊断患者,问诊时仔细寻找可能遗漏的细节,同时说明疾病不典型症状可能干扰诊断;对于紧张焦虑的患者,除了传递循证医学知识外,重点是多安慰和鼓励患者;对于较高认知水平的患者,可直接提出主要的诊治意见并简要说明依据;对于老年患者,需要放慢语速,多用打比方、举例子的方式来解释循证意见,重点内容还需反复强调。尽管时间分配有所不同,与每位患者沟通后医生都需要询问反馈,确保患者理解并获得准确的诊疗信息。

2. 急诊接诊的医患沟通　急诊患者多为急危重患者,起病急、病情重、变化快,要求医生评估快速准确,根据病情作出正确判断,对需急救的患者立即积极施救;同时简明、清晰告知家属的危急状况,维持生命体征为首要任务,获得家属的理解和配合,还要安抚家属恐惧、焦虑情绪,避免过激行为干扰医生施救。

经过病情判断和紧急救治后,医生需在相对安静的环境与家属沟通,仔细询问发病经过和既往病史,并结合当前诊治进行解释、说明,若预后不良应直言告知,且讲解清楚从目前患者状况如何演变成为不良结局的过程,这样会让家属更容易接受,避免仅简单表示患者存在生命危险,让家属感觉医生夸大其词而产生怀疑和情绪不满。

3. 病房接诊的医患沟通　住院患者通常是诊断不清或治疗效果不佳的患者,需要一段时间诊治。先耐心细致进行自我介绍与病区环境介绍,然后介绍管床医疗小组的日常查房安排,让患者及家属熟悉病房的工作流程,既体现医生对患者的尊重,又表现出医生对诊疗工作的自信和病房管理规范、有序,大大增强患者及家属对医生和医院的信任和满意度,好的第一印象将有利于后续医疗工作的顺利开展。

对于尚未明确诊断的患者,入院后首要工作就是完善检查以明确诊断。经过详细询问病史和体格检查,管床医疗小组讨论、分析每位患者的病情,收集循证指南依据以及既往收治患者的诊治经验,整理出对诊断帮助最大的相关检查,与患者或家属进行一次正式沟通。谈话空间相对安静、私密,既可保护患者隐私,还可避免其他人员的干扰。安静的环境利于医生观察患者的情绪波动,也有助于患者对诊治意见作出理性判断。

对于诊断明确的患者,其住院原因通常是治疗效果不佳或接受进一步治疗,因此接诊医生的工作重点通常在仔细收集既往病史,查看患者的诊治过程与循证指南的符合度,寻找是否有疏忽和遗漏的诊治细节,再次确认诊断,必要时修正诊断。沟通时,接诊医生需要向患者重点分析和解释既往治疗效果不佳的可能原因,告知下一步诊疗措施和医生意见,让患者参与决策。由于诊疗过程波折,患者难免紧张和焦虑,接诊医生更要耐心倾听,多给予患者安慰和鼓励。

（二）特殊诊疗的医患沟通

1. 特殊检查的沟通　特殊检查一般涉及有创或者费用昂贵的检查,如纤维支气管镜检查、冠脉造影、磁共振、PET-CT（正电子发射计算机断层显像）等。针对有创检查的沟通,医生首先要根据循证指南的意见明确该项检查的适应证、禁忌证、注意事项,然后结合该项检查的敏感性、特异性、准确性及对患者的诊断价值进行合理选择。若是必要的检查,或检查结果是诊断的"金标准",则重点向患者及家属解释检查的意义,同时说明有创检查可能出现的不适以及出现概率,并告知针对不良反应都有规范的处理措施,让患者能理智权衡利弊,尽量接受和配合该项检查。针对费用昂贵的检查,医生同样首先明确检查的目的和意义,向患者解释检查的必要性和无法替代性,说明缺少关键检查,可能存在误诊和错失治疗良机的风险,帮助患者进行取舍。选择辅助检查时,医生应严格把握适应证、禁忌证与检查时机,明确该项检查的敏感性、特异性和准确性,还需强调检查结果存在假阳性与假阴性的可能。

2. 特殊操作的沟通　特殊操作通常是有创且风险较高的操作,如脏器穿刺活检、心包穿刺术等。对于这类操作,医生仍需从循证指南入手,向患者及家属说明该项操作的目的和价值,不回避操作风险,告知操作人员的熟练程度以及不良事件的应对措施,但要强调操作人员会遵循操作规范,尽量减少风险,最大程度争取患者的配合。

3. 特殊治疗的沟通   特殊治疗一般包括肿瘤的放化疗、激素使用等不良反应多或治疗周期长的治疗。选择特殊治疗时应遵循"最佳证据""临床经验"及"患者价值观"三结合原则。医患沟通要点主要集中在治疗的有效性、安全性、经济性、方便性等方面利弊权衡。任何治疗方案都有利有弊,循证决策需遵循利大于弊原则。有多种治疗方案时,医生需要向患者解释清楚每一种治疗的优先等级、副作用和不良反应,并指出循证依据,做到有理有据、清晰明了,让患者的决策更恰当、更果断。

(三)术前医患沟通(术前谈话)

对患者而言,任何手术都是高风险的操作,患者难免出现恐惧、焦虑和担忧。术前谈话是外科医生的职责与己任,也是对患者负责和尊重的根本体现。如何纾解患者紧张情绪、争取患者最大程度地配合,手术医生需要正式与患者和家属进行一次术前沟通,内容包括手术适应证、手术方案、预期效果、手术费用、术后并发症和可能出现的意外事件等。

谈话医生首先站在患者立场,用通俗易懂的语言讲解手术的必要性和危险性,尽量让患者和家属理解若不手术会产生的不良后果,告知过程中医生要不断鼓励患者,减压和舒缓患者的情绪,使其充分知情同意。

特别是对"手术可能发生什么危险,手术会存在哪些个体差异和解剖变异"等可能导致手术意外及其补救措施等重点内容需要反复强调。在与患者家属谈话时,应了解家属与患者的关系及其家庭成员的构成。一般来说,术前谈话需要患者配偶或直系亲属(如患者父母、子女)参加。面对每位亲属关于手术的疑问,医生务必做到有问必答和耐心解释,特别是手术面临的各种风险和术后可能的残存症状,然后请家属们统一意见、共同决定,避免任何误解或意见不统一而产生医疗纠纷。

(四)病重病危及病情恶化的医患沟通

患者病情危重会给家属带来严重的精神压力,包括恐惧、担忧、焦虑和紧张等,在情绪不稳定时沟通病情,家属可能出现不理解、不接受的表现,甚至怀疑医生救治不当或延误,出现过激行为。对此,主治医生沟通时应本着"同理心"、将心比心,做好情感铺垫,沉着冷静、放慢语速,表达对家属理解并给予安慰。同时阐明医患双方努力方向和目标一致,即"都希望患者能够恢复健康";强调诊疗过程符合循证指南的意见,且每一步处理都已和家属达成共识。同时耐心倾听反馈也至关重要,家属的倾诉过程其实也是释放不良情绪和压力的过程,可让家属情绪相对稳定、恢复理智。接下来医生要着重解释患者的病情演变过程,以及期间医疗团队的尽心尽力。沟通中可以适当停顿,有助于家属平缓情绪、冷静思考。倘若患者病情无法逆转或濒临死亡,家属会出现低落、抑郁、悲痛情绪,此时可以选择相对冷静的亲属单独沟通,陈述尽管做了足够努力、患者病情仍无法逆转的事实,以及目前抢救治疗的价值,尽量赢得家属理解与接受。更为重要的是,医患双方应本着尊重生命和敬畏生命的态度,对患者后续抢救措施共同决策,以不再增加患者痛苦为原则,保留患者最后的尊严。参见本书第十七章。

(五)如何告知坏消息

常见的坏消息包括恶性肿瘤的诊断、复发、转移,以及治疗方案失败等等。如何告知坏消息是所有医务人员应具备的基本功,包括沟通前准备和一系列后续措施等。沟通前的准备不仅包括坏消息本身,还应熟悉患者的情况,营造良好沟通氛围和环境,同时医生还要调整好心态等。沟通时,医生需要了解患者的获知现况、选择告知方式、尽量让患者在有一定心理准备下获悉坏消息。

1. 坏消息告知过程

(1)准备阶段:医生需要提前准备,选择合适的时机,并用正确方式告知坏消息。患者一旦得知关于疾病的坏消息可能出现两种极端情绪反应,有些患者精神会受到严重打击、心理崩溃甚至马上考虑到"死亡",另一些患者则不认可、拒绝接受。

一般由管床医疗组组长或责任医师向患者告知坏消息,医疗组其他医生和责任护士也可一同参与。沟通前,医生应理清思路,整理好资料,对患者可能出现的情绪反应及可能被询问的问题等做好预案。沟通前应安排好工作,预留足够的沟通时间,同时选择安静、私密的谈话空间,以保护患者的隐私。

(2)沟通阶段:告知坏消息尚无通用的沟通方式。在充分了解患者知晓情况和期望值的基础上灵活调整沟通方式,如果患者预期盲目乐观,那么医生要以更加委婉的方式告知;如果患者已有充分的思想准备,那就平铺直叙。

在谈话间里,医生应着装干净整洁,办公桌上备好相关资料,邀请患者进入房间。因涉及隐私,医生需尊重患者是否同意家属参与的意愿。沟通时医生需选择合适的表情、姿势、动作和语气语调,从已知的病情说起,并询问患方对病情的熟知程度,解释患者的疑问。交流中医生仔细观察患者的情绪反应,并通过安慰或鼓励等稳定患者情绪后,诚恳告知检查报告提示不良疾病的事实,然后保持停顿,观察患者的反应,必要时提供一张纸巾或者一杯温水。待患者情绪逐渐平稳,则鼓励患者正确面对疾病,并告知后续循证指南建议的诊疗措施,分析各种治疗手段的利弊,让患者参与决策、共同制定个体化的治疗方案。

(3)结束阶段:共同决策后,医生需对整个沟通过程进行总结。同时医生一定多鼓励、多帮助患者调整心态,给予患者更多的情感支持和人文关怀,患者积极向上的良好情绪将有利于提升其治疗效果。

2. 告知坏消息的沟通模型　对于"如何告知坏消息",目前国际上有两种沟通模型用来培训临床医护人员。

一是由美国 Walter Baile 医生提出的 SPIKES 模型:①设置沟通场景;②了解患者对疾病的认知;③明确患者对信息的需求;④给患者提供医疗信息和知识;⑤对患者情绪反应作出恰当回应;⑥及时总结。

二是由日本 Fujimori 医生等提出的 SHARE 模型:①告知坏消息要有支持的环境,包括人物[患者和/或家属在场、时间(沟通时间充分)、空间(设立安静、私密、不被打扰的空间)];②告知坏消息分四步,起(准备并开始面谈)、承(告知坏消息)、转(讨论治疗及应对策略)、合(总结面谈);③提供附加信息。在尽量提供患者希望了解的信息同时,鼓励患者提出问题、说出困惑,给予针对性的解答,及时评估患者对信息的接受程度,找出认知偏差,予以正向引导;④给患者适当的安慰和情感支持。介绍目前疾病治疗研究的有效进展以及成功案例,并承诺医护团队一定会尽心尽力,给患者提供希望,激发其与病魔作斗争的勇气。同时关注患者和家属的情绪反应,鼓励表达情感,允许其适当发泄,给予心理上的认同、支持。

总之,沟通技巧不是与生俱来的,每位医生成长过程中都要接受系统的沟通技巧训练,以掌握基本的沟通方法。如直接询问患者的观点、讨论患者的期许,多用开放式的问题以及避免打断患者讲话等技巧,这些策略均可让患者乐于分享自己的观点,减少信息不对称。此外,医生在向患者提供信息、消除担忧、强化认知的同时,适度的情感表达(如人文关怀、同理心、"润物细无声"式说服等)也有助于改善沟通效果。因此,在尊重患者价值观和意愿的基础上,医生熟练运用沟通技巧,有效传递信息,加大情感投入和人文关怀,共同决策,以促进循证实践目标的真正实现。

第三节　患者价值观与循证决策

一、患者价值观在循证医学实践中的作用和价值

循证医学强调在临床实践中任何医疗决策的形成均应遵循最佳最新证据,同时结合医生的专业经验以及患者主观意愿,方能取得最佳的医疗服务效果。从患者利益出发,充分尊重患者的价值观和意愿,即患者在充分知情的情况下,参与医疗决策,对疾病的诊治方案作出选择,这是实践循证医学的必然要求。

在一些发达国家,患者价值观及意愿已纳入循证临床实践优先考虑的范畴。鉴于患者个体之间价值观及意愿千差万别,一些有证据支持的临床决策可能并不一定适用于所有就诊患者。临床决策或方案应因地制宜、精准决策。

长期以来,医患双方缺乏足够的信任和沟通一直是医患关系紧张、纠纷不断的成因。一方面由于疾病压力与长期患病带来的各种问题,患者价值观会发生改变,出现"病态性"求医,如无论大病小病,都盲目涌向"大医院",不管是否需要,就要求上"大处方、大检查"等;另一方面,临床医生长期处于超负荷工作状态,每天疲于应对患者,与患者沟通交流的时间十分有限,一旦医患双方不能形成共识,误解、争议或纠纷就会产生。因此,医生要主动与患者交流与沟通,了解患者的价值观及意愿,既可体现尊重患者,改善医患关系,构建和谐诊疗环境,又可提高患者治疗依从性,提高诊疗效果,改善预后,实现"医患双赢"。

二、患者价值观及意愿应融入临床决策

(一)患者价值观及意愿融入临床决策的必要性

随着社会的发展和时代的进步,患者维权意识和参与意识越来越强烈,医患共同决策成大势所趋。将患者价值观及意愿融入临床决策一般分3步进行:①信息对称化(如有关候选诊疗方案的利弊应充分告知患者);②知晓患者的价值观和意愿(了解患者对诊治方案及其后果所持有的价值观);③共同决策。个体患者在共同决策过程中的需求、选择、介入程度可能不尽相同,其话语权有所变化。如一些患者在了解所有可获得信息后,自己决策,临床医生的角色仅是信息的提供者;一些患者尽管了解所有可获得的信息,但还是希望医生做最后的决策;还有一些患者则希望医患双方共同决策。鉴于医患间价值观可能存在本质区别,加之患者间的价值观也差异明显,决定了共同决策的挑战性。无论是医生决策、患者知情决策或医患双方共同决策,临床医生都必须充分了解患者对诊治方案及其结果预期的价值观,通过交流和沟通、正确引导患者的选择。

鉴于医疗活动本身强烈的专业性和复杂多变性,特别是在医患信息不对称的情况下,应尽量做到沟通流畅、知情同意充分、共同决策和谐,以更好地提供优质医疗服务,切实保障患者的权益。其中信息对称是关键,为此:①患者应了解疾病病因、危险因素及预防措施;②患者应充分理解诊治措施的潜在风险、预期效果、替代方案及其不确定性;③患者有足够的时间和机会权衡利弊;④信息沟通应在平等、愉快、融洽的气氛中进行。

(二)患者价值观及意愿融入临床决策的基本路径

患者价值观及意愿融入临床决策的基本过程,也就是个体化循证实践过程。首先患者前往医院就医,临床医生通过医疗行为掌握患者具体情况,寻找最佳证据,然后与患者进行沟通和深入交流,了解其意愿、取得其同意,共同作出相对科学又切实可行的临床决策(图10-1)。

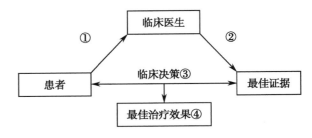

最佳治疗效果是医患双方共同追求的最终目标,取决于决策是否科学,而科学决策依赖于最佳证据、医生诊疗水平和患者意愿的良性循环水平与融合程度。其中患者价值观很重要,有时在循证医学实践中甚至起决定作用,持有不同价值观的患者可能采取完全不同的行为,从而影响医疗决策及医疗效果。

图 10-1　临床决策示意图

将患者价值观及意愿融入临床决策的难度较大,需要一定的技巧。Quill 等提出五步框架法来平衡"基于证据的"和"基于意愿的"方案之间的关系,进而确定最优方案。基于意愿的方案是根据患者和家属对诊疗获益、负担大小和安全性来确定诊治方案及其治疗目标的医疗决策。这种评估需要临床医生全面掌握和科学评价现有的医学证据,并如实传达给患者和家属。临床医生还要充分了解

患者及家属的价值观和意愿。最后,医生、患者和家属整合两种类型的信息,形成最佳的诊疗决定。具体五大步骤分述如下。

1. 第一步是临床医生提供循证诊疗方案　成立由主治医生、患者及其家属或朋友等共同组成的诊疗小组。临床医生负责提供有关适用于患者疾病的诊疗方案及候选方案的利弊证据。

如一名 55 岁乳腺癌妇女,肿瘤大小 1.5cm,无淋巴结转移,雌激素受体检测为阳性,现有化疗或不化疗两种方案可供患者选择,其中化疗方案又分两种情况:他莫昔芬与环磷酰胺、氨甲蝶呤和氟尿嘧啶(CMF)组合或多柔比星与环磷酰胺(AC)组合化疗。为此,在患者就诊的加拿大安大略省 Hamilton 癌症治疗与研究中心,组成了一个治疗小组,首先向患者提供了一份临床决策利弊一览表(表 10-1),让她带回家后与家人商量是否进行化疗。

表 10-1　临床决策利弊一览表

选择	具体方案	弊(副作用)	结局
不化疗	1. 定期到医院复查 (1)体检 (2)采血 2. 每年一次乳房 X 线检查 3. 其他检查酌情考虑	无	无癌生存率 85%(复发率 15%)
化疗	1. 化疗方案 (1)注射和口服 2~3 种化疗药物 (2)重复 4~6 个疗程:每个疗程持续 4~6 周,间隔 2~3 周后进入下个疗程 (3)3~6 个月结束所有疗程 2. 化疗结束后处理 (1)定期到医院复查 ①体检 ②采血 (2)每年一次乳房 X 线检查 (3)其他检查酌情考虑	1. 乏力 2. 全身毛发脱落或稀疏 3. 恶心或呕吐 4. 体重增加 5. 情绪低落 6. 腹泻或便秘 7. 红细胞计数偏低 8. 院内继发感染 9. 血栓 10. 白血病(罕发) 11. 心脏受损(罕见)	无癌生存率 90%(复发率 10%)

2. 第二步是共享信息和专业知识　临床医生首先应与患者及家属进行沟通和交流,让他们对疾病及病情严重程度、化疗方案、不同治疗方案的预后等有充分了解,同时要确保他们的理解与医生一致,不会出现偏差。进而临床医生应明确患者的目的、价值观和意愿选择,以及谁是有“话语权”的决策者。医生需要充分尊重患者的价值观和主观意愿,当然,价值观可能涉及的范畴很广,不仅包括患者对积极化疗或者姑息疗法的倾向选择,还可能包括是非观或人生观等。要注意双向信息共享。如患者在患病以后,总会或多或少获得一些感悟,包括对健康的理解、疾病的认识和治疗的预期等,形成患者自己固有的观点和看法,临床医生在给患者讲解有关专业知识和证据信息时,应首先辨析患者的观点和看法哪些是正确的,哪些是错误的。如一位长期服用阿司匹林的脑卒中患者,在胃部出现不适、有烧灼感后,前来就医,经检查发现他患上消化性溃疡。医生建议患者停用阿司匹林。但患者却认为停用阿司匹林后,血压会升高,有罹患高血压的风险。他给出的依据是:高血压是由于血液“太黏稠”造成的,而阿司匹林恰恰可以稀释血液,因此,服用阿司匹林就可以预防高血压,他目前的血压正常正是得益于数年坚持服用阿司匹林的结果。显然该患者的看法是不正确的,临床医生应有针对性地加以纠正,正确引导患者的价值观及意愿。首先结合循证问题,将所有候选方案及其利弊一一列出,尽可能为患者提供有关治疗费用、利弊、并发症及结果预期等方面的信息,有助于患者作出正确选择。临床医生在讲解时,不仅要让患者了解医学专业知识的科学性和先进性,而且要让其了解医疗过程的复杂性、医学技术的风险性、医疗结局的不确定性。对大多数药物的效果,不能期望过高。临床医生尽可能为患者提供疾病及诊治相关的准确信息,与患者共同分析、深入交流,充分了解患者的意

愿,引导患者作出合理选择。

3. 第三步是严格评价证据,确定可能会影响决策的偏倚因素　这些偏倚可来自患者、医生或医疗服务系统。患者的人格会左右决策方案的选择,乐观向上或自信满满的患者更容易选择化疗,而悲观或相信宿命的患者可能会放弃化疗。有时医生为劝说患者的知情同意或有学术/经济利益冲突,要切忌人为地回避疾病负担和治疗失败的比率,即使化疗弊大于利,也应如实告知患者化疗成功的概率以及潜在获益等。如果临床医生、患者或家属对是否进行高风险干预的看法不一致或者不确定时,应留给患者和家属足够的时间考虑,必要时进行第二轮深入交流。

4. 第四步是基于证据和患者意愿,由临床医生提出建议并形成最终决策　当医生提出的建议与患者价值观及意愿相符时,就可形成决策,予以实施;当医生的治疗方案不符合患者的价值观和意愿时,如:①临床证据不充分、证据级别偏低,还不足以支持该治疗方案;②患者及家属方面的原因,如患者和家属对治疗方案的了解有限,患者还不完全清楚自己选择方案以及所放弃的方案,或者家属不接受患者所作出的决定。

特别是当患者拒绝了临床医生认为合理而有益的医疗方案时,美国健康伦理委员会建议临床医生应评价患者是否完全具备判断能力,标准如下:①患者能独立参与交流并作出选择;②患者必须能够清楚所作出的医疗决定;③患者必须充分知情同意,即患者清楚地知道选择不同的治疗会出现不同的结果;④患者必须能够理智评价有关信息和比较不同的选择。

5. 第五步是过程评估与效果评估　评估包括患者是否了解治疗方案和预后以及理解程度,患者的价值观和意愿在最终建议中所占的比重,患者的实际效果如何等。让患者充分了解医生的专业知识和医学建议,尊重患者的价值观和意愿,给予患者及家属行使医疗决策的权利,患者所收获的要超过医疗干预本身。参见本书第十三章。

三、急诊情况下的临床决策

在急诊情况下,临床医生拥有优先决策权。当一位患者急诊就医时,临床医生必须对患者进行紧急处理,因没有时间交流和沟通,患者的价值观与意愿可不融入临床决策。虽然患者拥有自主权、知情同意或拒绝治疗等权利,而临床医生同样拥有自主和医疗权,并要信守仁爱、不伤害、公益等伦理原则。其中,仁爱原则是指医疗人员应怀有仁爱之心,以最大限度地增进患者福祉、减少伤害的基本操守。基于此原则,急救医生会一心为了医学仁爱而违背患者意愿、去执行其认为对患者有利的医疗活动,在这里患者被动接受的前提是生命受到威胁,需要及时保护,即使有部分患者反对,在这样的紧急情况下,抢救生命是第一位的,临床医生拥有优先决策权。

总之,循证临床决策的核心就是体现个体化原则。循证医学较之传统的医疗决策方法更加有效地针对个体患者开展个体化治疗,尤其注重个体患者的价值观和意愿。在将患者价值观及意愿融入临床决策的过程中,临床医生需要依次回答如下问题:①医生认为合理的治疗方案,患者是否完全认同? ②对医生提出的方案患者有无自己的看法或其他选择? ③最符合患者价值观和意愿的治疗方案是什么? ④患者期望值如何? 候选方案能达到患者期望值吗? 回答这些问题对正确运用循证方法将患者价值观/意愿融入临床决策是大有帮助的。

(黄亚玲)

思考题

1. 当出现误诊或医疗差错时,你觉得该如何与患者或家属进行沟通?
2. 当医生价值观与患者价值观不一致时,该如何实现医患共同决策?

第十一章
证据综合与 GRADE 系统

要点

1. 证据综合基本步骤与方法。
2. GRADE 证据分级评价系统。

循证医学实践中,针对某一待循证问题,获取的证据数量可能不止一个且类别多种多样。既有原始研究证据,也有二次研究证据;既有高级别、强推荐证据,也有低级别、弱推荐证据;既有有效性证据,还有安全性、经济性评价证据。需要对这些证据加以整合后,方能应用于循证医学实践。

第一节　证据综合

证据综合包括:初筛证据与绘制证据一览表、严格评价候选证据和综合评价等基本步骤。

一、证据初筛与证据一览表

将循证问题按照 PICO 进行分解,制定检索策略,全面系统检索相关证据。根据检索结果和事先设定的纳入与排除标准初筛证据,再以证据与循证问题的相关程度及研究设计类型等绘制候选证据分布一览表(表 11-1),明确证据数量及其证据级别分布。

表 11-1　候选证据一览表

证据类型	发表时间(T)	患者(P)	干预措施(I)	对照措施(C)	结局(O)
临床实践指南					
…					
系统综述					
……					
随机对照试验					
………					

在临床实践中,相应证据级别和数量的分布一般呈金字塔状。临床实践指南数量最少、与循证问题关联程度最高,一般分布在塔尖位置。其后依次为系统综述和随机对照临床试验等。而观察性研究,如队列研究、病例对照研究、病例分析、病例报告等数量较大、级别低,一般分布在塔底。以治疗性循证问题为例,可依次寻找临床实践指南、系统综述、随机对照临床试验、非随机对照临床试验等相关证据。

二、对候选证据的严格评价

按照临床流行病学的严格评价原则和方法,合理选用评价工具,逐一对上述候选证据的内部真实性、临床重要性与适用性进行评价。鉴于临床实践指南本身就是证据的综合结果,若上述候选证据中已有现成的临床实践指南,并且利用 AGREE Ⅱ(详见本书第五章)进行评价后,若该临床实践指南的真实性、重要性和适用性等俱佳,可以考虑将其用于指导临床实践,没有必要实施下一轮的证据综合评价。若无现成的临床实践指南或质量差,需进一步考核相关系统综述的质量。若无现成系统综述或质量差,则考虑在对原始研究进行严格评价的基础上,制作系统综述(详见本书第六章)。

三、证据综合评价

参照 GRADE(grading of recommendations assessment,development and evaluation,GRADE)的步骤(图 11-1),将系统综述中原有的顺序打乱,重新构建以结局指标为证据单元和主线的证据概要表;进而围绕纳入研究的设计方案、纳入研究发生偏倚的风险大小、研究结果的一致性、间接性和精确性以及报告偏倚的可能性等评价要素,逐一评价各证据单元的质量,绘制结果汇总表或证据概要表,从而实现证据综合评价的规范化和透明化。

(一)逐一评价证据单元

若证据来源于以随机对照试验(RCT)为对象的系统综述,则 RCT 初始质量为高等级,倘若纳入的 RCT 存在偏倚风险、结果间接、精确度差且不一致、有可能选择性报告结果,则其评价质量则会由高到低、依次降级;若证据来源研究为观察性研究,则其初始质量为低等级,倘若效应显著(如反应停与海豹肢畸形队列研究的 RR 高达 175)、存在剂量效应关系、存在低估结果的混杂和偏倚时,相应证据质量等级应适当提高。

如此这般,逐一评价证据单元(结局指标),并将评价过程及结果以总结表或证据概要表的形式呈现。

(二)结果汇总

将证据单元(结局指标)按照关键性和重要性进行排序汇总,并依次将结果以相对效应量和绝对效应量的形式报告。例如二分类变量资料,提取数据包括合并 RR 值及其 95% 置信区间、基础危险率(一般以纳入研究对照组的目标事件发生率中位数计)等,进而计算出绝对危险降低率(risk difference,RD)及其 95% 置信区间。依次列出相关指标的汇总结果后,形成结果汇总表。

采用 3 类 9 级法判断结局指标的重要性。第一类(7~9 级)为临床决策必须考虑的关键且重要结局指标;第二类(4~6 级)为重要但非关键结局指标;第三类(1~3 级)为不太重要的结局指标(表 11-2)。

表 11-2   结局指标重要性分级

分级	重要性	临床决策价值及意义
9	关键且重要结局指标:7~9 级	影响决策的关键要素
8		
7		
6	重要但非关键结局指标:4~6 级	影响决策的重要但非关键因素
5		
4		
3	不重要结局指标:1~3 级	对决策者和患者影响不大的因素
2		
1		

(三)利弊综合分析

利弊综合分析就是分别将上述"有利"证据单元整合得到"利"综合结果,"有害"或"不利"证据单元同样整合得到"弊"的综合评价结果。若大多数证据质量高,则"利弊"证据综合的质量也高。

利弊综合分析时,不能只对有益证据单元进行综合评判,忽视了"有害"证据,特别是当"有害"证据单元为关键指标时,即使证据质量不高,也不能完全忽略。

（四）推荐意见及推荐强度的形成

循证临床实践中,证据能否最终用于临床决策,取决于 4 大因素:即证据综合质量、利弊综合分析结果、患者的意愿及价值取向、卫生服务资源的可及性及其经济性等。

1. 证据综合质量　综合证据的质量越高,越有可能影响临床决策。如大量高质量随机对照试验的系统综述证实了吸入甾族化合物药物能有效降低哮喘的发作频率和强度,可以强烈推荐;再如,有证据表明使用胸膜剥脱术对治疗气胸有效,但其证据质量差,仅有病例个案报告,临床上一般不作推荐。然而推荐强度并不完全依赖于证据质量的高低。如一项高质量随机对照试验的研究结果表明,自发性下肢深静脉血栓患者口服一年以上的抗凝剂能有效减少血栓事件的发生。但凭此还不能形成强推荐,缘于口服抗凝剂可能带来出血风险且增加了医疗费用和成本,利弊综合分析后形成的意见可能是弱推荐。

2. 利弊综合分析结果　利弊综合分析结果无外乎有 4 种情况,利大于弊、弊大于利、利弊相当、利弊不明确。对于前两种情况,容易作出抉择,但后两种情况,特别是当利弊尚不明确时,难以形成最终推荐意见,但可以肯定的是强推荐的可能性不大。例如,强推荐阿司匹林治疗心肌梗死,是因为病死率能有效降低,且毒性小、成本低,利大于弊。又如华法林治疗心房颤动,尽管药物能降低脑卒中发病率,但同时出血风险增大且使用不便,利弊相当甚至弊大于利,一般不推荐使用。

3. 患者意愿和价值取向　实践循证医学,必须获得患者的配合,方能达到预期效果。患者应参与临床决策过程,但由于患者的主观意愿和价值取向差异明显,即使对于一项利弊明确的干预措施,患者的取舍也不尽相同。如:淋巴瘤放射治疗,年轻患者更看重的是放疗能否延长生存时间,而对放疗的毒副作用并不在意,但对于老年患者则相反,患者可能因过于看重放疗的毒副作用而放弃放疗。

4. 卫生服务资源的可及性及其经济性　鉴于卫生服务资源的有限性和稀缺性,评估一项干预措施是否值得临床推荐,还要考虑成本以及耗用卫生资源是否合理等经济学问题。如为预防脑卒中复发,对缺血性脑卒中患者可推荐物美价廉的阿司匹林,而不推荐价格较高的氯吡格雷或双嘧达莫方案。需要注意的是,考虑成本后利弊分析结果可能发生改变。建议确定相应的 NNT（number needed to treat,NNT）界值,即治疗总投入与治疗总产出相等时的货币化界值。NNT 界值实际上是一个干预措施的利弊平衡点,通过与 NNT 界值比较,再决定证据有无临床推广应用价值。若 NNT>NNT 界值,则表明弊大于利,干预措施得不偿失,缺乏推广应用价值;若 NNT<NNT 界值,则表明干预利大于弊,干预可以推广应用。

5. 形成最终推荐意见和推荐强度　根据上述证据评价以及利弊综合分析结果,形成最终推荐意见及推荐强度。推荐意见先分为推荐和不推荐两个方向,进而又细分为强和弱两个等级（表 11-3）。

表 11-3　推荐强度一览表

推荐意见	利弊分析	推荐
强推荐使用	利远大于弊	完全可以做
弱推荐使用	利大于弊	大体可以做
无具体建议	利弊均衡或不确定	无建议
弱推荐不使用	弊大于利	大体不可以做
强推荐不使用	弊远大于利	不可以做

在循证医学实践中,"做"与"不做"两个方向的推荐意见,以及推荐强弱程度等均应客观对待、一视同仁;不能把推荐意见当作教条,强烈推荐意见也不完全适合所有患者,应结合患者特征与实际条件等因地制宜、灵活运用。

第二节　GRADE 系统

一、GRADE 证据分级评价系统

由 19 个包括世界卫生组织（WHO）在内的国家和国际组织于 2000 年共同成立"推荐分级的评价、制定与评估（Grading of Recommendations Assessment, Development and Evaluation, GRADE）"工作组，在 2004 年正式推出 GRADE 证据质量分级和推荐强度系统（以下简称 GRADE 系统），很快被 WHO、美国内科医师协会、UpToDate、Cochrane Collaboration 等 100 多个组织或机构广泛采纳。随后 GRADE 工作组 2010 年开发了针对定性系统综述的证据分级工具 CERQual，从方法学的局限性、相关性、结果的一致性和数据的充分性 4 个方面对定性研究证据进行评价，并给出高、中、低和极低 4 个分级，但该工具不涉及推荐意见强度。2013 年又推出了在线工具 GRADE pro GDT，旨在整合制定干预性和诊断性临床实践指南过程中的数据与流程，促进指南制定的规范化。2016 年再次修订后推出新版的结果总结表。新表更加契合使用者的需求，方便了重要信息的快速检索。

GRADE 系统为系统综述和临床实践指南提供了一个完整证据质量评价体系，特别是实现了"从证据到指南推荐意见"的透明化和规范化。该体系旨在为评估干预性系统综述和指南而设计，也涉及包括诊断、筛检、预防等广泛的临床问题。GRADE 系统详细说明了如何构建问题、如何选择感兴趣的结局指标并评定其重要性、如何评价证据，并将证据与患者价值观和社会偏好等相结合，以形成最终推荐意见，同时还为医患在临床实践中如何使用该系统、进行共同决策等提供具体指导。

（一）GRADE 证据质量分级

1. GRADE 证据质量分级　证据质量是指在多大程度上能够确信效应量估计值的正确性。GRADE 系统将证据质量分为高质量、中等质量、低质量和极低质量等 4 个等级（表 11-4）。

表 11-4　GRADE 证据质量分级

质量等级	定义
高质量（A）	非常确信效应估计值接近真实值，未来的研究不大可能改变目前对效应估计值的确信程度
中等质量（B）	对效应估计值有中等程度的信心，效应估计值有可能接近真实值，但未来的研究有可能改变目前对效应估计值的确信程度
低质量（C）	效应估计值可能与真实值大不相同，未来的研究很可能改变目前对效应估计值的确信程度
极低质量（D）	对效应估计值几乎没有信心，效应估计值很可能与真实值大不相同

2. 影响证据质量等级的因素　GRADE 证据质量分级取决于研究设计方案的论证程度，无严重缺陷的 RCT 为高质量证据，无突出优势或有严重缺陷的观察性研究属于低质量证据。随机对照试验中若存在可能降低证据质量的因素，则由高质量降为中等质量甚至极低质量；而观察性研究中如有增加证据质量的因素，则升级为中等质量甚至高质量（表 11-5）。

表 11-5　影响 GRADE 证据质量等级的因素

影响因素	表示方法
可能降低证据质量的因素	
（1）研究设计和实施的局限性	
严重	降 1 级
极其严重	降 2 级

续表

影响因素	表示方法
（2）研究结果的不一致	
严重	降 1 级
极其严重	降 2 级
（3）不能确定是否为直接证据	
部分	降 1 级
大部分	降 2 级
（4）精确度不够或置信区间较宽	
严重	降 1 级
极其严重	降 2 级
（5）发表偏倚	
可能	降 1 级
很可能	降 2 级
可能提高证据质量的因素	
（1）效应值	
大：2 个或 2 个以上研究证据一致显示 RR>2.0 或 RR<0.5，且几乎无混杂因素	升 1 级
很大：直接证据显示 RR>5.0 或 RR<0.2，且其真实性不受影响	升 2 级
（2）存在可能低估效应值的偏倚或混杂	升 1 级
（3）研究因素与效应值间存在剂量效应关系	升 1 级

随机对照试验初定为高质量证据，观察性研究初定为低质量证据。不同研究设计类型受到上述因素影响后，其证据质量等级将发生明显变化（表 11-6）。

表 11-6　GRADE 证据质量等级的变化

研究设计类型	证据质量等级
无缺陷、一致性好、精度高、直接结果且不存在偏倚的随机对照试验	高质量证据
存在严重缺陷的随机对照试验	中等质量证据（从高质量降低 1 个级别）
存在极严重缺陷的随机对照试验	低质量证据（从高质量降低 2 个级别）
存在极严重缺陷且结果不一致的随机对照试验	极低质量证据（从高质量降低 3 个级别）
真实性可靠并有很大效应量的观察性研究	高质量证据（从低质量提升 2 个级别）
不会影响真实性并存在剂量效应关系的观察性研究	中等质量证据（从低质量提升 1 个级别）
不影响真实性的观察性研究	低质量证据
不能直接肯定结果的观察性研究	极低质量证据
非系统性的观察性研究（病例分析或病例报告）	极低质量证据

（二）GRADE 证据推荐强度

1. GRADE 证据推荐强度　推荐强度是指在多大程度上能够确信执行推荐意见。GRADE 系统将证据推荐强度分为强推荐和弱推荐 2 个等级。强推荐是指明确显示利大于弊或弊大于利；弱推荐是指利弊不确定或利弊相当（表 11-7，表 11-8）。

NOTES

表 11-7   GRADE 证据推荐强度的表达

证据质量		推荐强度	
高质量	⊕⊕⊕⊕或 A	支持使用某项干预措施的强推荐	↑↑/1
中等质量	⊕⊕⊕○或 B	支持使用某项干预措施的弱推荐	↑?/2
低质量	⊕⊕○○或 C	不支持某项干预措施的弱推荐	↓?/2
极低质量	⊕○○○或 D	不支持某项干预措施的强推荐	↓↓/1

表 11-8   GRADE 证据推荐强度的含义

推荐强度	含义
强	对于患者——大部分人在此种情况下会选择使用推荐方案,而只有少数人不会
	对于临床医生——大多数应该接受干预措施
	对于质量监督者——遵守推荐意见可以作为一项质量标准或行为指标。如果临床医生选择不执行推荐意见,则应出具文件加以解释
弱	对于患者——部分人在此种情况下会选择使用推荐方案,但还有很多人不会
	对于临床医生——要亲自仔细查找证据或证据摘要,准备和患者就证据以及他们的意愿进行讨论
	对于质量监督者——出于对干预措施利与弊的考虑,临床医生需要讨论,才能决定是否将相关文件作为质量标准

2. 影响证据推荐强度的因素　GRADE 系统将证据质量分级与给出推荐建议分开,推荐强度应综合考虑证据质量、利弊权衡、患者意愿以及成本等(表 11-9)。

表 11-9   影响推荐强度的因素

影响因素	解释	强推荐的案例	弱推荐的案例
证据质量	证据质量越高,越有可能为强推荐	许多高质量 RCT 证明吸入甾族化合物药物治疗哮喘的疗效确切	只有个案报告验证了胸膜剥脱术用于气胸治疗
利弊权衡	利弊之间的差距越大,越有可能被列为强推荐。利弊越趋于均衡,越可能为弱推荐	阿司匹林用于降低心肌梗死病死率,且毒性低、使用方便、成本低	华法林治疗心房颤动低危患者可轻度降低脑卒中发病率,但出血风险增加且使用不便
价值观和意愿	价值观和意愿越多样化或其不确定性越大,越有可能为弱推荐	年轻淋巴瘤患者更重视化疗延寿的作用而非其毒副作用	老年淋巴瘤患者可能更看重化疗的毒副作用而非其延寿作用
成本(资源配置)	干预成本越高(即消耗更多的资源),越不可能强推荐	预防短暂缺血性脑卒中患者脑卒中复发,阿司匹林成本低	预防短暂缺血性脑卒中患者脑卒中复发,氯吡格雷或双嘧达莫联合阿司匹林成本高

(三) GRADE 证据概要表和结果总结表

1. GRADE 结果总结表　结果总结表(the summary of finding table,SoF,表 11-10)包含了细导管法给予肺表面活性物质的每个结局证据质量评价,但未报告评价依据的详细信息。结果总结表的用户更广,包括系统综述及指南的终端用户,为决策者提供了所需关键信息的简明总结;对指南而言,则提供了推荐意见的关键支撑信息总结。

表 11-10 细导管法给予肺表面活性物质安全性和疗效的 GRADE 结果总结表

结局指标,样本量(研究数)	效应量(95%CI)	危险估计值[1](95%CI)		绝对率差	证据质量(GRADE)	结果概述
		传统气管插管组的风险(%)	细导管法组的风险(%)			
住院期间病死率 1 137(9 个 RCT)	OR 0.82 (0.49~1.39)	8.60	7.20% (4.4~11.6)	降低 1.4% (低 4.2 to 高 3)	⊕⊕⊕○ 中[2]	细导管法给予 PS 可能降低早产儿住院期间病死率
72h 有创机械通气率 536(4 个 RCTs)	OR 0.57 (0.39~0.84)	34.20	22.90 (16.9~30.4)	降低 11.3% (低 17.3 to 低 3.8)	⊕⊕⊕○ 中[2]	细导管法给予 PS 可能降低早产儿 72h 有创机械通气率
住院期间有创机械通气率 460(4 个 RCTs)	OR 0.79 (0.53~1.17)	39.10	33.70 (25.4~42.9)	降低 5.4% (低 13.7 to 高 3.8)	⊕⊕⊕○ 中[2]	细导管法给予 PS 可能降低早产儿住院期间有创机械通气率

注:CI:置信区间;OR:比值比;PS:肺表面活性物质。

1:传统气管插管组危险基于各研究对照组的危险中位数。干预危险(95%CI)是基于对照组的基线风险和干预措施的相对风险计算得出。

2:偏倚风险。

2. GRADE 证据概要表 证据概要表(evidence profile,EP,表 11-11)除结果总结表的内容外,还包含了对每个证据质量影响因素的评价细节,以及所作判断的每个记录。确保其所作出的判断公开、透明、可重复,同时允许他人来核实那些判断。指南制订小组成员可使用证据概要表来确保他们对那些作为质量评价基础的判断达成一致,并在结果总结表中将相关判断登记在册。

评价某个干预措施是否有效,通常会采用多个不同的结局指标。此时,就需要将不同结局指标的 meta 分析结果进行综合,打包成一个结果总结表。采用 GRADE pro 软件可以简便地制作证据概要表和结果总结表。

(四)GRADE 系统的优势与局限性

1. GRADE 系统的优势 与其他证据分级评价系统相比,GRADE 系统具有以下 8 个优势:①由一个具有广泛代表性的国际协作组制定;②明确界定了证据质量和推荐强度;③清楚评价了不同治疗方案的重要结局;④对不同级别证据的升级与降级有明确标准;⑤从证据到推荐全过程透明;⑥明确肯定价值观和意愿的重要价值;⑦围绕推荐意见的强弱,分别从临床医生、患者、政策制定者角度做了实用的诠释;⑧适用于制作系统综述、卫生技术评估及指南。

2. GRADE 系统的局限性 GRADE 系统也存在如下局限性:①在证据分级一致性方面,由于证据升降级结合了主观判断,不同研究人员对同一系统综述的证据质量分级可能存在差异;②GRADE 系统只考虑 5 个降级因素和 3 个升级因素,未考虑其他因素对证据质量分级的影响。

(五)GRADE 系统的应用

GRADE 系统在干预性系统综述和治疗性临床实践指南的应用最为成熟,包括升降级因素和 GRADE profiler 软件也是针对干预性研究而开发的。目前 GRADE 系统正逐步完善在诊断性系统综述和诊断性临床实践指南中的应用,诊断性试验应包括确定患者、诊断方法或措施、对照和目标结局 4 个方面;是否推荐某个诊断试验,取决于真假阳性/阴性结果对患者重要结局指标的影响程度、试验

表 11-11　抗生素治疗小儿急性中耳炎的 GRADE 证据概要表

证据质量评价（局限性、不一致性、间接性、不精确性、发表偏倚）						结果总结					质量
证据类别:研究数量及设计	局限性	不一致性	间接性	不精确性	发表偏倚	病例数		RR（95%CI）	绝对危险		
						安慰剂组	抗生素组		对照组危险度*	危险度差（95%CI）	
24h 疼痛:5 个 RCT	无严重局限性	一致性可	直接性可	精确性可	未发现	241/605	223/624	0.9（0.78,1.04）	367/1 000	无统计学意义	++++ 高
2~7d 疼痛:10 个 RCT	无严重局限性	一致性可	直接性可	精确性可	未发现	303/1 366	228/1 425	0.72（0.62,0.83）	257/1 000	低于 72/1 000（44,98）	++++ 高
听力（从 1 个月异常鼓室图这一替代结果推断）:4 个 RCT	无严重局限性	一致性可	直接性差（间接结果）	精确性可	未发现	168/460	153/467	0.89（0.75,1.07）	350/1 000	无统计学意义	+++ 中
听力（从 3 个月异常鼓室图这一替代结果推断）:3 个 RCT	无严重局限性	一致性可	直接性差（间接结果）	精确性可	未发现	96/398	96/410	0.97（0.76,1.24）	234/1 000	无统计学意义	+++ 中
呕吐、腹泻或皮疹:5 个 RCT	无严重局限性	一致性差（绝对效应不一致）	直接性可	精确性可	未发现	83/711	110/690	1.38（1.09,1.76）	113/1 000	高于 43/1 000（10,86）	+++ 中

*:对照组危险度取自各自原始研究对照组危险度的中位数;RCT:随机对照试验;CI:置信区间;RR:相对危险度。

所致的并发症、证据质量、患者对重要结局指标的价值观以及试验成本等。同时开始探索 GRADE 系统在病因、预后和卫生经济学领域的推广应用。

1. GRADE 在临床实践指南中的应用　基于 GRADE 系统的临床实践指南,能清楚呈现纳入证据的质量并明确给出推荐意见分级,方法学质量不仅更高,而且更有利于指南传播和应用。GRADE 协作组基于国际标准化的指南制订流程,于 2016 年发布了适用于指南修订的方法学工具 ADOLOPMENT,包括保留现有推荐意见、修订推荐意见和制订新推荐意见 3 个方面内容。近年来我国基于 GRADE 系统制定的临床实践指南/专家共识数量也呈逐年递增趋势。

2. GRADE 在系统综述中的应用　GRADE 系统主要用于系统综述作者对自己撰写的系统综述分级,以及研究人员对现有系统综述的证据分级,并进一步分析低质量证据降级的主要原因。除干预性系统综述外,GRADE 系统开始探索在诊断性系统综述、预后系统综述和网状 meta 分析中的应用等。但要注意 GRADE 系统在系统综述中只能用于证据质量分级,而不能形成推荐意见以及对推荐意见分级,后者需指南制定小组来完成。

3. GRADE 系统在其他领域的应用　GRADE 系统开始尝试在公共卫生、卫生政策和卫生系统领域应用。WHO 率先将 GRADE 系统用于卫生政策文件的起草,如 2010 年 7 月发布了《通过改进挽留政策提高偏远和农村地区卫生工作者的可及性——全球推荐》的指南文件,分为教育、管理制度、经济激励和对个人及其职业的支持 4 个方面,利用 GRADE 系统形成 16 条推荐意见。2011 年瑞士热带与公共卫生学院 Bosch-Capblanch 等撰写的 *Handbook for Supporting the Development of Health System Guidance*,也明确将 GRADE 引入卫生政策与卫生系统的指南制定过程。

二、GRADE 辅助支持工具

为方便分级评价,GRADE 协作组先后开发了 GRADE profiler(简称 GRADE pro)和循证实践指南研发工具(guideline development tool,GRADE pro GDT)。前者可从 Cochrane 协作网免费下载并安装使用;后者是前者在线升级版,需注册后在线使用。借助 GRADE pro 或 GRADE pro GDT 可以直接生成 SoF、EP 和评价一览表(overview of reviews table)。

(一) GRADE profiler 软件

GRADE profiler(简称 GRADE pro)是 Cochrane 协作网基于 GRADE 系统开发的用于证据分级评估的辅助工具。

(二) 创建 GRADE 证据概要表

评价某个干预措施是否有效,通常会采用多个不同的结局指标。需要先将不同结局指标的 meta 分析结果进行综合,形成一个结果总结表(the Summary of Finding table,SoF)。借助 GRADE pro 可以直接生成 SoF、GRADE 证据概要表(evidence profile,EP)和评价概观表(Overview of reviews table)。EP 在 SoF 基础上增加了质量评价细节,清晰展示每个证据质量影响因素及评价依据;而 SoF 仅包含每个结局的证据质量评价结果,并未提供详细评判信息。使用 GRADE pro 创建 EP 具体过程如下。

1. 创建 GRADE 文件　下载安装好 GRADE pro 软件后打开,点击 "File" 下的 "New",即可创建后缀名为 ".grd" 的 GRADE 文件。

2. 创建一个比较　在 "Profile Group name" 中输入系统综述/meta 分析的名称,之后点击 "Add profile",即可进入下一环节 "Evidence profile" 和 "Profile information"。在 "Evidence profile" 中的 "Format" 的下拉菜单中按照研究标题类型选择相关的格式,并以 PICO 格式输入系统综述内容,这些内容会在 "Question" 和 "SoF title" 中同步显示。"Profile information" 中的 "Bibliography" "Profile author(s)" "Created on" 和 "Last major update" 这 4 部分可以不用输入。

3. 添加结局　完成上述步骤后,单击 "Add outcome",进入下一环节。在 "Outcome" 中输入结局指标的名称、在 "Dichotomous 和 Continuous" 中选择结局变量类型,再在 "Pooled" 下拉框中作出相应选择;同时在 "Importance" 中基于临床专业知识对结局指标的重要性作出判断:①1~3 为重要性有限结局（Not importance）；②4~6 为重要结局（Importance）；③7~9 为关键结局（Critical）。

4. 评价每个结局的证据质量　继续停留在此页面。先在"No. of studies"中输入纳入研究的数目，再在新出现"Study design"框中选择"Randomized studies 和 Observational studies"，进而参照表 11-4 填写"Quality of evidence"评价结果。

5. 输入每个结局的效应量　完成上述填写后，单击"Go to Summary of Findings"，进入结局输入界面。在"Length of follow-up"中输入随访时间、"Number of participants"中输入干预组和对照组例数、"Estimate effect"中输入合并效应量。

6. 生成 EP　一个结局指标的评价结果完整填报后，若还有其他指标，点击"Go to Quality Assment"返回上述第 3 步界面，继续填报另一结局指标的信息。点击工具栏上的"Preview SoF table"即可预览 SoF。同时在该界面上的"Select format"中选择"GRADE evidence prof"，即可生成 EP。

7. 保存 EP　点击"Save HTML file"可将 EP 保存为 3 种格式：①HTML 文件；②点击"Save as Image"可将其保存为图像，可在"Image format"中选择图片格式及在"Quality"中设置图片质量；③点击"Export to Word Document"可将其导出为 word 文档。

三、GRADE 具体实施过程

"从证据分级到形成推荐意见"的 GRADE 具体步骤包括：提出问题、收集证据、评价证据质量、分级推荐和证据总结（图 11-1）。

（一）定义问题

一般按 PICO 模式定义待循证问题，包括患者人群、干预措施、备选方案及所有重要结局。对于指南，还需将结局分为关键结局或重要非关键结局。

（二）收集证据

系统检索并筛选纳入相关研究。系统综述或指南作者应基于一系列合格的单个研究数据得出每个重要结局的效应量点估计值及其置信区间（CI）。

（三）证据分级

RCT 证据初始质量高，直接被定为支持干预效果估计值的高质量证据，而观察性研究定为低质量证据，进而综合考虑有无 5 种降级因素和 3 种升级情况的存在，若有，则酌情进行升降级后得到最终证据质量分级（表 11-5、表 11-6、图 11-1），即高质量、中等质量、低质量和极低质量 4 个分级中的一种。

GRADE 是以"结果为中心"的评价分级，不同结果的来源研究可能相同或不同、研究质量也参差不齐。如一系列非盲随机对照试验中的结局指标包括脑卒中发生和全因死亡，两者质量分级可能不同，对脑卒中的判断更易发生测量偏倚而评级下调，但全因死亡则不会。又如，死亡结果失访少而生存质量结果失访多可能导致生存质量降级。

（四）分级推荐

指南制定小组（而非系统综述作者）综合所有信息作出最终判定，得出哪些结局是关键性的，哪些结局是重要而非关键性的，然后作出证据总体质量级别的最终决策。指南制定小组还要明确推荐的方向及强度，综合考虑证据质量、利弊平衡、患者价值观与偏好等确定推荐强度，若再考虑备选方案的资源利用情况，有可能改变原有推荐方向及强度。

（五）总结证据

证据总结是从证据到推荐意见的关键所在。采用 GRADE 对每一结局的质量分级及效应量估计后，以证据概要表、结果总结表形式呈现证据总结一览。

四、GRADE 网格的应用

鉴于个体化治疗需求的多样化，制定理想的推荐意见要求指南制定小组成员具有广泛代表性（包括相关专业领域专家、方法学家、一线临床医生和患者代表等），规模庞大且多元化，这对形成共同决

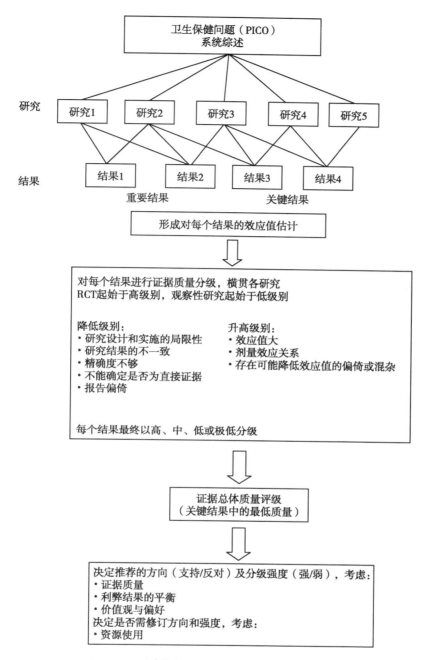

图 11-1 形成推荐意见的 GRADE 过程原理图

策提出新的挑战:既要确保所有参与者都有机会发言并可影响讨论的结果,又要确保评审透明,消除分歧、达成共识。为此,GRADE 协作组专门设计了 GRADE 网格(表 11-12)。

表 11-12 制定指南时记录评审人员意见的 GRADE 网格

等级分数	干预措施的利弊权衡	推荐意见
1	利明显大于弊	强:一定做
2	可能利大于弊	弱:可能做
0	利弊相当或不确定	无明确推荐意见
2	可能弊大于利	弱:可能不做
1	明显弊大于利	强:一定不做

　　GRADE 网格简明罗列了涉及推荐的 5 种可能选择,并规定推荐或不推荐某一干预措施(与具体的替代措施相比较)至少 50% 参与者认可,少于 20% 则选择替代措施;一个推荐意见被列为强推荐而非弱推荐,需要至少 70% 参与者认可。具体使用时,首先对待解决的临床问题进行明确定义并展示相应证据;其次,小组成员基于他们对已获证据的分析判断,记录对特定干预措施利弊权衡的相关看法,以及支持或不支持程度;其三,分析、评价、讨论各方认为存在分歧的潜在来源,再匿名投票,若成员认为该措施"利明显大于弊",则在其相应的格子做标记;最后汇总并公布结果。

　　GRADE 网格确保了所有参与者都有机会发表意见并可影响讨论的结果,使得评审过程更加透明、解决分歧快速高效,以尽快达成共识。

(许能锋)

思考题

1. 为什么要进行证据综合评价?
2. 如何进行证据综合评价?
3. GRADE 系统如何进行证据质量评价与推荐?
4. 试述哪些因素会影响 GRADE 系统证据质量等级?
5. 试述哪些因素将影响 GRADE 系统证据推荐强度?

第十二章
循证医学实践的决策分析

扫码获取
数字内容

要点

1. 临床决策分析包括明确问题与目标、列出备选方案、确定结局、选择并运行决策模型、敏感性分析和临床决策等六个步骤。

2. 常用决策分析模型有决策树模型与 Markov 模型，前者用于病程短、复杂程度低的疾病决策，而后者用于病程较长、慢性复杂疾病的复杂决策问题。

循证医学强调临床决策需基于现有最佳的科学研究证据，结合患者的价值观与当前的医疗环境和技术条件，作出科学的诊疗决策。随着社会的发展和诊疗技术的进步，临床医生在临床实践中面临越来越多的选择：诊断不明、预后难料、多种治疗手段利弊并存，无疑增大了临床决策的难度。决策分析则围绕临床或者公共卫生实践中的不确定性问题，通过量化比较不同决策方案的相对价值，作出科学合理的决策。决策分析在循证医学实践中可以发挥重要作用，综合考虑循证证据、患者价值观以及可能的成本，并在患者参与下共同科学决策。

第一节 概 述

一、决策及其分类

决策（decision making）是指针对待决策的问题，确定相应的预定目标，从多种备选方案中选择最佳行动方案的过程。决策需要综合先验知识，量化预测每一种行动的可能后果。在临床决策中，先验知识可以来自既往的临床经验，特别适用于相对简单的临床问题，如诊断明确、有公认的安全有效且廉价的治疗手段。对于较为复杂的临床问题，先验知识则来自设计严谨的科学研究证据，涉及各种不同类型证据的收集、整理和总结，再从众多备选方案中选出最佳的方案。因此，循证决策不排斥经验决策，尤其对于简单的临床问题，但更倡导基于循证证据的系统、科学决策。

（一）循证决策特征

循证决策一般具有以下四大特征：

1. 决策旨在解决具体的临床问题、实现预期目标。例如：是否需要对患者进行有创检查以明确诊断、精准施治？

2. 两种或多种备选方案并存，通过决策优选最佳方案。决策前需罗列各种可能的备选方案，并预估各种方案可能后果及其概率大小，进行科学决策。

3. 决策过程存在不确定性。不确定性来源包括但不限于诊断准确性、疾病自然史不明、干预措施对个体患者的效果异质性等，需权衡各种不确定性后加以决策。

4. 循证决策以患者为中心，充分考虑患者的意愿。只有从患者权益出发、反映患者意愿和价值观的决策，才有可能提供让患者满意的医疗卫生服务。

（二）循证决策类别

根据决策结果的可预测程度（概率大小），分为确定型（certainty）、风险型（risk）和不确定型

（uncertainty）等三种决策类型。

1. 确定型决策　每种备选方案可能产生的结果明确,其发生的概率也可准确预测。此类决策需承担的风险最小,也最容易决策。

2. 风险型决策　备选方案可能出现多种结果,且每种结果的发生概率难以准确预测。一般通过查阅文献事先估计备选方案的可能结果及其发生概率。在风险型决策中,面对结果及其发生概率的不确定性,无论何种选择,都可能承担一定程度的风险。

3. 不确定型决策　为风险型决策的极端情况,即对备选方案可能出现的结果及其发生的概率均不清楚,只能主观判断。此类决策的风险最大、最难。

二、决策分析及其在临床实践中的应用

（一）决策分析

决策分析（decision analysis）是在诸多不确定的情况下,采用定量方法构建决策模型（decision model）,通过比较各种备选方案的可能后果及概率大小,作出科学合理决策的过程。决策分析包括决策主体、决策目标、备选方案及其结果 4 个部分。循证医学倡导医患共同决策,医患双方是最佳决策主体。决策目标则需依据医患双方对决策问题所期许的目标而制定。若有多个目标,需按照每个目标重要程度赋予相应价值或效用。备选方案需基于已有知识和研究证据总结列举,尽可能覆盖所有可能（穷尽）的备选方案。每种备选方案的可能结果及其发生的概率,应在决策分析前明确,以定量评估和预测各种备选方案的后果。决策分析实际是一个系统、透明、量化的医疗决策过程。

（二）临床决策分析

临床决策分析（clinical decision analysis,CDA）是决策分析方法在临床实践中的具体应用。针对疾病的诊断或治疗（康复）相关问题,确定具体决策目标,充分收集信息、构建决策模型,并在充分定量评估不同备选方案的利弊后,选取最佳诊治方案。CDA 通过可视化方式构建模型,将复杂问题分解成多个组成部分并基于概率探寻影响决策的主要因素,以减少临床不确定性、实现有限资源利用的最大化。

尽管 Ledley 与 Lusted 等早在 1959 年就呼吁将决策分析用于医学领域,但直到 20 世纪 90 年代,靠经验和直觉做诊疗决策仍占主流。近些年来,决策分析在医学领域才得以广泛应用和普及。决策分析不仅可以帮助医生临床决策、优化个体化诊疗方案,也可在公共卫生领域从群体层面制定公共卫生或医疗政策。临床决策分析的理念与循证医学实践模式相辅相成,同时也是最大限度地减少医疗差错和决策失误的一种科学方法。

第二节　临床决策分析的基本流程及常用方法

决策分析的基本思想是将复杂的临床问题系统地分成多个组成部分并以可视化（示意图）方式呈现,进而确认每部分之中的不确定因素,再通过各种渠道收集现有证据（如文献检索或专家咨询等）得到各个不确定因素的估计值,并估算每种备选方案各种可能结局出现的概率,最后再系统整合所有证据后作出决策。

临床决策分析的具体步骤包括:①待决策问题的提出,并基于决策问题确定具体的目标;②以结构化的方式列出所有可选择的方案,并确定每种方案可能的结局以及每种结局发生的概率;③确定每种结局的价值大小（如效用）,据此列出每种结局的获益;④构建及运行决策模型,计算每种方案的总获益;⑤敏感性分析,用以探讨不同参数变化时结果的稳定性;⑥综合分析和评价各方面信息,权衡取舍后作出临床决策。

一、决策问题的确认

决策分析的第一步是明确待决策的问题。对于简单的临床问题,如诊断明确、有现成的安全有效、经济的治疗手段,一般无须决策分析。而对于复杂的临床问题,如诊断不明、疾病自然史不清、各种治疗效果不同等情况,则可考虑决策分析。对于后者,需要先准确定义待决策问题,进而明确决策目标:如预防或治愈疾病、延缓疾病进展或减少并发症以及缓解症状等,均可作为决策目标,再进一步考虑备选方案。

例 12-1　一名 45 岁男性因便血做肠镜发现结肠有 5cm 大小的息肉,病理检查未能明确是否为恶性肿瘤,考虑到患者既往有大肠癌家族史,因此不能排除结肠癌的可能。对此,考虑两种方案:手术确诊并根治或者观察等待并辅以药物保守治疗。若患者接受手术,可在确诊后通过手术根治而延长寿命,但手术本身有风险,可能出现围手术期死亡。若随访观察结合保守治疗,可避免不必要的手术及围手术期死亡的风险,倘若确为结肠癌,则错过了早期根治的机会,增加了因癌症早死的风险。

上例为一个典型的临床决策问题,患者有两种选择,每种选择各有利弊。需要通过医患沟通、明确决策目标、综合利弊后作出决策。

二、决策问题的结构化

决策问题的结构化一般通过可视化的决策树(decision tree)方式呈现。决策树是通过模拟临床医生诊疗过程,按逻辑、时序关系采用分层方法,把决策问题中的备选方案及结局有机组合,并用概率表示每种备选方案的结局,犹如一棵从左到右不断分叉的大树,因而称为决策树。决策树一般有三类节点,即:①决策节点(decision nodes),用方框"□"表示,代表决策者需在此根据定量分析结果作出决策。②机会节点(chance nodes),又称概率节点,用圆圈"○"表示,由此引出每一种备选方案可能出现的各种机会事件(或结局)。同一个机会节点引出的各种机会事件需互相独立,并且穷尽所有可能(即涵盖所有可能的情况,概率总和为 1)。③结果节点(terminal node),用"△"表示,即决策分析的终点,一般根据决策分析的目标确定。表示经过一系列机会事件后,备选方案的最终结局(outcome)。结局可以是生存或死亡,也可以是其他治疗可能带来的任何获益或风险。一个机会节点可能直接引出结果节点,也有可能引出另一个机会节点而呈现出不同的结局。

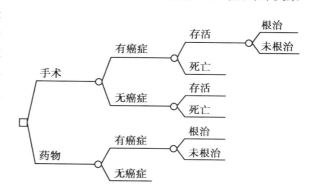

图 12-1　结肠癌诊疗的决策树

决策树的构建需模拟每一种备选方案中疾病的进展过程,在覆盖临床问题的主要内容和组成要素的前提下,尽量简单易懂。基于上述原则和对临床问题的分析,可将例 12-1 绘制如图 12-1 的决策树。

三、相关证据及信息的检索与搜集

可靠的信息和证据是高质量决策的前提。决策树构建需充分了解疾病的自然史,以及每种备选方案的结局信息。决策分析之前需要检索、收集如下信息:①各种概率信息。例如,对于诊断不明的疾病,考虑是否开展诊断试验时,需收集验前概率(患病率)、诊断试验的敏感度、特异度以及检查的副作用等信息。②干预措施的效果。如相对危险度降低幅度。③结局的收益。如存活年数、生存质量和效用等。上述信息可以从文献查询、专家咨询、主观估计或是现场调查获得,现以概率信息获取为例,详述如下。

（一）概率信息获取途径

1. 通过查阅文献收集概率信息　基于文献获取概率信息时,首先应结合设计类型评估来源研究结果的真实性,设计类型相同,还要进一步考虑偏倚风险以及样本量大小。低偏倚风险、大样本研究一般可提供相对精确可靠的信息,但大样本研究也会存在抽样误差,需确定概率点估计值及其置信区间。决策分析可能需要的信息类型及其最佳研究设计,详见表 12-1。

表 12-1　决策信息类型及其最佳研究设计

信息类型	最佳研究设计
验前概率(患病率)	横断面研究
诊断试验敏感度、特异度	诊断队列研究
干预效果	随机对照试验
疾病预后	队列研究
收益	尚无共识,上述研究设计均可考虑

选择决策信息首先考虑信息本身是否真实可靠,即具有内部真实性;其次考虑信息是否适用于本次决策的目标人群,即具有外部真实性(外推性)。信息既可从单篇文献获取,也可综合多篇文献结果得到。建议优先采用系统综述的结果,若无现成的系统综述,可参见本书第六章制作系统综述。有如下情形时,可采信单一来源信息:唯一可及的文献信息;权威文献信息;质量较高(偏倚风险低)和/或样本量大的文献信息。

在确保信息真实可靠的前提下,进一步核查信息的外推性。主要考虑与待决策问题的场所和环境、患者特征和基本情况的相似性,可酌情引用文献中与决策人群最接近的亚组分析结果。

2. 通过专家咨询获取所需概率信息　若无合适的文献信息,则可考虑通过咨询专家的方式获取信息。具体有两种咨询方式:一种为对一组专家开展调查,询问每一位专家对所需概率的估计值,然后计算一个均值;另一种为德尔菲法,可根据研究者的经验、背景知识或者由专家们先提出对所需概率的估计值,再通过多轮讨论和反馈、达成共识。尽管通过专家咨询可能得到相对无偏的概率估计,但仍需要敏感性分析,评估决策分析结果的稳定性。

3. 主观估计概率　在循证医学实践中,鉴于患者情况千差万别、很难整齐划一,有时临床医生需要根据个人经验进行主观判断。这一方法获得的概率为主观概率(subjective probability)。假设某人认为事件 A 的发生概率与事件 B 相近,而事件 B 发生的概率 p 有客观数据支持,则事件 A 发生主观概率值也为 p。

4. 现场调查　当然决策分析所需概率信息也可直接调查当前人群得到。通过严谨的研究设计、确保调查结果真实可靠的前提下,所获信息的外部真实性最好。但该方法的资源消耗相对较大,包括人力、财力、物力消耗等。

上述信息获取的方法中,首选最为常用的文献估计概率法。若无法从文献中获取概率信息,次选专家咨询法,主观估计概率和现场调查可作为备选方法。无论通过何种途径获取概率信息,均要遵循如下原则:①用于估计概率的信息来源应有详细记录,概率估算方法要有详尽描述;②对于任何一个需要估计的概率,尽量采信最可靠的概率估计值;③获得所需信息有多种途径时,需要在综合内部真实性和外部真实性后合理选择,必要时辅以敏感性分析、探讨不同选择对决策分析结果的影响大小。

（二）概率估计中不确定性的估算

无论何种方式获取决策信息,都存在不确定性的问题,如大多数决策分析涉及事件发生概率,而不同信息来源的概率信息不一致;或决策模型很复杂时,某个估计参数微小改变都会引起结果很大的变化。因此,决策分析中需要评估这些不确定性对分析结果的影响,首选敏感性分析。

敏感性分析通过改变决策模型中参数大小来观察结果的相应变化,既可以评价概率估计的不确定性对分析结果的影响,同时又可弥补概率估计证据不可靠的短板。按每次改变的参数个数分为单因素敏感性分析、多因素敏感性分析,以及引入参数分布函数的概率敏感性分析(probabilistic sensitivity analysis)等。此外还可通过改变模型结构如增加或排除一些因素(例12-1中确诊患者在手术治疗时,可增加根治术与姑息治疗的选择)、改变模型假设等开展敏感性分析。

将获取的信息依次录入决策树中。如例12-1中的决策相关信息:患者罹患结肠癌概率为10%。确诊患者选择随访观察结合药物治疗者中有10%会得到根治;选择手术发生围手术期死亡的概率为1%,但有90%患者会手术根治。将这些估计值在决策树中各概率分支下方标出(图12-2)。

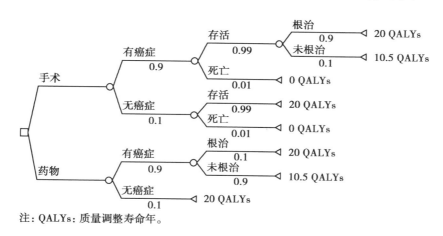

注:QALYs:质量调整寿命年。

图 12-2　结肠癌手术根治与否的决策树

四、确定最终结局的效用值

结局指标是确定决策目标是否实现的依据。决策目标不同、结局评价指标各异。如诊断效能指标有阳(阴)性似然比、阳(阴)性结果预测值;干预效果评价可用二分类变量如存活、死亡,也可用多分类变量如痊愈、好转、无效,甚至恶化;连续性变量如生存时间、期望寿命等。任何一项诊疗措施都有利有弊,临床决策分析需要综合考虑备选方案的所有结局,如权衡效果与副作用、生存质量,以及患者对未来的预期、不同结局状态的偏好等。

鉴于不同备选方案对应着不同结局指标,无法头对头直接比较。决策分析前需归一化处理,统一度量衡单位。首选效用(utility)指标,它是对具体事务的满意程度或主观价值判断,综合了决策者对当前处境的感受、未来的预期、风险偏好以及个人的性格特征等多方面的因素。效用指标尤其适用于不能彻底治愈,患者将带病生存很长一段时间的情况。

效用值是一种表述结局相对优劣的数量化指标,通常用0~1赋值,1代表完全健康,0代表死亡。当然还可为负数,即认为比死亡更糟糕的疾病状态,如严重痴呆、植物人或长期卧床伴严重疼痛等。效用作为一种融合了个人主观判断的指标,还会受年龄、经济收入、教育程度等多种因素的影响。

效用值有直接、间接两种测量方法,其中直接测量方法包括等级尺度法、标准博弈法和时间权衡法;间接测量方法主要通过测量生存质量获取效用值。

(一)直接测量方法

1. 等级尺度法(rating scale) 通常描述为一个0~100标尺,以口头描述或以图片形式直观展示。用以下提示语询问:"在一个0代表最差的健康状态比如死亡,100代表完全健康的标尺中,基于您过去两周的状况,您会给自己的健康打多少分",具体打分值除以100即为其健康状态的效用值。

实际上等级尺度法所测得的数值并非真正意义上的效用值,仅仅是完全健康与死亡之间的一个比值(ratio)。如等级尺度法测得效用值为0.9所代表的健康状态,不一定是0.45所代表健康状态的两倍。效用值为0.5,也不能解读为研究对象愿意用期望寿命的一半换取效用值为1的健康状态。因此,等级尺度法所测效用值不能真正反映期望价值。但该方法直观、易操作,在临床上得到广泛应用。

2. 标准博弈法（standard gamble）　也叫参考博弈法（reference gamble）,是测量效用值的经典方法。该法基于期望效用理论的基本原理,通过询问研究对象为改善某种健康状态而愿意承担多大的死亡风险,从而得出所测健康状态的效用值。具体操作如下:先提供给罹患某种疾病的调查对象两种选项,一种为治疗,有两种可能的结局:①完全康复（概率为 p）,再以完全健康的状态生存 t 年;②当即死亡（概率为 $1-p$）;另一种是不治疗,在疾病状态 i 下,生存 x 年（x≤t）。通过反复对比提问、确定值。

如一位有骨关节炎且行动不便的患者,走路需要步行器协助,无法跑步,并伴有中等程度的疼痛,需要非甾体类药物止痛。目前有一种可治愈骨关节炎的特效药,但有可能发生严重的副作用,甚至死亡。对此,按如下方式询问患者:如果特效药痊愈和死亡概率各为 50%,是否愿意接受特效药的治疗？ 如果患者选择不接受,继续询问如果痊愈的概率为 99%,死亡为 1%,倘若患者愿意承担可能的 1% 死亡风险,则继续增加死亡概率、降低痊愈概率,直到某一个临界值,如痊愈概率为 95%,死亡概率为 5% 时,患者无法确定自己更倾向于哪一种,则认为此时患者在治疗与不治疗两种选择之间保持中立,称为中立点（point of indifference）。在中立点时,该患者选择实现完全健康（痊愈）的概率（即95%）为该疾病状态的效用值。

鉴于概率是一种比较抽象的概念,在实际操作中可以使用概率轮（chance board）工具。该工具由两部分组成的盘状结构,用两种不同颜色区分,两部分的相对大小可以改变,两种颜色的比例和相应结局的概率相当。先将各种选择结果写在卡片上告诉研究对象,然后转动概率轮,两种不同颜色的比例随之改变,对应各种结局的概率也相应变化,可以帮助研究对象直观理解概率变化并选择所偏好的结局。

标准博弈法体现了在不确定条件下的决策本质。在带病生存与接受死亡风险博弈中,研究对象只知道自己将有可能出现两种结局（如完全健康与死亡）及其可能发生的概率,但并不知道自己最终会出现哪种结局。通过标准博弈法得到的效用值是研究对象在特定疾病状态下对完全健康与死亡的偏好（preferences）,及其对风险的态度的综合体现。

3. 时间权衡法（time trade-off）　直接让研究对象在两种不同的状态下作等量估计:即在"好的健康状态但活的时间短些"与"处于目前的疾病状态但活的时间长些"间作出选择,直到研究对象认为两种选择没有区别（在两种选择中保持中立）,即到达中立点。其要点在于患者愿意付出多大的代价以换取更好的健康状态。最后的效用值为研究对象在中立点时健康状态的存活时间与疾病状态的存活时间的比值。

如上述骨关节炎患者的预期寿命为 40 年。假如患者有两种选择:一种为维持疾病状态存活 40年,另一种为以完全健康的状态存活 20 年。若患者选择前者,继续让患者在维持疾病状态存活 40年,与完全健康状态存活 39 年之间选择,直至患者达到中立点 36 年,以此计算效用值为 36/40=0.9。

与标准博弈法不同,时间权衡法中的决策是确定的,即决策者知道自己将出现什么样的结局（存活时间与健康状态）。因此效用值不受研究对象对风险的态度影响,严格意义上也不是效用值,而是其近似值。有关标准博弈法与时间权衡法确定效用值,具体可参考相关文献和书籍。

（二）间接测量方法

间接测量方法一般通过生存质量量表测得健康指数（health indices）,借助公式再将健康指数换算成效用值。健康指数包括两个部分:量表测得的健康状态和效用转换公式。常用的生存质量量表包括:欧洲 5 维健康量表（EQ-5D）,健康效用指数（HUI）与 6 维度健康状况简表（SF-6D）等通用量表,适用于一般人群和有各种疾病的特定患者人群。效用转换参数一般通过在人群中开展调查获得,要考虑人群特异性,尽量采用基于本土人群或者目标人群调查获得的参数。

质量调整寿命年（quality adjusted life years, QALYs）作为决策分析的首选效用评价指标,综合了期望寿命（life expectancy）和生存质量（quality of life）两个指标,全面反映诊治方案对患者的终身影响。1 个 QALY 代表一个身心完全健康的人生存 1 年。用 QALY 作为评价指标,具有通约性,也可简化复杂的临床决策问题。

例 12-1 中应用质量调整寿命年（QALYs）来衡量结局，设定根治患者的期望寿命是 20 年，未根治患者的期望为 15 年，效用值（或生存质量）分别为：根治者效用值=1，未根治者效用值=0.7，死亡效用值=0，相应数据标在图 12-2 的最右侧。进一步计算 QALYs 分别为 20、10.5 和 0，完成决策树模型构建。

五、决策分析

构建好决策树模型并量化了概率参数和结局后，即可开展决策分析。具体为依托决策树，采用概率相乘法，从结果节点（树尖）到决策节点（树根）逆向计算各备选方案（决策分枝）的期望值（expected value，EV）。期望值实际为每种备选方案的平均预期值。最后根据决策目标及备选方案的期望值大小择优选择：决策目标为实现收益（例如期望寿命，QALY）最大，则选期望值最大方案；决策目标为将损失最小化（例如成本），则选择期望值最小方案。

如例 12-1 基于所得参数计算得到两种备选方案的期望值分别为：

药物期望值 $= [(20 \times 0.1) + (10.5 \times 0.9)] \times 0.1 + 20 \times 0.9 = 19.14$ QALYs

手术期望值 $= [(20 \times 0.99) + (0 \times 0.01)] \times 0.9 + \{[(20 \times 0.9) + (10.5 \times 0.1)] \times 0.99 + 0 \times 0.1\} \times 0.1$
$\qquad = 19.71$ QALYs

手术治疗的期望值高于药物治疗，平均增加 19.71–19.14=0.57（QALYs）。提示应选手术方案，但要注意：两个方案的期望值相差不大，同时手术还有死亡风险，尽管概率很低，但涉及生死攸关的问题，有无必要为增加 0.57 个 QALY 去承担 1% 的死亡风险？医生应及时与患者沟通，让患者充分知情下作出决策。上述实例中，决策目标为增加 QALY，若改为增加期望寿命，则可选择寿命年（life year）作为结局评价指标，并重新计算不同备选方案的期望值，比较最佳方案是否发生改变。

六、敏感性分析

由于决策分析过程中存在诸多不确定性，模型各种参数发生改变，如参数来源于不同文献，得到的是区间估计结果而不是一个具体值；或者参数来源文献不够准确，都可能对决策分析的结果产生影响。需要敏感性分析（sensitivity analysis）考察结论的稳定性。

当模型假设或条件改变时，决策分析的结果变化不大，就说明决策分析结论具有良好的稳定性和可靠性。同时敏感性分析也可以通过观察发现那些对结果影响最大、即对该分析最重要的假设，从而为问题的深入研究和问题解决提供线索。倘若一个参数在合理范围内变动对结论无明显影响，说明结论对该参数"不敏感"，反之，对该参数"敏感"。

目前比较常用的敏感性分析方法，具体见表 12-2。如何开展敏感性分析，参考相关书籍和文献。

表 12-2　常用敏感性分析方法

敏感性分析方法	简介
单因敏感性分析	让一个参数在预先设定范围内变动，同时保持其他参数不变。该法主要用以发现对结论"敏感"参数以及模型优化
多因敏感性分析	让两个及以上的参数在各自预先设定范围内同时变动。常见的为两因素敏感性分析。该法可深入探讨重要参数协同效应，但随着因素数目增加，可行性将降低
阈值分析	寻找某一特定参数的临界值，此时两种备选方案的期望值相等，此值前后备选方案的优劣发生改变，为该参数的阈值。阈值分析是单因素敏感性分析的一种特殊类型。阈值是评价模型适用范围的重要依据
极值分析	将一个或者多个参数设定为其取值最大或者最小值
概率敏感性分析（PSA）	结合模型模拟，将参数设定为特定的概率分布类型（probability distribution），看其对模型结果的影响。PSA 要求每个参数服从某种概率分布，以概率分布描述参数的不确定性

NOTES

以例 12-1 为例,当取不同的手术存活率时,可分别计算出相应方案的期望值,图 12-3 展示了手术存活率在一定范围内变动所对应的期望值。当手术死亡率为 3.8% 时,两种方案的期望值相当,3.8% 为阈值,是两种方案选择的分界点。当手术死亡率低于 3.8% 时,选择手术方案是合适的。

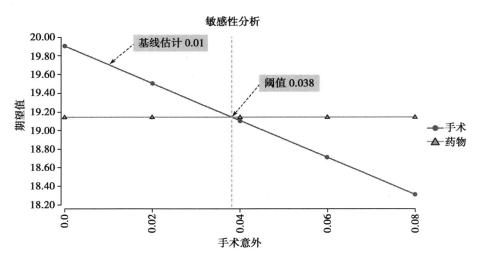

图 12-3   对手术死亡率的敏感性分析

假如实际患癌概率也不确定,同样可以进行阈值分析(图 12-4)。若同时考虑手术死亡率和患癌概率的不确定性,可进行两因素敏感性分析。

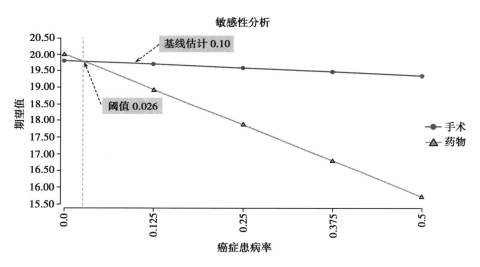

图 12-4   对患结肠癌概率的敏感性分析

敏感性分析在决策分析中举足轻重,旨在验证决策分析结果的可靠性,因此决策分析中应常规进行敏感性分析。

第三节   复杂决策问题和 Markov 模型

一、复杂决策问题

医疗卫生领域通常需要对有限卫生资源进行优化配置,涉及医院、患者、医保支付方等多方、多层面利益的博弈。例如:疾病诊疗多种备选方案中最佳方案的选择;如何高效、公平使用医疗资源问题;

如何建立健全医疗卫生服务供给的运行机制和多层次医疗保障体系的筹资方式；如何衡量健康投入与相应健康产出、药品定价、医保报销药物遴选等一系列复杂决策问题。需要先构建研究变量间逻辑关系的模型结构，再综合相关数据对决策模型进行量化模拟分析。

二、Markov 模型及方法

决策分析模型包括决策树模型与 Markov 模型。前者用于病程短、复杂程度低的疾病模拟分析，而涉及复杂决策问题，需要借助 Markov 模型。Markov 模型由俄罗斯著名数学家 Markov 创立的一种无后效应的离散型随机模型，主要用于模拟系统的不同"状态"及状态之间的"转移"。通过将所研究的疾病按其对健康的影响程度划分为多个不同的健康状态，并根据各状态在一定时间内的相互转化概率来模拟疾病的发展过程。

构建 Markov 模型需要定义 Markov 状态、确定循环周期与转移概率。Markov 状态主要依据研究目的与疾病自然病程而定，同一时点下各个状态相互独立、互不兼容，患者只能处于其中一种状态，一般将死亡作为终点状态（即吸收态），此状态不可逆转。进而将整个研究期间划分成若干相等的时间周期，每个时间周期称为 Markov 循环周期（Markov cycle）。状态之间的转移概率通常从文献中获取。动态 Markov 模型中的各状态转移概率具有时间依赖性。生存分析可有效解决疾病发生风险随时间变化的问题，特别适用于癌症的 Markov 模型。生存分析常见函数包括：累积生存函数 $S(t)$、累积死亡密度函数 $F(t)$、死亡概率函数 $f(t)$、风险函数 $h(t)$ 和累积风险函数 $H(t)$。其中 $S(t)$ 表示观察对象生存时间大于 t 时刻的概率：$S(t)=\exp[-H(t)]$。累积死亡密度函数 $F(t)$ 与 $S(t)$ 互补，表示存活时间小于或等于 t 时刻的概率：$F(t)=1-S(t)$。死亡概率函数 $f(t)$ 是观察对象在 t 时刻的瞬时死亡率，可由对 $F(t)$ 求导得到：$f(t)=F'(t)=-S'(t)$。风险函数 $h(t)$ 反映已经存活至 t 时刻的观察对象在 t 时刻的瞬时死亡率：$h(t)=f(t)/S(t)$。累积风险函数 $H(t)$ 是观察对象生存到 t 时刻的死亡风险累积概率，采用对 $h(t)$ 积分的方法获得。

常见生存曲线包括 OS 生存曲线和 PFS 生存曲线，其中 PFS 曲线代表了随时间维持在无进展状态的患者比例 $S(t)_2$，处于死亡状态患者比例为 $1-S(t)_1$。OS 曲线与 PFS 曲线同一时间点的生存率相减得到疾病进展期的患者比例，即为 $S(t)_1-S(t)_2$，如图 12-5 所示。

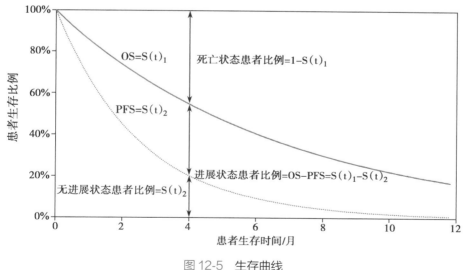

图 12-5　生存曲线

模型模拟时间超出随访周期时，超出部分无法直接从生存曲线中获取各个健康状态的人数分布，此时考虑使用参数法计算生存函数 $S(t)$。即假定生存时间符合某特定参数分布，如 Weibull 分布、Log-normal 分布、Log-logistic 分布等。通过赤池信息准则（Akaike information criterion，AIC）和贝叶斯信息准则（Bayesian information criterion，BIC）等评估不同参数分布拟合优度情况。

以 Weibull 分布为例,其生存函数为:$S(t)=\exp(-\lambda t^{\gamma})$,其中 λ 为尺度参数,γ 为形状参数,两者均大于 0;死亡概率密度函数:$f(t)=\lambda \gamma t^{(\gamma-1)}\exp(-\lambda t^{\gamma})$,累计风险函数:$H(t)=\lambda t^{\gamma}$,累积死亡密度函数:$F(t)=1-\exp(-\lambda t^{\gamma})$。循环周期为 μ 时,相关状态转移概率为:$tp(t\mu)=1-\exp\{\lambda(t-\mu)^{\gamma}-\lambda t^{\gamma}\}$。具体可参考相关文献。

三、Markov 模型的应用实例

示例文献:WU B,ZHANG Q,SUN J. Cost-effectiveness of nivolumab plus ipilimumab as first-line therapy in advanced renal-cell carcinoma. J Immunother Cancer,2018,6(1):124。

研究背景:与舒尼替尼一线治疗晚期肾细胞癌(renal-cell carcinoma,RCC)相比,纳武单抗+伊匹单抗提高了总生存期(overall survival,OS),且毒性较小。本研究旨在从中国、美国、英国医保支付方的角度评估纳武单抗+伊匹单抗一线治疗晚期 RCC 的经济性。

基于 CheckMate 214 临床试验相关数据构建 Markov 模型状态:无进展生存(progression free survival,PFS)、疾病进展(progressed disease,PD)、死亡(death)(图 12-6)。研究时限为 10 年,患者的初始健康状况均为无进展生存。后续每个循环周期中,健康状态不能逆转,患者要么保持原有健康状态,要么进入新的健康状态。

利用 GetData Graph Digitizer 2.26 读取 CheckMate 214 试验纳武单抗+伊匹单抗、舒尼替尼组的 PFS 和 OS 数据(图 12-7,表 12-3),通过 Hoyle 提供的算法还原 IPD(individual patient's data,IPD)数据(图 12-8),代入基于 AIC 和 BIC 确定的 Weibull 生存函数(OS)和 Log-logistic 生存函数(PFS)、重新拟合两组的 PFS 和 OS 曲线,倘若模拟和实际的生存曲线重叠或高度吻合(拟合优度由 AIC 和 BIC 判定),得到模拟 OS 曲线所用 Weibull 函数的尺度参数 λ_{os} 和形状参数 γ_{os},以及模拟 PFS 曲线所用 Log-logistic 函数的尺度参数 λ_{PFS} 和形状参数 γ_{PFS}(表 12-4)。

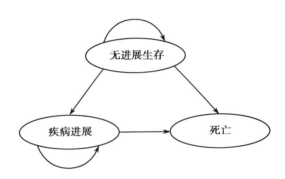

图 12-6　基于 CheckMate 214 试验构建 Markov 状态

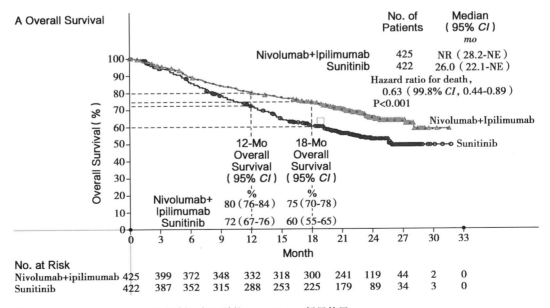

注:Nivolumab+ipilimumab:纳武单抗+伊匹单抗;Sunitinib:舒尼替尼

图 12-7　纳武单抗+伊匹单抗 OS 曲线抓取点

Start time	Mid time	Mid time	Empirical survival probability S(t)	Weibull est S(t)	Weibull PSA S(t)	Number at risk R(t)	Estimated Number Events D(t,t+1)	D(t,t+1/2), D(t+1/2,t+1)	D(t,t+1/4), D(t+1/4,t+1/2), D(t+1/2,t+3/4), D(t+3/4,t+1)	Estimated Number Censorships C(t,t+1)	C(t,t+1/2), C(t+1/2,t+1)	C(t,t+1/4), C(t+1/4,t+1/2), C(t+1/2,t+3/4), C(t+3/4,t+1)
0	1.58		1.0000	1.0000	1.0000	425		0	0		1	0
3	4.81	3.16	100	0.9361	0.9443	424.5	-807	16	16	833		0
6	8.03		98.0597	0.8627	0.8778	424.0		24	18		1	0
10	11.26	9.61	96.7164	0.7931	0.8135	405.8			6			0
13	14.48		95.2239	0.7239	0.7485	399	24	7	3	3	2	1
16	17.71	16.07	94.6269	0.6612	0.6887	395.7			5			1
19	20.94		93.4328	0.6001	0.6298	389.8		16	6		2	1
23	24.10	22.52	91.9403	0.5457	0.5767	382.8			10			0
26	27.32		89.5522	0.4953	0.5270	372	22	12	6		1	0
29	30.55	28.97	88.0597	0.4471	0.4791	365.4			6			0
32	33.78		86.5672	0.4046	0.4363	358.7		10	4		1	0
35	37.00	35.42	85.5224	0.3642	0.3954	354.0			6			#V
39	40.16		84.1791	0.3288	0.3591	348		6	2		0	#V
42	43.39	41.75	83.5821	0.2964	0.3258	345.5	17		2			#V
45	46.62		82.6866	0.2659	0.2941	341.8		11	4		0	
48	49.84	48.20	81.194	0.2393	0.2662	335.6			6			
51	53.07		80.1493	0.2142	0.2398	332		6	3		1	
55	56.23	54.65	79.403	0.1924	0.2166	328.3	12		4		2	
58	59.46		78.806	0.1727	0.1955	325.3		6	4		1	
61	62.68	61.10	78.209	0.1542	0.1756	322.3			2			
64	65.84		77.3134	0.1382	0.1582	318		7	2	3		
67	69.07	67.43	76.7164	0.1238	0.1424	314.2			4			

图 12-8　Hoyle 算法还原 IPD 数据

表 12-3　纳武单抗+伊匹单抗 OS 曲线取点数据

序号	时间（周期）	累计生存概率	序号	时间（周期）	累计生存概率
0	0	100	4	12.903	95.224
1	3.163	99.98	5	16.066	94.627
2	6.452	98.06	…	…	…
3	9.614	96.716	42	134.977	58.657

表 12-4　纳武单抗+伊匹单抗与舒尼替尼 OS 曲线与 PFS 曲线拟合参数

参数	尺度参数 λ	形状参数 γ
Weibull 函数（OS）		
纳武单抗+伊匹单抗组生存曲线	0.004 14	0.993 8
舒尼替尼组生存曲线	0.006 85	0.977 8
Log-logistic 函数（PFS）		
纳武单抗+伊匹单抗 PFS 曲线	0.024 87	0.931 2
舒尼替尼 PFS 曲线	0.013 02	1.174

根据 Weibull 生存函数和 Log-logistic 生存函数,得到累积的总生存率 S(t),累积的总死亡率 F(t),累积 PFS 的概率及累积的处于进展状态 PD 的概率,从而计算各周期每个状态累计患者数。根据生存函数可计算:从无进展到无进展的转移概率 P_{ftf},进一步计算从无进展至进展的转移概率 P_{ftp},通常假设无进展状态到死亡的转移概率 P_{ftd} 为自然死亡率,本例设定自然死亡率为 0.03,通过 $1-P_{ftd}-P_{ftf}$ 可

得到 P_{ftp} 转移概率。处于第 t+1 周期 PD 状态的患者来自两部分,上一周期处于无进展生存转移而来（$nPFS_t*P_{ftd}$）和上一周期进展期患者仍处于进展期的患者（nPD_t*P_{ptp}），即 $nPD_{t+1}=nPFS_t*P_{ftd}+nPD_t*P_{ptp}$，进一步计算 P_{ptp}，则通过 $1-P_{ptp}$ 可得 P_{ptd} 转移概率（表 12-5）。

表 12-5　各状态转移概率

循环周期	累积 F(t)	累积 S(t)	累积 PD	累积 PFS	P_{ftp}	P_{ftd}	P_{ftf}	P_{ptd}	P_{ptp}
纳武单抗+伊匹单抗									
1	0.004 1	0.995 9	0.014 4	0.981 4	0.016 0	0.004 1	0.979 9	—	—
2	0.008 2	0.991 8	0.030 1	0.961 7	0.017 5	0.003 0	0.979 5	0.003 8	0.996 2
3	0.012 3	0.987 7	0.045 8	0.942 0	0.017 6	0.003 0	0.979 4	0.038 7	0.961 3
4	0.016 3	0.983 7	0.061 1	0.922 6	0.017 5	0.003 0	0.979 5	0.026 2	0.973 8
5	0.020 3	0.979 7	0.076 0	0.903 7	0.017 4	0.003 0	0.979 6	0.020 2	0.979 8
6	0.024 3	0.975 7	0.090 5	0.885 2	0.017 2	0.003 0	0.979 8	0.016 7	0.983 3
7	0.028 2	0.971 8	0.104 5	0.867 3	0.017 0	0.003 0	0.980 0	0.014 4	0.985 6
8	0.032 2	0.967 8	0.117 9	0.849 9	0.016 8	0.003 0	0.980 2	0.012 8	0.987 2
9	0.036 1	0.963 9	0.130 9	0.833 1	0.016 6	0.003 0	0.980 4	0.011 6	0.988 4
10	0.040 0	0.960 0	0.143 3	0.816 7	0.016 6	0.003 0	0.980 4	0.010 7	0.989 3
舒尼替尼									
1	0.006 8	0.993 2	0.142 9	0.850 2	0.100 8	0.006 8	0.892 4	—	—
2	0.013 0	0.987 0	0.228 2	0.758 8	0.087 5	0.003 0	0.909 5	0.002 6	0.997 4
3	0.018 9	0.981 1	0.291 0	0.690 1	0.076 2	0.003 0	0.920 8	0.015 9	0.984 1
4	0.024 6	0.975 4	0.339 9	0.635 5	0.067 9	0.003 0	0.929 1	0.012 6	0.987 4
5	0.030 2	0.969 8	0.379 4	0.590 4	0.061 4	0.003 0	0.935 6	0.010 9	0.989 1
6	0.035 7	0.964 3	0.411 9	0.552 4	0.056 1	0.003 0	0.940 9	0.009 8	0.990 2
7	0.041 1	0.958 9	0.439 2	0.519 7	0.051 7	0.003 0	0.945 3	0.009 1	0.990 9
8	0.046 4	0.953 6	0.462 3	0.491 3	0.047 9	0.003 0	0.949 1	0.008 5	0.991 5
9	0.051 6	0.948 4	0.482 1	0.466 3	0.044 7	0.003 0	0.952 3	0.008 1	0.991 9
10	0.056 8	0.943 2	0.499 2	0.444 0	0.044 7	0.003 0	0.952 3	0.007 7	0.992 2

由于入组患者均处于无进展生存状态,第一周期进展的患者为 0,故第一周期 P_{ptp} 和 P_{ptd} 暂不考虑,P_{ftd} 为自然死亡率的假设从第二周期开始,第一周期 P_{ftd} 等于累计 F(t)。限于篇幅,本例只展示前 10 个周期的转移概率。

再通过已发表的文献获得两组治疗方案的成本和效用数据,利用 TreeAge Pro 软件计算两组方案的成本效果以及增量成本效果（表 12-6）。最后根据各国意愿支付阈值（willingness-to-pay,WTP）,显示纳武单抗+伊匹单抗一线治疗晚期肾细胞癌的在美国、中国均有较好的经济性,而在英国则不具经济性。

表 12-6　两组方案的成本效果分析

方案	成本/（美元）	质量调整寿命年（QALY）	增量成本效果分析/（美元/QALY）	意愿支付阈值/（美元/QALY）
美国				
舒尼替尼	297 693	2.04		
纳武单抗+伊匹单抗	362 807	2.8	85 506	150 000

续表

方案	成本/（美元）	质量调整寿命年（QALY）	增量成本效果分析/（美元/QALY）	意愿支付阈值/（美元/QALY）
英国				
舒尼替尼	75 034	2.02		
纳武单抗+伊匹单抗	169 390	2.77	126 499	65 000
中国				
舒尼替尼	97 846	1.96		
纳武单抗+伊匹单抗	101 132	2.66	4 682	27 351

第四节　决策分析方法进展

决策分析模型除了常用的决策树和 Markov 模型外,其他模型还有动态模型(dynamic models)和微观模拟模型(microsimulation)等。特别是随着计算机技术的发展以及大数据和真实世界数据的广泛应用,近些年涌现了一些新方法用于临床决策分析,包括综合考虑先验和后验概率的贝叶斯决策模型(Bayesian decision model)和适用于大数据的自然语言处理(natural language processing)以及各种机器学习(machine learning)算法等。

1. 贝叶斯法　前述决策分析模型中,计算期望值所用的不同状态发生概率通常取先验概率值,但先验概率一般基于文献资料或者经验主观判断,不一定能准确反映待决策的实际情况。因此,可开展专项科学研究或抽样调查等获得当前样本的条件概率信息。鉴于该样本概率信息为研究或抽样后获得,称为后验概率。后验概率是综合了先验概率和样本信息后对先验概率的一个修正,因此,一般认为后验概率更能反映真实情况。因此,基于后验概率的决策分析结果,更加真实合理。这种在自然状态下先验概率和条件概率基础上,进一步结合样本信息获得后验概率的决策分析方法,即贝叶斯决策分析。

2. 机器学习算法　机器学习是一种由数据驱动的、自动化构建分析模型的数据分析方法。对大数据和真实世界数据的决策分析更具优势,可通过系统学习和识别模式以更好的辅助决策分析。常用方法有随机森林(random forest)法,最临近算法(k-nearest neighbors,KNN),逻辑(线性)回归,自适应提升(adaptive boosting,AdaBoost)、梯度提升决策树(gradient boosting decision tree,GBDT)、极端梯度提升(extreme gradient boosting,XGBoost),支持向量机(support vector machine,SVM),倒转神经网络(backpropagation neural network,BP),卷积神经网络(convolution neural network,CNN),朴素贝叶斯,以及人工神经网络等。除逻辑(线性)回归外,上述机器学习算法的主要缺陷为模型的透明度和可解释性相对较差。具体内容参考相关文献资料。

第五节　决策分析质量评估

评估决策分析的质量实质上是评估决策分析中所用模型的合理性以及各种原始参数的准确性和可靠性,主要标准如下:

1. 模型评估　尽管模型评估非常重要,但大多数模型构建过程中常缺少此关键环节。模型评估主要包括以下三个方面:

（1）表面效度评估:检查模型的假设和结构是否可靠合理,能否客观反映该疾病的诊疗过程。必要时也可将某些变量设置为极端值、评估其对模型的影响是否与预期相符。

（2）内部效度评估:由他人独立构建模型或用不同软件构建模型,再对比其与待评估模型的一致性。对于基于单一临床试验来源数据构建的 Markov 模型,预测超出实际随访时间的结局时,需要评估预测的结果是否与随访到的实际结果一致。

（3）外部效度评估:评估模型构建以外的样本人群或者模型未覆盖时段的实际结果与预测结果是否一致,即评估模型是否可准确预测未来事件的发生。

2. 模型各种参数的评估

（1）参数是否来源于高质量的研究:模型概率参数及结局效用参数的来源研究质量需要评估,进而依据参数来源研究设计（见表 12-1）及其方法学质量,判定参数的可靠性。若无现成文献提供相应参数数据,则进一步核查数据是否来源于相似人群的调查结果,是通过专家咨询还是个人的主观估计。

（2）是否进行了敏感性分析:评估决策分析是否评估了不同参数变化对模型结果稳定性的影响。参数可能发生变化的情形有:人群患病率有地域差异、诊断方法的准确性波动、干预措施的效果不一、不良反应发生率以及效用的赋值变化等。

（3）涉及成本时,还需要考虑所有可能涉及的费用,评估成本改变对决策分析结果的影响。

总之,决策分析在循证医学实践中的应用价值已得到业界肯定。当然,临床决策分析从模型的构建、到参数和结局的量化决策,是一个复杂的系统过程,特别是在可靠参数以及效用值的获取、复杂问题决策模型的构建、决策分析的量化和可视化以及效用值估计方法的简化等方面还有待改进。相信随着决策分析理论的完善和方法学的进步,尤其是计算机辅助决策系统的开发和利用,决策分析必将在循证临床实践中大有可为。

（吴心音　曾宪涛）

思考题

1. 以一个具体的临床问题为例,简述决策分析的基本步骤。
2. 试述决策分析常用的模型及其适用条件。
3. 为什么说敏感性分析很重要? 常用的敏感性分析有哪些?
4. 如何对决策分析进行质量评价?

第十三章
循证医学实践的个体化原则与方法

扫码获取
数字内容

要点

1. 循证医学三大要素:证据、医师、患者,同时也是个体化实践的基本要素。
2. 最佳证据要具备真实性、重要性、适用性、经济性。
3. 准确把握患者个体化特征是循证个体化实践的保障。
4. 证据的个体化应用要权衡利弊、因地制宜。

循证医学所采信的最佳证据,都是源于临床或基础医学的研究成果,无论是来自单一研究还是多个研究的系统综述,都是从有限的研究对象中观察得到的平均效应(果),是总体效应的群体平均水平(共性)。但具体到每个个体,往往有不同的效应表现。即使接受同一治疗措施,有的患者疗效显著,而有的也许无效,造成这些个体间疗效差异的原因有多方面,有些原因可知,有些原因未明,这在临床医疗实践中都很常见。应用最佳证据(共性规律)来指导具体的临床医疗实践时,除了注重其总体效果之外,还要遵循个体化原则,针对患者的个性特点,有的放矢,方可达到循证临床实践的真正目的。

第一节 循证医学实践的个体化原则及其要素

一、个体化实践原则

循证医学的三大要素是证据、医师、患者,同时也是临床实践个体化决策的基本要素。证据的产生是从实践到理论、从样本到总体、从个别到普遍的一个总结归纳的过程,全程应遵循临床流行病学的科学原则与研究方法,否则任何环节出现问题,均可导致结论错误,得出不真实、歪曲的证据。而循证临床实践则是理论联系实际、将证据应用于临床的个体化实践过程,即从总体到个体、从普遍到个别的一个推理演绎的过程。要正确完成这个从证据到个体实施的过程(个体化过程),必须满足两个前提条件,一是要有真实可靠的证据,二是证据能被正确地应用于个体。若条件不具备,不但不能为患者提供最合适的诊疗方案,甚至还会给患者带来伤害,这与循证医学的宗旨背道而驰。

循证个体化实践过程中一般存在两个误区,一是只关注是否有证据,而不关注证据本身的科学性和真实性;二是只要证据满足科学性和真实性,就盲目推荐或应用于临床实践,而不考虑证据的重要性、适用性,特别是患者的自身条件是否适合,医疗环境和技术条件是否允许等。在个体化实践过程中,要充分考虑每个患者的个体特征、自身条件、需求和价值观,进而结合当地的医疗环境、技术条件等外部因素,并经正确推理、形成决策后,方能顺利完成个体化实践。那些认为"循证医学只讲证据和指南,不讲个体化决策",是对循证医学的误解。

如今分子生物学技术如基因检测等高通量检测手段已经在临床普及,使精准医学成为可能,通过对个体患者的风险评估,遴选最佳临床干预手段和治疗方法,做到一人一方、精准施治,以追求最佳效果,这与循证个体化实践的目标是一致的。精准医学所获得的临床证据当属循证医学证据一部分,最佳个体化干预方案的确定同样要遵照循证医学的基本原则。那种把"循证医学和精准医学对立或割裂"的观点都是不正确的。

二、个体化实践的基本要素

（一）最新最佳临床证据是循证个体化实践的基础

循证医学实践中,无论是诊断、治疗还是预后,均要遵循当前的最佳证据(best evidence)。最佳证据应符合如下几个特征:

1. **真实性(validity)** 证据的真实性是指研究结果与实际真实值的符合程度。真实的证据是对客观规律的真实、无偏反映。证据真实才有应用价值。然而,证据的真实程度难以直接度量,只能间接判断,如研究设计的先天缺陷、研究过程中存在各种问题和瑕疵等,均会带来偏倚(bias),导致结果失真,甚至谬论。所以真实性评价改为评估证据来源研究中发生偏倚的风险大小,偏倚风险小,则认为证据的真实性高,反之,偏倚风险大,则认为真实性差。不同研究设计如随机对照试验、队列研究、诊断研究等,均有相应的不同风险评估标准。详见本书第四章。

2. **重要性(importance)** 重要性是指证据的临床价值和指导意义。重要性的评价要建立在真实性的基础上,倘若真实性不佳,则无重要性可言。重要性往往通过一些量化指标来表示。比如诊断研究中的敏感度和特异度;治疗性研究中的好转程度、治愈率、不良事件发生率和非预期事件发生率等;预后研究中的生存率、复发率和中位生存时间等。这些效应值越大、置信区间越窄或 P 值越小,单纯因机遇(chance)造成的可能性就越小,临床上的应用价值可能就越大。不同类别的证据,所选用的指标和临床重要性的判断标准各有侧重。GRADE 系统对证据的重要性采用三类 9 级分级(表 11-2)。第一类(7~9 级)为影响决策的关键且重要的证据指标。第二类(4~6 级)为影响决策的重要但非关键的证据指标。第三类(1~3 级)为对决策和患者影响不大的证据指标。该分级法对临床决策和指南的制定均有指导意义。

3. **适用性(applicability)** 即使是真实而且重要的证据,在应用前也必须考虑其适(实)用性。基于三级医院得出的研究证据未必适用于社区卫生服务中心,中早期患者的研究结果未必能适用于晚期患者。年龄、病情轻重、并发症和合并用药情况、种族和基因型、地域因素、医疗护理服务条件和水平、随访条件、社会经济状况和宗教信仰情况、患者的价值观和意愿等都会影响到证据的适用性。证据的适用性应基于个体化的考虑、因地制宜,这是个体化实践的核心。

4. **经济性(economy)** 经济性其实也是适用性中的一部分,这里单独提出来基于国情,经济因素成为影响证据应用的重要因素。临床实践应当考虑患者及其家庭、社会、医疗服务提供者、医疗费用支付者的能力。特别是一些需要长期治疗或观察的疾病,不但要考虑近期的成本-效果、成本-效用情况,还要考虑中长期的疾病治疗负担和预后情况,提供足够的各方面证据信息,有利于与患者良好的沟通、共同决策。

（二）准确把握患者个体化特征是循证个体化实践的保障

准确把握患者的个体化特征,了解其疾病的生物学特征、病理生理特征、社会-心理-人文-经济特征,尊重患者价值观,有利于建立良好的医患关系,提高依从性,让患者愿意接受最佳证据指导的治疗,是循证个体化实践成功的保障。

1. **生物学特征** 生物学是现代医学最主要的基础学科之一。任何临床研究的设计都有生物学依据。循证个体化实践离不开对生物学因素的考虑,不同人种、个体之间存在生物学上的差异。如华法林是临床常用的防治血栓药物,个体间的剂量差异显著。其中,细胞色素氧化酶 P450 2C9(cytochrome P450 2C9,CYP2C9)和维生素 K 环氧化物降解酶复合物 1(vitamin K epoxide reductase complex1,VKORC1)基因多态性被认为是影响华法林剂量最主要的因素。建议在抗凝之前检测 *CYP2C9* 和 *VKORC1* 基因,依据基因型给予个体化给药剂量,可以减少出血并发症,提高抗凝达标率。又如,临床实践中发现同一致病菌对同一种抗生素存在敏感菌株和耐药菌株,或在使用中逐渐产生耐药现象。再如肿瘤化疗中,同一组织来源的肿瘤,也有化疗敏感和耐药的差异,或逐渐产生耐药等。因此,即便诊断相同,在制定治疗个体化方案时要考虑这些生物学差异。当然,这些差异尚需深入研

NOTES

究,以进一步明确其生物学机制,更好地进行个体化治疗。这就是循证医学与精准医学的互相促进、相辅相成关系,临床实践能力和水平在实践、认识、再实践、再认识的多次反复中不断地进步提高。

综上所述,种族、年龄、性别、基因型对疾病的发生、发展、预后、对药物(特别是一些靶向药物)的作用和影响等,都是个体化循证实践中需要考虑的生物学因素。

2. 病理生理学特征　疾病发生/发展、伴发合并症、不同结局、临床救治效果等均会导致病理生理发生变化,且有不同特征、表观。应用证据进行个体化实践时也要考虑病理生理学的特征和变化,如考虑疾病分期分级、并发症和合并用药以及患者特征等对病理生理学的影响。例如同样是单纯疱疹病毒性角膜炎,树枝状和地图状病变时以病毒复制和组织破坏为主,治疗应以抗病毒为主,一般忌用糖皮质激素,否则会抑制宿主免疫反应,加快病毒复制,同时还会加重组织损伤、延缓修复。倘若角膜上皮未累及,仅仅是基质病变,其病理损害主要是病毒诱发的免疫受损,激素反而能缓解炎症、减少免疫反应对组织的损伤和破坏,推荐抗病毒联合糖皮质激素作为常规治疗。再如新型冠状病毒感染,部分重症肺炎患者可以适当应用激素,挽救患者生命,而轻型和普通型患者,不推荐激素,避免药物不良反应,如股骨头坏死等,这就是病理生理损害不同而治疗方案不同。

九级证据金字塔中,虽然高级别证据首推随机对照试验(RCT),但 RCT 一般有苛刻的入选和排除标准,对受试者病理生理特征如年龄、疾病严重程度和病程、并发症等都有严格的限制,导致受试者的同质性好、代表性差,结果外推受限。尽管 RCT 内部真实性很强、证据级别也很高,但临床上能否适用于高龄或年幼患者,重症或有并发症、合并用药的患者,肝肾功能异常的患者等,都需要针对个体患者的病理生理学因素进行权衡考虑。

3. 社会-心理-人文-经济特征　不同国家和地区的社会经济发展水平不同,即使在同一地区、同一城市个体患者间也存在较大差异,加之不同的价值观、人文特征、宗教信仰等都会影响证据推广应用。如肿瘤靶向治疗,虽然有高级别证据证实其有效性和安全性,但费用高昂。在一些发达国家和地区,有医疗保险和补充保险能覆盖,无须考虑靶向治疗的费用高问题。然而在发展中国家,很多患者因费用昂贵只能望而却步。

全球范围内因医疗费用增长远超经济增长,即使是在经济发达的欧美国家,应用某项医疗措施前也要反复进行临床经济学评价。如有临床实践指南建议女性 40 岁或 50 岁起每年或每 2 年进行一次乳腺钼靶摄片以筛查早期乳腺癌。随后有成本效果分析提示该全员筛查计划可能并不经济,应根据年龄、乳腺密度、乳腺活检史和乳腺癌家族史等先进行个体化风险评估,中高风险者纳入筛查。同时还要考虑筛查对象对筛查可能出现的假阳性、假阴性的理解和可接受程度,如假阳性结果带来焦虑不安等精神负担,以及随后而来的"额外的"活检等。

(三)临床医师是实现循证个体化实践的操盘手

循证个体化实践离不开证据、患者、医师三大要素,其中临床医师是个体化实践的决策者、执行者,医师本人的临床经验、对循证医学的理解、对证据的掌握和应用能力等决定了能否科学决策、正确决策。

1. 临床经验的重要性　临床医师在长期临床实践中都积累了宝贵而丰富的临床经验,是实践循证医学的基础之一。循证医学非常重视临床经验,认为临床决策不应该受证据、指南的约束,在常识、证据、指南的基础之上,提倡和重视专家型判断,即不能忽略直觉推理、不能机械服从规范和指南,有时要超越指南。临床指南一般聚焦某具体疾病的诊治,在临床实践中的接诊患者并非指南中理想化的标准病例,有时有多种并发症、多药合用情况,临床指南的推荐意见仅供参考。特别是急诊病例,病情重、变化快,此时非常需要医师的临床经验和直觉判断。

2. 临床医师应该掌握证据评价和应用的技能　临床医师单靠临床经验还不够,必须掌握获取证据、评价证据、应用证据的技能,把临床经验与最好的证据相结合,这样才能科学决策。例如,一项 RCT 研究表明利多卡因虽可预防心肌梗死后的心律失常,却增加了病死率。又如高密度脂蛋白胆固醇(HDL-C)水平降低会增加心血管事件的风险,一项 39 个 RCT、117 411 例患者的 meta 分析显示:

升高 HDL-C 的药物像烟酸、贝特类药、胆固醇脂转移蛋白抑制剂等并不能降低心血管病死率、全因死亡率、脑卒中发生率，临床不再推荐使用。所以，临床医师应掌握最新证据、及时更新知识。

临床医师还应拥有证据评价能力，能独立完成对证据真实性、重要性、适用性的严格评价。如某靶向药物治疗某种复发难治的恶性肿瘤，靶向药物和对照组的生存期分别为 6 个月和 4 个月（$P<0.05$），靶向药的总体生存期延长 2 个月，相对延长了 50%，药企在推介时会强调靶向药物生存期提高 50%，此时医师应从临床角度评估绝对获益（增加 2 个月生存期）的临床重要性，而不仅仅是相对获益（提高 50%）。

强化临床医师的循证医学教育，掌握证据评价和应用技能，将有助于医师及时更新知识、减少不合理医疗，保持临床水平不落伍、不退步。

三、证据的个体化应用要权衡利弊

利弊是一个事物的两个方面。任何干预措施、诊疗方案都有利有弊，只有权衡利弊后方能作出临床决策。所谓"利"就是对患者有益的方面，"弊"就是对患者不利之处或带来的伤害。与"利"不同，对于一些新的治疗技术或手段，临床医师往往要对"弊"持保留态度，即使当前未观察到，亦要考虑一些潜在的、长期的弊端。如辅助生殖技术，即使当前未观察到更高比例的异常发育胎儿，也要时时关注这种潜在风险；再如有些药物在降脂、降糖的同时，要考虑长期不良事件，如肿瘤发生风险是否增加等。

权衡利弊时常根据利弊的量化指标进行评估和比较。比如治疗证据的相对危险度（relative risk，RR）、绝对危险度降低率（absolute risk reduction，ARR）、比值比（odds ratio，OR）、需要治疗/损害人数（number needed to treat/harm，NNT/NNH）等；诊断证据的敏感度、特异度、预测值、似然比（likelihood ratio，LR）、漏诊率、误诊率等；预后证据的 n 年生存率、中位生存时间、风险比（hazard ratio，HR）等。

进而用利弊比（likelihood of being helped vs harmed，LHH）来权衡最佳干预效果和不良反应。如某方案 NNT 为 10，NNH 为 30，LHH=NNH/NNT=30/10=3，表示该方案对患者的获益 3 倍于危害。但"利大于弊"并非决策的唯一依据，还要结合临床实际情况、专业和经验、患者意愿等进行决策。

权衡利弊不能仅凭一两个指标，更要进一步综合相关生物学、病理生理学、社会-心理-经济学等因素进行全面分析。如肿瘤治疗不仅要看组间的中位生存时间、无复发生存率、总生存率，还要关注不良事件的发生率和严重程度、患者的生存质量、潜在的长期副作用，以及疾病治疗的经济负担和躯体耐受等。

在权衡利弊时还应进一步结合患者的价值观和意愿。每个人的社会经济地位和价值观不同，对利和弊有各自独特的判断。如患者对于"好死不如赖活着"就有不同的看法，即使在赞同"好死不如赖活着"的患者中，"好"和"赖"的程度也各有各的理解和尺度。

第二节　循证个体化实践的案例分析与评价

根据当前"最佳"证据，如何进行个体化的循证实践，可以给患者提供什么样的信息，可能会有怎样的结局呢？这些就涉及循证个体化实践的临床共同决策过程、效果预测与后效评价问题。事实上，对于一些常见病、多发病，已经有一些整合了最佳证据的计算机决策支持系统（computer decision support system，CDSS）相继问世，例如 UpToDate，能在一定程度上提供证据与信息帮助，指导临床医生完成循证个体化实践。

现以免疫性血小板减少症（immune thrombocytopenia，ITP）为例。ITP 是一种常见的血液系统疾病，因免疫因素如血小板抗体导致血小板被破坏，继而血小板减少，倘若血小板低于 20×10^9/L，容易导致出血，特别是重要脏器出血可能会有生命危险；血小板高于 30×10^9/L 以上，可以不治疗，密切观察即可。ITP 临床表现、病程、预后都有很大的异质性，需要个体化决策。

（一）病史和临床问题

现病史：一位 23 岁年轻女性，无诱因下出现四肢出血点、瘀斑，查血常规发现血小板计数显著减少，只有 5×10^9/L，白细胞和血红蛋白正常，排除其他疾病后诊断为 ITP。给予泼尼松 50mg/d 治疗，治疗后 2 周血小板恢复正常范围。但在泼尼松减量过程中又出现血小板减少，多次复发，最后诊断为激素依赖性难治性 ITP。既往体健，家族史无特殊。

体格检查：一般情况可。身高 160cm，体重 50kg。血压和心率均正常。心肺无特殊。腹部无压痛，肝脾未触及。四肢、躯干见少量出血点，下肢见瘀斑。

循证临床问题：患者诊断明确，一线激素治疗无效，二线选择何种方案？

（二）最佳证据及其计算机决策辅助支持系统

"UpToDate 临床顾问"是基于循证原则的临床决策支持系统，旨在帮助全球医生作出正确诊疗决策。检索发现有三种激素依赖性 ITP 的二线治疗方案：脾切除术、利妥昔单抗、血小板生成素受体激动剂（TPO-RA）。三种方案作用机制不同、疗效和风险也不同，尚无三种方案头对头比较 RCT 研究，多为病例系列或者与安慰剂比较的 RCT。

1. 脾切除术　一项 meta 分析纳入了 47 个病例系列，共 2 623 例患者，观察时间超过 50 年，发现有效率高达 88%，一次性手术的持续缓解时间很长。但 >65 岁老年患者有效率较低，约 50%~60%。2019 年美国血液学会临床指南推荐级别为 2D。脾切除术的风险有：手术操作风险、感染、可能的血管事件易感性增加等。感染风险在早期最高，90 天内感染风险为 10.2%。

2. 利妥昔单抗　是抗 CD20 单克隆抗体，按 375mg/m²、每周一次、用 4 次的给药方案有效率约在 40%-65%，但持续缓解时间不如脾切除术，可能需要再次应用。主要不良反应有：输注反应、长期免疫抑制可导致乙型肝炎病毒感染再激活。2019 年美国血液学会临床指南推荐级别也为 2D。

3. TPO-RA　通过刺激骨髓中的巨核细胞产生，进而结合并激活 TPO 受体促骨髓中的血小板生成。代表性药物为艾曲泊帕，其有效率可达 80% 以上，但不能持续缓解，停药后往往复发，不到 30% 患者可持续缓解后停药，但大多数患者需要长期用药，每 2 周来门诊开药，去除医保报销部分，每月自费支付约 2 000 余元，定期检查血常规和肝肾功能。主要不良反应有：短期有头痛、胃肠道不适，长期有肝功能异常、血栓栓塞事件增加等。2019 年美国血液学会临床指南推荐级别也为 2D。

（三）证据个体化应用

上述三种方案各有利弊，需要结合患者的年龄、病程、出血症状、依从性、并发症、就医的方便性、患者的价值观和意愿进行医患共同决策。该患者为年轻女性，刚工作不久、收入不高，经常出差，不希望长期口服药物、每 2 周来就诊一次，希望有疗效好、又比较持久的治疗方案。告知三种方案利弊，患者经过考虑和多方咨询，最后选择了脾切除术，术后已经随访 5 年，目前血小板仍在正常范围，也无其他不良事件。

另有一 ITP 患者，病情相似，因恐惧手术而选择了 TPO-RA 药物，目前一直口服药物，坚持每 2 周开药一次、每月随访血常规和肝肾功能，血小板控制在正常范围。曾经 2 次尝试减量，但一减量血小板计数就明显下降，无法停药，目前已经口服用药 3 年，无不良反应，患者对治疗效果很满意。

（四）评价和体会

医患共同决策（shared decision making，SDM）指医生跟患者共同参与的临床决策过程，是实现循证个体化实践的必由之路。医生根据医学知识、循证医学证据及现有可用资源对患者提出建议，患者结合自身情况进行考虑，医患双方再对治疗的各种结局进行充分讨论和沟通，最后形成双方都能接受的、适合患者的个体化治疗方案。SDM 基本步骤是：患者愿意积极参与决策，医师提供几个治疗选择、解释利弊，经过几个方案的比较和多次医患沟通，制定基本的治疗方案，实施后观察疗效和不良反应，随时调整方案。

在该模式下，患者拥有一半甚至更多的最终决定权，尽管医师是医学知识的"绝对垄断"一方，但必须有患者的知情同意，患者本人才是对身体情况、治疗期望、价值取向和经济情况最为了解的一方。

因此,共同决策是最为理想的医患合作模式,但前提是临床医师对循证证据有合理的理解和解释。

　　临床医师对证据的检索、选择、理解很重要,因为患者最终的决定取决于证据,如有效率、安全性、费用等。医师有责任解释这些数据的意义和可靠性,包括证据的分级,推荐意见的强弱等。如上例中三种方案的指南推荐均为 2D,说明证据质量是极低的 D 级证据,缺乏头对头比较的 RCT。推荐强度2,为弱推荐。患者不能很好理解这些含义,需要医师的解释说明。患者理解了这些证据后,再结合自身情况,包括经济、时间、就医方便性等,与医师讨论后决定治疗方案。

　　总之,循证个体化决策是合理、科学诊疗的保障,临床医师在个体化决策、共同决策的过程中发挥了重要作用,在提供循证证据、解释证据、让患者正确理解的基础上,考虑患者意愿并结合医疗条件和经济成本,共同制定出个性化、人性化、符合患者意愿的最佳临床决策。

(王小钦)

思考题

　　1. 临床个体化决策的基本要素有哪些?

　　2. 有两项针对某化疗方案治疗急性髓系白血病的疗效研究,一项研究发现完全缓解率为 60%(95%CI:34%~78%),另一项研究发现完全缓解率为 50%(95%CI:46%~58%),你觉得哪项研究的结论更可信?

第十四章
疾病病因/危险因素证据的
循证评价与应用

扫码获取
数字内容

要点

1. 围绕疾病病因/危险因素证据的循证临床实践包括：构建循证问题、检索证据、评价证据、应用证据等。

2. 针对疾病病因/危险因素证据的评价应结合具体设计方案以及真实性、重要性和适用性等进行。

正确认识疾病的发生、发展和流行规律，对疾病的有效预防、精准诊治意义重大。只有弄清病因、明确危险因素，才能进一步通过诊断试验判断其危害程度。对那些目前尚无有效干预措施的疾病，针对病因/危险因素进行预防和控制尤为重要。病因问题不仅与精准诊疗决策密切相关，也有利于患者及家属认知疾病、助力医患沟通。然而，鉴于疾病特别是慢性病的病因问题复杂，单凭临床经验来判断病因，往往较为片面甚至是错误的。因此，围绕疾病病因/危险因素，构建循证问题进行证据检索，通过证据评价找到明确病因的最佳最新证据，并付诸临床实践，才能真正提高临床医生发现问题、解决问题的循证实践能力。

第一节　疾病病因/危险因素相关案例

一、背景概述

任何疾病的发生、发展均有规律可循。只有明确病因/危险因素，才能有针对性地开展疾病防治，进而改善预后。如研究显示高血压是心脑血管事件发生的重要危险因素，通过健康教育和药物综合干预可有效控制血压，降低心脑血管事件的发生率。同时明确病因还有助于对疾病的准确诊断。如对一个上腹部疼痛 2 个月并伴有消瘦的 50 岁患者，更有可能诊断为胃癌，归因于年龄是胃癌发生的危险因素。

患者前来就医时，首诊医生最先要了解患者的病情和疾病发生、发展情况，对于病因或危险因素不明者，临床医生还要查找相关研究证据、寻求答案。随着科技的进步和时代的发展，有关疾病病因及危险因素的研究证据日益增加，临床医生应学会去伪存真、去粗存精，将最新最佳的、有关病因/危险因素的研究证据用于指导临床实践。

二、病例介绍

一 65 岁男性患者，因剧烈咳嗽咳痰 1 月余入院，既往支气管哮喘病史 20 年，此次考虑支气管哮喘急性加重。患者入院后咳嗽改善不佳，于第 5 天给予口服孟鲁司特钠片（10mg，1 天 1 次），2 天后患者出现四肢大幅震颤，睡眠时手足多动，唤醒后，患者自诉手脚动作与梦境相关。经问诊发现，患者于 3 年前曾口服孟鲁司特钠片，约 1 周后也出现类似表现，四肢震颤严重，睡眠时曾跌至床下，致肋骨骨折。为此,临床医生果断停用孟鲁司特钠片。10 天后患者震颤、睡眠时手舞足蹈症状逐渐减轻,第 15 天好转出院。患者询问医生,本次出现的严重震颤、睡眠障碍(噩梦)等精神系统紊乱是否与孟鲁司特钠片有关?

第二节　疾病病因/危险因素循证问题的提出与构建

一、发现并提出循证问题

支气管哮喘是一种常见的呼吸系统疾病,其发病率呈不断上升趋势,目前全球有超过 3 亿人罹患哮喘,对患者、家庭和卫生保健系统造成沉重负担。支气管哮喘主要临床表现为可逆性气流受限和气道高反应性,反复发作的呼吸困难、不适及咳嗽等,特别是急性发作患者,上述症状明显加重。目前常规治疗方案有吸入性糖皮质激素、β2 受体激动剂等,虽可平喘、抗炎,但哮喘控制效果并不太理想。大量研究显示白三烯在支气管哮喘发作中起重要作用。孟鲁司特作为一种选择性白三烯受体拮抗剂,对Ⅰ型半胱氨酰白三烯受体有高度的亲和性和选择性,能有效地竞争性抑制其与受体结合。临床研究表明,孟鲁司特钠不仅能有效控制哮喘症状、改善肺功能、降低气道高反应性,同时还有抑制气道重塑及抗肺纤维化、抗气道炎症的作用,临床已广泛用于哮喘预防和长期治疗。但其不良反应也日渐凸显,2020 年 3 月 4 日美国食品药品监督管理局(FDA)发布黑框警告:孟鲁司特钠可诱发严重的神经精神不良事件。

为此,结合本例患者,提出的临床问题是:口服孟鲁司特钠片是否可能导致老年患者出现严重的精神系统紊乱?临床医生碰到这样一个病因/危险因素问题,该如何用证据回答患者呢?

二、构建循证问题

构建循证问题是实践循证医学的起点。针对患者的具体情况,将初始的临床问题构建成一个可回答的、待循证问题,然后带着问题去制订检索策略、寻找证据,再经过严格评价后,筛选出最新最佳的证据并结合医生的临床经验和技能及患者的意愿,医患充分沟通后最终决策。

通常按 PICO 格式构建循证问题,鉴于本例关注的是病因/危险因素而非干预措施,循证问题构建如下:①P:老年哮喘患者;②I/E:孟鲁司特/孟鲁司特钠;③C:其他抗哮喘药物或安慰剂;④O:精神系统紊乱的发生。

构建循证问题除了需要明确上述要素外,还需要根据问题性质确定最佳设计方案。常用病因/危险因素研究设计方案依次是:①个案调查、病例报告及病例分析;②现况调查或横断面研究;③病例对照研究;④队列研究;⑤随机对照试验(表 14-1)。其中个案调查、病例报告属于初始的描述性研究,只能为病因/危险因素研究提供线索和假设。现况调查由于暴露(因)与疾病(果)资料同时收集,无法确定暴露与疾病的时序关系,也只用于提出病因假设,一般不能进行因果推论。病例对照研究和队列研究作为观察性研究,是否暴露及其程度并非主动施加,只能被动观察自然分组或研究对象自主"选择"的情况下,探讨暴露对健康与疾病的影响,因无法随机分组,组间的可比性难以保证,混杂和偏倚发生机会多而杂,成为观察性研究的一个重要缺陷。病因/危险因素研究也可采用随机对照试验,此

表 14-1　病因/危险因素研究设计类型及论证强度

研究设计类型	时间性	可行性	论证强度
随机对照试验	前瞻性	差	++++
队列研究	前瞻/回顾性	较好	+++
病例对照研究	回顾性	好	++
横断面研究	断面	好	+
个案调查、病例报告、病例分析	现在,回顾	好	+/-

时的"暴露"因素就是施加的干预措施,将研究对象随机分成两组或多组,各组间可比,解决了观察性研究中的混杂问题,是病因/危险因素证据级别最高的设计方案。

由此本例构建的循证问题是:对于患病多年的老年哮喘患者,服用孟鲁司特钠片是否会导致严重震颤、睡眠障碍(噩梦)等精神神经系统紊乱?

第三节　疾病病因/危险因素的证据检索和筛选

一、疾病病因/危险因素的证据检索

明确循证问题后,就可按照循证检索步骤,选择合适的数据库及相应的检索平台,确定检索词、编制检索策略,根据检索结果进行补充检索。

(一)选择合适的数据库和检索平台

根据 Haynes 等提出的"6S"金字塔模型进行分类检索。优先考虑 Summaries 证据整合类数据库,如 UpToDate、Clinical Evidence 等;其次选择非 Summaries 类数据库,如 Cochrane Library、MEDLINE 等。结合检索目的、临床问题类型、可及性、时限等因素合理选择数据库和检索平台,具体参见本书第三章。

(二)确定检索词并编制检索策略

本例循证问题按 PI/ECO 要素分解、提炼、组合相应的检索词:asthma、adult、montelukast、adverse reactions、neuropsychiatric symptoms 等。并将研究设计类型范围从随机对照试验及其系统综述扩大到观察性研究及其系统综述。不同数据库及检索平台的检索策略不同,编制检索策略要因地制宜、量身定制。以 MEDLINE(Pubmed)为例,展示本例检索策略的一部分(图 14-1)。

History and Search Details　　↓ Download　🗑 Delete

Search	Actions	Details	Query	Results	Time
#6	⋯	›	Search: ((("Asthma"[Mesh]) OR ((asthmas[Title/Abstract]) OR (bronchial asthma[Title/Abstract]))) AND (montelukast[Title/Abstract])) AND (((neuropsychiatric[Title/Abstract]) OR (neuropsychic[Title/Abstract])) OR (neuropsychical[Title/Abstract]))	17	19:07:04
#5	⋯	›	Search: ((neuropsychiatric[Title/Abstract]) OR (neuropsychic[Title/Abstract])) OR (neuropsychical[Title/Abstract])	39,900	19:05:44
#4	⋯	›	Search: montelukast[Title/Abstract]	2,545	19:04:15
#3	⋯	›	Search: ("Asthma"[Mesh]) OR ((asthmas[Title/Abstract]) OR (bronchial asthma[Title/Abstract]))	143,781	19:03:47
#2	⋯	›	Search: (asthmas[Title/Abstract]) OR (bronchial asthma[Title/Abstract])	19,363	18:57:10
#1	⋯	›	Search: "Asthma"[Mesh] Sort by: Most Recent	139,766	18:56:19

Showing 1 to 6 of 6 entries

图 14-1　本例检索策略(部分)

(三)证据的补充检索

循证证据检索旨在查找最新最佳证据,首先检索 RCT 及其系统综述这类高质量证据。若检出的高质量证据少或未检出,需扩大检索范围:证据类型扩大到观察性研究,并补充检索符合条件的全文文献的参考文献。

二、疾病病因/危险因素的证据筛选

通过证据检索可能会得到相当数量的检索结果,需要进行证据筛选:即根据事先拟定的纳入和排除标准,从所有检出的文献中选出能够回答循证问题的证据资料。筛选标准同样围绕待循证问题的

PICOS 要素来制订,即研究对象 P、干预措施 I/E、对照措施 C、研究结果 O、研究设计方案 S。结合本例的循证问题,设置的筛选标准包括:研究对象 P 应为老年哮喘病患者,年龄应限定为 60 岁以上人群;干预措施 I/E 应为口服孟鲁司特或孟鲁司特钠片;对照措施 C 可以是其他抗哮喘药物或安慰剂;主要研究结果 O 为精神系统紊乱的发生率;设计方案 S 为 RCT。符合上述条件的证据方能入选。但有时还要根据筛选情况对标准进行调整,本例若按上述标准发现符合条件的文献为 0,去掉设计方案限定后,才入选一些队列研究、病例对照研究、病例报告等。

　　证据筛选一般分三个步骤:初筛、全文筛选和与作者进一步联系。初筛是根据文献信息如题目、摘要剔除明显不相关的文献;对初筛阶段无法确定者再通过评阅全文后取舍;倘若全文信息仍不全面、不确定,可尝试与作者联系进一步获得相关信息后再决定是否纳入。

第四节　疾病病因/危险因素的证据评价

　　检出的证据要经过严格评价后才能用于指导临床决策,这是循证医学有别于传统经验医学的关键所在。证据类型不同,证据评价过程及其评价标准也有所不同,针对病因/危险因素的两类证据评价分述如下。

一、描述性研究类证据的循证分析与评价

　　描述性研究是病因探索的第一步,也是提出病因假设的主要方法。如 20 世纪 80 年代报告了全球首例艾滋病患者,有临床医生就提出"早在 70 年代中期就接诊过类似病例",据估计首例报告时全球已有 100 万艾滋病病毒感染者。在临床实践中遇到此类问题时,即使不做研究,临床医生也可先行查找证据,如欲了解疾病或事件发生的分布状况(患病率、发病率等),那么可检索相关的描述性研究证据,进而评价其真实性、重要性、适用性后,方可用于指导临床实践。

　　(一)真实性评价

　　1. 样本是否具有代表性　病例报告及病例系列等描述性研究对样本量不作要求。而现况调查等横断面研究,除了要求样本量足够大外,还要随机抽样,即每个个体均有同等的机会被抽到作为样本。若样本在一些重要因素方面与总体人群存在差异,则其代表性差、发生选择性偏倚风险高。因此,评价描述性研究的样本代表性时,应考虑以下几个方面:①是否主观选择研究对象,即随意抽样当作随机抽样。②是否随意变换抽样方法,抽样之前应充分考虑到实际抽样中遇到的各种因素,如调查对象出差等,做好备选方案。③研究是否考虑到幸存者偏倚,因为患该病的一部分人已经死亡,无法调查,导致调查不能全面反映实际情况。④研究中的应答率如何,调查对象不合作或因各种原因不能参加或不愿意参加调查从而降低了应答率。应答率低于 70% 时,就难以用调查结果来估计目标人群的情况。

　　2. 对研究事件是否有明确公认的定义　病例个案报告及病例系列分析中,鉴于有的是特殊病例或是新发疾病的首次报道,尚无公认的定义,应翔实描述。需要鉴别诊断的疾病也应明确定义。对于现况调查或横断面研究,如调查某病的患病率或某事件在人群中的流行率,应对疾病或该事件的发生率给出明确的定义,最好是国际公认的定义。倘若缺乏国际公认定义或国际公认定义与我国实际情况不符,可召集专家自行制订。

　　3. 偏倚及其影响如何　描述性研究中发生选择偏倚、信息偏倚和混杂偏倚的风险高。选择偏倚已在样本代表性中叙述。信息偏倚包括调查对象对过去暴露史回忆不清而导致的回忆偏倚;调查员有意识地重点调查有预期阳性结果者、忽视对照或预期出现阴性者而导致的调查偏倚;另外,因检测仪器/工具校正不准、检测方法的标准或程序不统一、检测技术低下等可导致测量偏倚。对于回忆偏倚、测量偏倚、调查偏倚可采用重测信度或结果一致性检验进行分析判断。

　　(二)重要性评价

　　对于描述性研究证据的重要性评价,常用指标包括发病率、患病率、死亡率、病死率等,用以从不

同角度说明疾病负担及对人群的危害程度。

需要注意的是,因发病率受诸多因素的影响,不同资料间对比时,应考虑年龄、性别等构成情况,必要时标化发病率或使用发病专率。同时发病率、患病率的分母是暴露人口数,注意不要把门诊、住院病例计算的构成比与发病率、患病率相混淆。在比较不同医院的病死率时,须慎重,因为医疗设备好、规模较大的医院接受危重型患者比例一般更大,其病死率可能虚高于小医院。另外还应注意区别病死率与死亡率,二者不要混淆。

在点估计的基础上,上述描述性研究结果还要进行区间估计,具体参见相关流行病学与卫生统计学书籍。

（三）适用性评价

1. 描述性研究类证据是否适用于公共卫生决策　描述性研究类证据可以提供疾病或事件发生的三间分布情况,包括发病率、患病率、死亡率、病死率等。其中,发病率反映疾病对人群健康的影响,比较不同特征人群的发病率有助于探索可能的病因、提出病因假说;也可针对具有某因素而发病率高的群体或个体进行预防性干预。如对高血压、高脂血症人群予以有效防治,可降低心脑血管病的发生率。患病率通常用来反映病程长、慢性疾病的流行情况,如冠心病、肺结核等。患病率既可反映疾病负担,也是医疗设施布局、医院床位配置、卫生设施及人力规划、医疗费用筹措等的重要参考依据。死亡率常用于反映一个地区不同时期人群的健康状况和卫生保健工作的水平。某些病死率高的恶性肿瘤,死亡率与发病率十分接近,其死亡率基本上可以代表该病的发病率,且死亡率准确性要高于发病率,常用作病因探讨的指标。病死率表明疾病的严重程度,也是反映疾病预后的一个指标。通过比较同一疾病在不同地区病死率的差别,可以针对性提出改进诊治能力、提高医疗水平的策略和具体举措。

2. 描述性研究类证据对患者是否有重要价值　患病率在临床实践中能够指导诊断结果的解读,患病率影响诊断结果预测值,患病率高、阳性结果预测值也高,但阴性结果预测值下降。通过了解不同治疗方案病死率的差异,也有助于医患沟通、共同决策。

二、分析性研究类证据的循证分析与评价

围绕病因/危险因素问题进行循证检索,除上述描述性研究类证据外,还可能检出分析性研究类证据,如队列研究、病例对照研究以及试验性研究证据等。相关证据的分析与评价方法如下。

（一）真实性评价

1. 是否采用了论证强度高的研究设计方案　描述性研究的论证强度最弱,病例对照研究次之,队列研究论证强度较强,而随机对照试验最强。

2. 因果效应的时序是否合理　倘若危险因素暴露在前、疾病发生在后,则因果推断的真实性高。以"吸烟是否增加患肺癌的危险"为例,吸烟暴露应早于肺癌的发生。又如高血压患者的血清胆固醇水平同时也高,糖尿病患者往往伴有心血管疾病,孰先孰后不宜草率下结论。

因果效应时序关系是否明确取决于研究设计类型和设计严谨性。前瞻性研究如随机对照试验和队列研究能够明确因果时序,论证强度高;而回顾性、横断面研究中的因果时序难以确定,论证强度低。

3. 随访时间是否足够长,是否随访了所有纳入的研究对象　探讨慢性非传染性疾病危险因素的致病效应时,因其潜伏期长、往往需要足够长的时间才能观察到目标事件是否发生,观察期过短易导致假阴性结果。因此,要根据疾病自然史来判断随访期是否足够。以"吸烟是否增加患肺癌的危险"为例,倘若研究对象仅被随访几周或数月,就无法判断阴性结果的真伪:是吸烟确未增加肺癌的危险? 还是随访期过短、肺癌还无临床表现? 同时失访率不应超过10%,一旦失访率超过20%,失访者可能在某些重要特征上比较集中,结果可靠性差。

4. 样本是否具有代表性　分析性研究的样本量一定要足够,同时样本还要具有代表性。需要强调的是:病例对照研究中的病例与对照组、队列研究中的暴露组与非暴露组同时具有代表性。随机对照试验的样本代表性,参见本书第十六章。

5. 危险因素和疾病之间有无剂量效应关系　若致病效应与危险因素的暴露剂量或暴露时间具有显著的相关性,即随着危险因素暴露程度的变化,发病率也随之发生改变,可以剂量效应曲线呈现。如 Doll 和 Hill 按每日吸烟支数建立相应亚组队列,并绘制了肺癌死亡率与吸烟量间的关系图,发现随着吸烟量增加,肺癌的死亡率也相应上升。当病因和危险因素研究呈现剂量效应关系时,则其因果关系结论的真实性较高。

6. 病因致病的因果关系是否与其他不同研究的结果一致　倘若在不同地区和时间、不同研究者和不同研究设计方案中的结论均一致,则因果效应真实性高。例如吸烟与肺癌研究,全球范围内至少有 7 个队列研究、30 个病例对照研究得出相似的结论,说明吸烟与肺癌的因果关系较为真实。倘若能全面收集高质量的研究进行系统综述,则结论的真实性更高。

7. 病因致病效应的生物学依据是否充分　倘若病因和危险因素研究揭示的因果关系可以用现代生物学和医学知识加以解释,则结果的真实性高。但要注意,由于受医学发展水平的限制,有时生物学上的合理解释可能要等待若干年之后,因此,要否定因果关系时也要慎重。例如 1747 年 Lind 发现海员的坏血病与食用水果蔬菜有关,百年后才分离出维生素 C,最终确定是维生素 C 缺乏所致。

随着生命科学的快速发展,将临床研究的宏观证据与分子生物学、基因工程等微观证据结合,也将全面提升病因学研究水平与证据质量。

8. 偏倚风险及其影响如何　分析性研究中选择偏倚、信息偏倚和混杂偏倚均可发生。有关选择偏倚,分析性研究与描述性研究类似。在病例对照研究中还应区分是新发病例还是现患病例,若是现患病例,尤其是病程长的病例,很多信息与发病时相比发生了改变,可能只与存活有关而未必与发病有关,这种情况称为现患病例-新发病例偏倚。另外病例对照研究中回忆偏倚更为严重。队列研究应注意失访偏倚问题,若暴露组和对照组的失访比例相似,且各组失访者和未失访者结局发生率相同,则失访不影响结果,否则暴露与结局间的关系可能因失访而被歪曲。需要评估失访率等对因果关联的影响。证据评价时还要考虑可能的混杂因素,如设计阶段有无严格的入排标准、是否对重要的混杂因素进行配比或限制,分析阶段是否对已知的混杂因素进行分层分析、多因素分析等来评价是否存在混杂及其影响程度。

(二)重要性评价

1. 常用重要性评价指标

(1)相对危险度:队列研究中表示因果关联指标首选相对危险度(relative risk,RR)。相对危险度是指暴露组的发病率与未暴露组发病率的比值。以"孟鲁司特与精神系统紊乱的关系"为例,队列研究结果总结的四格表如下(表 14-2)。

表 14-2　孟鲁司特与精神系统紊乱的关系

分组	精神系统紊乱	无精神系统紊乱	合计
孟鲁司特组	a	b	a+b
其他抗哮喘药组	c	d	c+d

暴露组精神系统紊乱的发病率为 $a/(a+b)$,非暴露组精神系统紊乱的发病率为 $c/(c+d)$,相对危险度 $RR=[a/(a+b)]/[c/(c+d)]$。一般而言,RR 值越大,因果效应强度越大。常用判断标准见表 14-3。

表 14-3　相对危险度与关联的强度

相对危险度 <1	相对危险度 >1	关联的强度
0.9~1.0	1.0~1.1	无
0.7~0.8	1.2~1.4	弱
0.4~0.6	1.5~2.9	中等
0.1~0.3	3.0~9.9	强
<0.1	10~	很强

（2）比值比（odds ratio，OR）：病例对照研究按患病或不患病分组，无法计算发病率或死亡率，改用比值比作为关联强度的间接测量指标。以"孟鲁司特与精神系统紊乱的关系"为例模拟一个病例对照研究，结果见四格表（表14-4）。

表14-4　孟鲁司特与精神系统紊乱的关系

分组	精神系统紊乱组	无精神系统紊乱组
孟鲁司特治疗	a	b
未使用孟鲁司特	c	d

OR = ad/bc，表示病例组中暴露/非暴露的比值是对照组中暴露/非暴露比值的倍数。如发生精神系统紊乱组有72例，其中35例使用过孟鲁司特，则a=35，c=37；同时未发生精神系统紊乱组有127例，其中42例用过孟鲁司特，则b=42，d=85。则OR = ad/bc=（35×85）/（42×37）=1.91。即发生精神系统紊乱组用/不用孟鲁司特的比值是对照组用/不用孟鲁司特比值的1.91倍。

（3）归因危险度（attributable risk，AR）：又称特异危险度或绝对危险度（absolute risk，AR），是与非暴露组相比，暴露组发病率的增加幅度。AR =（暴露组发病率或死亡率−非暴露组发病率或死亡率）

（4）相对危险增加率（relative risk increase，RRI）：也称为归因危险度百分比AR%或病因分值（attributive fraction），表示暴露人群中全部发病或死亡归因于暴露部分所占的百分比。RRI =（暴露组发病率或死亡率−非暴露组发病率或死亡率）/暴露组发病率或死亡率。

（5）害-需暴露人数（number needed to harm，NNH）：是指导致一例疾病发生需要暴露于可疑危险因素的易感个体人数，NNH为AR的倒数，即NNH = 1/AR

$$队列研究可直接计算NNH，NNH = 1/[a/(a+b)−c/(c+d)]$$

病例对照研究不能直接计算发病率，NNH的计算如下：

$$NNH = [1−PEER×(1−OR)]/[(1−PEER)×PEER×(1−OR)]$$

其中PEER（patient expected event rate）或称CER（control event rate）指未暴露于可疑危险因素时不良结局发生率（或非暴露人群的疾病发生率）。OR相同、PEER不同，NNH产生很大的波动，PEER越小，NNH值越大。

2. 因果关系强度的精确度估计　除因果关系强度的点估计值外，还需评价相关强度的精确度，计算RR或OR的95%置信区间（confidence interval，CI），区间越窄则其精确度越高。95% CI不包含1.0时有统计学意义。

（三）适用性评价

1. 证据是否适用于公共卫生决策　若分析性研究证据与当地情况相符，则证据适用。如20世纪70年代证实了吸烟与肺癌间的强因果关联后，很多发达国家从公共卫生层面制定了包括戒烟、健康教育等在内的预防性干预措施。

2. 证据对个体患者是否有用　在患者个体层面也应考虑研究结果（证据）是否适用，需要从人口学特征、社会人文特征、病理生理学特征以及对暴露反应的个体差异等方面评估研究人群与患者个体的相似度，尤其需要关注当前临床患者的暴露情况和证据来源研究中的暴露是否相似。

需要注意的是，尽管试验性证据的因果论证强度最高，但以下两方面因素制约了证据的推广应用。一方面，在健康人群中施加的干预措施一定要保证对人群是有益而无害的，倘若已经知晓某暴露因素可能有害时，不能将有害因素直接作为干预措施施加于人群，如强行要求不吸烟者吸烟显然违背了伦理原则。另一方面，有些因果效应需要大样本和长期随访观察，开展试验性研究的可行性较差。基于上述伦理学和可行性考虑，随机对照试验往往在病因/危险因素研究中很难实现。倘若在高危人群中开展干预性研究，可以评估不同暴露与结局事件的相关性，如本例可将老年哮喘患者人群随机分组，干预组口服孟鲁司特/孟鲁司特钠片剂，对照组用其他抗哮喘药物，评估两组精神系统紊乱障碍的发生率。

第五节　循证决策与后效评价

一、循证决策

基于病因/危险因素证据实践循证医学,关键在于明确病因/危险因素,进而结合临床经验和技能以及患者的意愿和价值观后,进行科学决策。

(一)最佳的临床证据

循证临床实践过程中,最好能找到高质量研究证据,但因条件所限,高质量研究证据很少甚至缺乏。特别是病因/危险因素的证据,以观察性研究证据为主,很少能获得试验性研究证据。因此,循证医学倡导遵循最新最佳证据,相关队列研究或病例对照研究及其系统综述均可作为最佳证据指导决策。

(二)患者的意愿和价值观

在遵循证据的同时,应力求从患者角度出发,了解其患病过程及感受,充分考虑其偏好。本例患支气管哮喘 20 余年,一般的治疗方法效果均不理想,口服孟鲁司特钠后可明显平喘、缓解咳嗽症状,但服用孟鲁司特钠后出现的震颤、睡眠障碍(噩梦)等较为严重的症状而停止用药。虽有证据支持服用孟鲁司特钠可能诱发老年精神系统紊乱,但目前尚无更好药物控制哮喘发作,医患应充分沟通,特别是当前最佳的证据和最新研究进展,知情同意后共同决策。

(三)医生的临床经验和技能

循证医学提倡将医生的个人经验与技能同当前可获得的最佳证据结合起来,再考虑患者的意愿和价值观及合适的医疗环境平台,作出最佳决策。循证医学并不否定医生的个人经验,离开临床技能和个人经验即使有最好证据,也无法用好。本例中尽管基于现有证据初步判断,控制使用孟鲁司特可以减少精神系统紊乱的发生,但考虑到该患者老年多病,住院期间使用药物品种众多。建议进一步询问患者有无精神疾病史、是否服用过神经精神药物、合并用药情况,同时加强药学监护,在患者出现新的症状或病情变化时,应综合分析疾病变化及药物使用情况,及时识别不良反应,这些都需要临床医生结合患者具体情况、具体分析利弊,最终形成对患者最有利的决策。

二、后效评价

对循证临床实践的后效评价,旨在评估应用当前最佳证据、指导临床决策的具体效果。倘若患者不良结局得到改善说明临床决策正确,及时总结经验,可提高和更新医生专业知识和临床技能;反之,应具体分析原因,找出问题,汲取教训,再针对问题进行新一轮的循证实践。如本例未检索到高质量的临床证据,尚不能明确在老年群体中孟鲁司特与精神系统出现的严重紊乱是否相关,以及孟鲁司特的不良反应是否受到其他药物的影响,此时可以针对这些临床问题、开展严谨方案设计的高质量研究,更好地服务于循证临床实践。

(周宝森)

思考题

1. 围绕病因/危险因素常用研究设计方法有哪些? 各有哪些优缺点?
2. 描述性研究和分析性研究证据在证据评价方面有哪些异同点?

第十五章
疾病诊断证据的循证评价与应用

扫码获取
数字内容

要点

1. 诊断证据的评价原则。

2. 诊断证据的常用效能指标:敏感度与特异度、阳性预测值与阴性预测值、阳性似然比与阴性似然比、ROC 曲线等。

3. 诊断证据在循证临床实践中的具体应用。

疾病正确诊断有利于患者早诊早治、精准施治、改善预后,是临床实践的基础。最佳的诊断证据应同时满足真实性、重要性和适用性等评价标准,是循证诊断实践成功与否的关键。为提高诊断水平,临床医生不仅需要掌握诊断研究方法,同时还要学会对诊断证据的科学分析和严格评价。

第一节　诊断证据在临床医学实践中的作用及价值

诊断性试验(diagnostic test)是对疾病进行诊断的一类评价或试验方法,包括:①病史和体检所获得的临床资料;②各种实验室检查,如生化、血液学、病原学、免疫学、病理学检查等;③各种影像学检查,如 X 线、超声检查、CT、磁共振成像(MRI)及放射性核素等;④其他辅助检查,如心电图、内镜、肺功能、电生理等;⑤临床公认的诊断标准,如自身免疫性疾病往往是通过一些联合诊断指标进行疾病诊断。⑥新一代高通量检测技术。这些获取临床各种信息的方法/手段都可称为诊断性试验,临床医生应正确认识诊断证据的作用和价值,能够对诊断证据进行严格评价,避免凭经验诊断或盲目相信诊断证据的效能指标。

一、诊断证据的临床意义

对任何疾病进行临床观察或开展临床研究时,首先要正确诊断,一般需要收集病史、体格检查、实验室检查和/或特殊检验,然后将所有获得的信息和数据,加以综合分析确定诊断,其中诊断证据有着重要的话语权。有些诊断性试验中具有很高的诊断价值,譬如,血培养分离出特殊的病原菌、外科的手术发现、病理诊断、PCR 核酸检测等。临床上将目前公认的确诊方法称为"金标准"(gold standard)或参考标准,任何一个新的诊断性试验推向临床前,必须与之比对。

临床实践中应有正确的疾病诊断步骤和策略,合理安排各种检查项目的先后次序。一方面要避免漏检关键性检查项目;另一方面尽可能简化诊断步骤,缩短确诊时间,减少有创检查可能带来的并发症,最终达到提高诊断水平,降低漏诊率和/或误诊率的目的。因此,临床医生不仅需要掌握诊断研究方法,同时还要学会对诊断证据的科学分析和严格评价,这是临床医生的一项基本功。

二、诊断证据的研究现状与发展方向

与治疗、病因或者预后研究证据相比,诊断证据数量相对偏少,但近年来呈逐年增加的趋势。在PubMed 检索平台以"diagnostic test"为关键词,截至 2023 年年初共检出 225 382 篇文献,其中近 10 年发表 140 045 篇,占 62%。随着循证医学理念的推广和普及,在临床实践中尽管越来越多医生开始

接触诊断证据,但真正能够理解诊断证据的价值、对诊断证据进行严格评价的临床医生却不多,这方面的培训工作亟待加强。特别是随着科技进步,新的诊断技术、方法不断涌现,新的诊断性试验是否一定优于原有诊断方法,必须学会评估诊断证据。如对眼底黄斑水肿的诊断,既往的"金标准"是眼底立体拍照或裂隙灯下眼底检查,但该检查较为费时费力。一些新的检查设备如光学相干断层扫描(OCT)能方便快捷地诊断黄斑水肿。为此全球范围内陆续开展了系列诊断研究,后在全面检索已有证据的基础上,进行了系统综述,最终 OCT 被确认为黄斑水肿的"金标准"诊断。

　　循证医学是遵循证据的临床医学,倡导将最好的诊治方法推向临床应用。医生应借助临床流行病学的方法,充分利用现代信息工具和手段,检索、评价各种诊断证据,从而能更快将最佳诊断证据应用于临床,使患者能及早得到正确的诊断,及时接受合理的治疗,以更好地践行"以患者为中心"的新医学理念。

第二节　诊断证据的常用效能指标

　　诊断证据的效能指标,用于判断诊断效能和反映临床重要性,常用指标包括敏感度与特异度、阳性结果预测值与阴性结果预测值、准确度、阳性似然比与阴性似然比以及受试者工作特征曲线(receiver operator characteristic curve,ROC 曲线)等。以诊断四格表为例说明相应诊断效能指标的作用和价值(表 15-1)。

表 15-1　诊断四格表

诊断性试验	"金标准"诊断方法		合计
	病例组	对照组	
+	a 真阳性	b 假阳性	a+b
−	c 假阴性	d 真阴性	c+d
合计	a+c	b+d	N

注:诊断四格表中的 a:真阳性,为病例组内诊断试验阳性的例数;b:假阳性,为对照组内诊断试验阳性的例数;c:假阴性,为病例组内诊断试验阴性的例数;d:真阴性,为对照组内诊断试验阴性的例数;N 为总人数。

一、敏感度

　　敏感度(sensitivity)指由"金标准"诊断方法确诊有病的人群(病例组)中经诊断试验查出阳性结果人数的比例[a/(a+c)],又称灵敏度或真阳性率。病例组中诊断试验未能查出(结果阴性)的人数比例[c/(a+c)]称假阴性率,又称漏诊率。敏感度和假阴性率是互补的,即敏感度=1−假阴性率。敏感度高的诊断试验,漏诊率低,有利于排除疾病诊断。

二、特异度

　　特异度(specificity)是指由"金标准"诊断方法确诊无病的人群(对照组)中经诊断试验检出阴性结果人数的比例[d/(b+d)],即真阴性率。对照组中查出阳性结果的人数比例[b/(b+d)]称假阳性率,又称误诊率,特异度和假阳性率也是互补的,即特异度=1−假阳性率。特异度高的试验,误诊率低,有助于肯定疾病诊断。

　　敏感度和特异度用百分比表示,其置信区间可按标准统计方法估计。当诊断试验方法和阳性判定阈值固定时,每个诊断试验的敏感度和特异度是恒定的。区分诊断试验正常和异常的阈值会影响敏感度和特异度,随着阈值变化,敏感度和特异度呈反向变化,即敏感度越高,特异度越低;敏感度越低,特异度越高。如图 15-1 所示,当视神经盘垂直杯盘比的临界值变化时,随着特异度提高,诊断青光眼的敏感度却逐步降低。又如表 15-2,当以不同前房深度平均值作为诊断原发性闭角病的阈值时,随着敏感度的降低,诊断试验的特异度逐渐提高。

表 15-2 不同前房深度平均值作为原发性闭角病诊断阈值的敏感度和特异度

前房深度平均值	敏感度/%	特异度/%
2.674	100.0	41.6
2.434	95.3	68.5
2.218	90.2	85.2
2.149	85.0	89.3
2.089	80.8	91.9
2.035	75.7	93.3
1.990	69.6	93.3
1.963	64.0	94.0

引自 Ma P, et al. Am J Ophthalmol. 2022;233:68-77.

三、准确度

敏感度和特异度分别从两个不同方面说明某个诊断试验的诊断效能。准确度（accuracy, ACC）则尝试用一个指标综合反映某诊断试验与"金标准"相比的符合程度，即在所有受检者中，真阳性和真阴性结果所占的比例，在四格表中为（a+d）/（a+b+c+d），又称总符合率、粗一致率（crude agreement rate）。即准确度=敏感度 × 患病率+特异度 ×（1-患病率）。显然，准确度在实际应用中会受到患病率的影响。

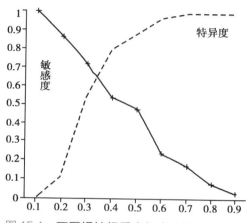

图 15-1 不同视神经垂直杯盘比临界值诊断青光眼的敏感度、特异度变化（实线:敏感度;虚线:特异度）

四、阳性结果预测值与阴性结果预测值

在临床工作中，医生关心的是拿到某个诊断试验结果时，患者患病的可能性大小。如结果为阳性时，罹患某病的可能性有多大;阴性结果时有多大可能排除诊断。这种根据试验结果来预测检查对象患病概率的比值就是预测值（predictive value, PV）。其中，阳性结果预测值（positive PV, +PV）是指诊断试验阳性结果中真正患病的比例 [a/（a+b）]，而阴性结果预测值（negative PV, -PV）是指诊断试验阴性结果中真正未患病的比例 [d/（c+d）]。值得注意的是患病率 [（a+c）/N] 的高低对预测值的影响更大。如以眼压 >21mmHg 作为青光眼诊断界值，将其作为青光眼诊断试验在青光眼专科门诊和社区筛查中应用（假设青光眼专科门诊中患病率为80%，社区中青光眼患病率为8%），敏感度与特异度恒定，预测值会发生很大变化（表 15-3）。以眼压 >21mmHg 为阳性，不高于 21mmHg 为阴性，敏感度 47%，特异度 91%。在专科门诊患病率为 80% 时，+PV:96%;-PV:30%;在社区筛查的患病率为 8% 时，+PV:32%;-PV:95%。

在患病率高时，阳性结果预测值高，而患病率低时阴性结果预测值高。

五、诊断比值比

诊断比值比（diagnostic odds ratio, DOR）与比值比（odds ratio, OR）的定义及其计算公式一致，即诊断四格表中 ad/bc。DOR=（敏感度 × 特异度）/[（1-敏感度）×（1-特异度）]。诊断比值比与准确度类似，都是用一个指标来反映诊断效能，但 DOR 不受患病率影响。DOR 越大，区分患者和非患者的能力越大。DOR 已被广泛用作诊断 meta 分析中的效能指标。

表15-3 不同患病率下眼压诊断青光眼的预测值

试验结果	专科门诊（患病率80%）			社区筛查（患病率8%）		
	病例	非病例	总计	病例	非病例	总计
试验（+）	135（a）	6（b）	141（a+b）	14（a）	30（b）	44（a+b）
试验（−）	153（c）	66（d）	219（c+d）	15（c）	301（d）	316（c+d）
总计	288（a+c）	72（b+d）	360（N）	29（a+c）	331（b+d）	360（N）
+PV		96%			32%	
−PV		30%			95%	

六、阳性似然比与阴性似然比

敏感度与特异度不能单独评价诊断效能及估计疾病概率,特别是连续性变量指标的阈值会影响敏感度与特异度。当疾病状态或诊断试验结果不是二分类变量时(如疾病状态分为无病、轻度、中度、重度,或检查结果分为阴性、弱阳性、阳性及强阳性等),敏感度和特异度并不太适用。预测值尽管能直接帮助临床诊断,但受患病率影响明显,也不能单独用于评价诊断效能。似然比(likelihood ratio,LR)是能够同时反映敏感度和特异度的复合指标,可综合反映诊断效能,定义为有病者得出某一诊断试验结果的概率与无病者得出这一结果概率的比值。当诊断试验结果只有阴性和阳性两种结果时,似然比分为阳性似然比和阴性似然比:

阳性似然比(+LR)=真阳性率/假阳性率=(a/(a+c))/(b/(b+d))=敏感度/(1−特异度);阴性似然比(−LR)=假阴性率/真阴性率=(c/(a+c))/(d/(b+d))=(1−敏感度)/特异度。

应用似然比还可计算连续性变量指标不同阈值区间的LR,如−LR、+LR、++LR、+++LR等,能全面反映诊断试验的诊断价值。同时似然比比敏感度和特异度更加稳定,且不易受患病率的影响。表15-4显示了CPK诊断心肌梗死的似然比。阳性似然比+LR为7.6,表示CPK结果为阳性时,该患者罹患心肌梗死的可能性是不患病的7.6倍;阴性似然比−LR为0.07,意味着CPK结果为阴性时,该患者患心肌梗死的可能性仅为不患病的7/100。因此,肯定诊断时,应选择阳性似然比高的诊断试验;排除某项诊断时,应选择阴性似然比更低的诊断试验。

表15-4 以CPK80IU为诊断阈值时的诊断四格表及评价指标

试验结果	心肌梗死组	无心肌梗死组	总计	似然比
+	215（a）	16（b）	231	+LR=（215/230）/（16/130）=7.6
−	15（c）	114（d）	129	−LR=（15/230）/（114/130）=0.07
总计	230（a+c）	130（b+d）	360	—

其他诊断效能指标,如ROC曲线将在本章第四节介绍。

第三节 诊断证据的评价

临床医生选择何种诊断试验来帮助诊断,应结合最佳诊断证据、患者意愿以及具体的医疗环境和技术条件等方面进行综合判定。其中,对诊断证据的严格评价是循证诊断实践中一个关键环节。

一、诊断证据评价的核心要素

在循证临床实践过程中,针对一个循证问题,通过文献检索可获得大量证据,这些证据往往存在一些差异,有时差异还颇为显著。如何处理证据间的不一致性,证据能否应用,首先要严格评价各研究证据,估计证据的科学性和适用性,分析证据差异产生的原因:是研究人群不同质,还是试验条件、方法不一样,或是"金标准"、诊断阈值不同,又或是机遇因素造成这些差异等。只有通过对证据的严格评价,才能充分认识并考虑证据间的差异情况及其可能的来源,这是诊断证据临床应用的最基本、最重要的前提。

（一）确定"金标准"

"金标准"又称参考标准,是当前临床医学界公认的诊断该疾病最可靠的方法。常用"金标准"有:病理学标准(组织活检或尸体解剖)、外科手术发现、特殊的影像学诊断、公认的综合临床诊断标准、长期临床随访结果等。

评价诊断证据首先要检查该证据来源研究是否采用了合理、公认的"金标准",用来和待评估的诊断方法进行对比。"金标准"的选择应结合临床实际决定,例如肿瘤诊断应选用病理学诊断;胆石症应以术中所见为标准。假如判断肌酸激酶(CPK)对心肌梗死的诊断价值,应选用冠状动脉造影或CT冠脉造影(CTA)显示主干狭窄程度≥75%作为"金标准",而非动态心电图。同时来源研究还要遵循伦理学的基本原则,如无伤害、知情同意等,这无疑增加了"金标准"操作的难度。有时还可根据具体疾病,选择临床公认且得到广泛应用的诊断方法作为"金标准"。如诊断冠心病的"金标准"是冠脉血管造影,但造影有一定风险,尤其是对照组的研究对象,此时可以采用较为成熟的冠脉CT成像技术作为"金标准"。因此,诊断研究中的"金标准"是相对的,可能会带来一些偏差,需要一定的方法加以校正。对"金标准"的定义要清晰、明确,是确保诊断数据真实性的关键所在。

其次,要判断是否对每一位受试者都采用了合适的"金标准"诊断。有些情况下,如"金标准"是有创检查或费用昂贵、费时费力,并不是所有患者都作了"金标准"检测。如诊断试验结果阳性者,都做"金标准"检测,而阴性者只抽一部分做,这就会带来所谓的证实偏倚(verification bias)。如一项评价心电图运动试验对冠心病诊断价值的研究中,将冠状动脉狭窄≥75%作为"金标准"。凡是运动试验阳性者,都去做冠状动脉造影,但因冠状动脉造影是有创检查,运动试验阴性者只选择了1/10去做,而事实上有些运动试验阴性者也可能是冠心病患者,这样会造成证实偏倚,势必影响运动试验的敏感度估计。

（二）合理选择研究对象

研究对象应包括那些临床实践中将来可能要用到这种试验的各种患者。如评价头部创伤急诊中CT头部扫描的诊断价值,应将一定时空范围内所有符合入选条件的急诊外伤者连续纳入、逐一进行检查和评价。按照"金标准"检测结果,研究对象可以分为两组:一组是用"金标准"确诊"有病"的病例组,另一组是用"金标准"证实为"无病"的对照组。病例组的疾病谱(spectrum)中应包括各型病例:如轻、中、重型,典型和不典型,早、中与晚期病例,有无并发症,经治和未治,初发与复发等各类病例,以便使诊断证据更具临床推广应用价值。对照组则是"金标准"证实无目标疾病的其他病例,特别是与该病易混淆者,以明确其鉴别诊断的价值;完全健康者一般不宜纳入对照组,否则会夸大其敏感度和特异度。

典型案例就是癌胚抗原(CEA)在结肠癌诊断中的价值研究。最初研究的病例组是晚期结直肠癌患者(CEA升高者比例高达97.2%),对照组是患其他疾病者,大多数CEA水平较低,检测CEA被认为是结直肠癌筛查的一项有用试验。后又将研究对象范围扩大,纳入了包括早期结直肠癌以及有其他胃肠道疾病对象,结果发现很多早期结直肠癌患者的CEA并未升高,罹患其他胃肠道疾病的多数患者CEA反而升高,CEA检查并不能将早期结直肠癌患者与其他胃肠疾病患者鉴别开来,主要是因为当初研究对象未纳入早期结直肠癌患者和其他胃肠疾病患者,病例谱狭窄,缺乏对临床应用目标人群的代表性,误导临床诊断。

研究对象应同期进入研究,可以是连续性纳入或按比例抽取纳入,但不能随意选择性纳入,否则会出现选择偏倚,影响证据的真实性。

（三）同步盲法对比试验结果

诊断性试验与"金标准"的比较应同步、独立盲法进行。利用诊断性试验判断某人为"阳性"还是"阴性"时,不受"金标准"检查结果的影响;同理,"金标准"判断结果时,亦不受该诊断试验结果的影响。特别是当"金标准"结果模棱两可时,倘若知晓了诊断试验结果可能会影响"金标准"结果的判断,引起偏倚。如在老年性黄斑变性患者OCT图像上发现视网膜下高信号灶,就容易在荧光素眼底血管造影中发现新生血管的荧光渗漏。因此,诊断试验结果与"金标准"结果应互相独立判定。

二、诊断证据评价的基本原则

诊断证据应逐一评估证据的真实性、重要性和适用性。其中,真实性是证据评价的最基本要求。倘若诊断研究设计和实施存在缺陷或问题,可能会使结果偏离真实,不真实的诊断证据,其重要性和适用性就无从谈起。

(一) 诊断证据的真实性

真实性是证据应用的先决条件。诊断证据的真实性评价应综合考虑:①是否选择合适的"金标准"进行对比。②研究人群是否能代表临床可能应用的所有患者(包括疾病的不同阶段和易混淆的其他疾病患者)。③是否同步盲法对比试验结果。④研究设计是否严谨,如采用前瞻性设计,事先清楚定义了疾病、诊断试验的具体条件、方法和阳性值等。⑤受试者是否在一定时间、空间范围内连续性纳入。⑥是否对诊断试验方法有详细的描述,以便他人能够重复和验证;⑦是否对诊断阈值(阳性值或临界值)的确定及其依据有详细的说明。⑧是否遵循了 STARD(standards for the reporting of diagnostic accuracy studies)等报告规范。如有的试验结果中除了阳性和阴性,还有一些无法判断或疑似病例,若不报告则可能会带来偏倚。具体可从其官方网站获得。

真实性评价同样可借助一些现成的评价工具。最常用的是 Cochrane 协作网推荐的 QUADAS (quality assessment of diagnostic accuracy studies,QUADAS)。该工具包括 11 个条目,所有条目均用"是""否"或"不清楚"来评定(表 15-5)。

表 15-5　QUADAS 评价条目(Cochrane 协作网推荐)

条目	评估内容
1. 研究对象代表性	纳入研究对象是否能代表目标应用人群的患者情况?
2. "金标准"的合理性	"金标准"是否能准确区分目标疾病状态?
3. 间隔时间	"金标准"和诊断试验检测时间间隔是否足够短,以避免病情明显变化?
4. 部分证实偏倚	是否所有研究对象或随机选择的研究对象均接受"金标准"检测?
5. 不同证实偏倚	无论诊断试验结果如何,是否所有对象都接受相同的"金标准"检测?
6. 嵌入偏倚	诊断性试验是否独立于"金标准"(诊断试验不是"金标准"诊断一部分)?
7. "金标准"盲法评估	"金标准"结果判定是否在不知晓诊断试验结果的情况下进行?
8. 诊断试验盲法评估	诊断试验结果判定是否在不知晓"金标准"结果的情况下进行?
9. 临床信息	试验结果判定时参考的临床信息是否与临床应用中相同?
10. 不确定结果	是否报道了难以解释/疑似结果?
11. 失访情况	对退出研究的病例是否进行解释?

QUADAS 评价结果一般用图表方式表达,如利用堆积条形图描述每个纳入研究的质量评价结果(包括偏倚风险大小);也可以使用列表形式逐一展示评价结果。目前版本已全面升级为 QUADAS-2,具体参见相关文献。

(二) 诊断证据的重要性

诊断证据的真实性评估之后,继续评估证据的重要性。首先看诊断效能指标:敏感度、特异度、似然比以及预测值等,评判其区分有病和无病的能力。即使诊断证据的真实性很好,倘若对疾病的甄别能力不佳,其临床重要性也大打折扣。上述指标的置信区间有助于判断证据的精确性。

对于一些结果判断相对主观的证据,了解其可重复性,方便对证据的变异性进行判断;对于影响诊断的重要因素,关注其分层似然比。利用分层阳性似然比可精确计算验后概率,提高临床重要性。此外,对于一些有创的诊断试验,应关注其研究报告中有关不良事件及其发生频率的描述,以便临床医生全面评估其优劣及其临床价值。

（三）诊断证据的适用性

在确定诊断证据的真实性、重要性之后,继续评估该证据是否适用于当地机构或应用于某个个体患者。证据的适用性可从以下几个方面进行考虑：

1. 该诊断试验能否在本单位合规开展　能在 A 单位顺利开展的诊断试验未必能在 B 单位进行。即便能开展,诊断试验的具体条件、方法、仪器与试剂,以及结果的评判和解读也可能存在差别。同时,不同医疗单位所接诊患者的疾病谱也存在很大的差别。这些都会影响证据的适用性。另外费用也是一个重要考量,即使是一个非常好的诊断试验,倘若非常昂贵,其适用价值也会大打折扣。

2. 合理估计患者的验前概率与验后概率,确定诊断试验有无必要开展　无论一个诊断试验有多好,假如做与不做对后续诊疗方案无任何影响,开展诊断试验就失去意义。验前概率（pretest probability）是指医生拟开展某项诊断试验之前、估计该就诊者的患病可能性,又称疾病概率。验前概率往往是医生根据自己或同事的临床经验、国家或地区的流行病学调查结果、特定的数据库信息,或是经过评价的一些文献报道等来估计。若缺乏对验前概率的合理估计,解读诊断证据可能会出现偏差,继而误导临床诊疗计划。因此,合理估计患者的验前概率,是选择诊断试验、确定验后概率的一个重要前提；同时还要考虑假阴性或假阳性结果可能带来的风险和后果。

评估验后概率能否改变后续诊疗方案,涉及利弊权衡、费用以及患者意愿等诸多决策因素。验后概率与诊断试验特点和验前概率均有关。如图 15-2/文末彩图 15-2 中,拟开展的诊断试验阴性似然比为 0.35,阳性似然比为 3。医生认为就诊者患病概率低于 0.2 则无须处理,高于 0.9 则无论如何都需要治疗。如果医生判断就诊者患病概率（验前概率）低于 0.07 时,即使诊断试验结果为阳性,验后概率亦低于 0.2,无必要开展。倘若判断就诊者的验前概率高于 0.96,则即使诊断试验结果为阴性,就诊者患病的验后概率亦高于 0.9,也无须开展。本例的诊断阈值为 0.07,诊断-治疗阈值为 0.96。只有验前概率在 0.07~0.96 之间时,开展该诊断试验才有意义。

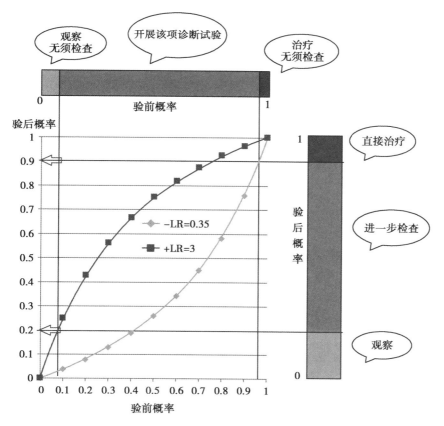

图 15-2　验前概率、似然比和验后概率与就诊者诊疗计划的关系

第四节 诊断证据在循证临床实践中的具体应用

倘若诊断证据的真实性、重要性和适用性都符合科学要求和临床需要,可以考虑将其应用于临床。下面具体介绍一些重要的临床应用。

一、ROC曲线的应用

鉴于不少诊断试验的结果是连续性变量数据,如眼压值和CPK值等,此时区分正常、异常(即阳性、阴性)的阈值(cut-off point)不止一个,随着阈值的改变,敏感度和特异度一般呈反向变化。临床上如何合理设置阈值? 如何比较两种或者两种以上诊断试验的临床价值? 此时可用受试者工作特征曲线(receiver operator characteristic curve,ROC)。

ROC曲线是以真阳性率(敏感度)为纵坐标、假阳性率(1−特异度)为横坐标绘制得到的曲线,动

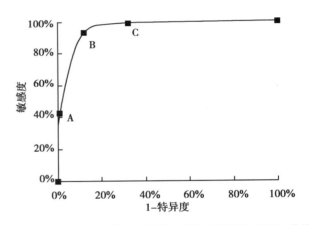

态反映敏感度和特异度之间的相互关系。以CPK水平诊断心肌梗死为例,将假阳性率(1−特异度)作为横坐标,敏感度作为纵坐标,若CPK=240IU为阈值,其诊断心肌梗死的敏感度为42%,特异度为99%,标记A点;以CPK=80IU为阈值时的敏感度为93%,特异度为88%,标记B点;以CPK=40IU为阈值时的敏感度为99%,特异度为68%,标记C点,连接ABC各点就可得到ROC曲线(图15-3)。曲线上最接近左上角的一点,其敏感度和特异度俱佳,假阳性和假阴性之和最少(B点)。确定最佳阈值是ROC曲线的重要用途之一。

图15-3　按CPK三个水平诊断心肌梗死制作的ROC曲线

ROC曲线下面积(area under the ROC curve,AUC)反映了诊断试验的价值,曲线下面积越接近1.0,其诊断效能越高,鉴别有病及无病的能力越强;而ROC曲线越接近对角线,其曲线下面积越小,面积为0.5时的诊断效能最低,已失去诊断价值。因此,也可利用ROC曲线来比较几种诊断试验的诊断效能。在图15-4中,利用ROC曲线直观地比较3种青光眼诊断方法,垂直杯盘比的ROC曲线下面积最大,其对青光眼的诊断能力明显优于眼压和中心角膜厚度。

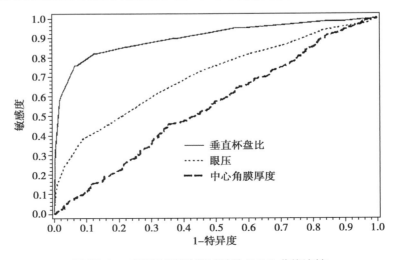

图15-4　三种青光眼诊断试验的ROC曲线比较

二、似然比的临床应用

似然比是诊断效能的理想评价指标,综合反映了敏感度与特异度的临床意义。同时似然比还可用于判断患者的患病概率。倘若患病可能性为100%(即患者肯定患有该病),除非进一步明确病因诊断、功能诊断、并发症诊断或者随访评估疗效,单从诊断而言已无须进一步检查。倘若患病可能性为0%(即肯定不患有该病),同样也无必要。临床上患者的患病概率常常介于两者之间。

似然比结合验前概率可以估计验后概率。具体步骤如下:先依据病史及体征初步估计患病概率,即验前概率(pretest probability),进而转化为验前比(pretest odds),即验前概率/(1−验前概率),接着计算验后比(post-test odds)=验前比×似然比,则验后概率(post-test probability)=验后比/(1+验后比)。注意概率必须先转换成比数(odds)后才能与似然比相乘,得出的验后比需要再转换回概率,即验后概率。为提高验后概率,可以考虑多项诊断试验联用。假如一位患者有2项诊断试验均为阳性,就可将阳性似然比综合,进而得到较高的验后概率。具体计算方法如下:验前比=验前概率/(1−验前概率),验后比=验前比×(+LR1)×(+LR2),验后概率=验后比/(1+验后比)。

如一名45岁有间歇性胸痛的女性患者前来就诊,需鉴别的疾病有冠心病、食管或上消化道疾病及情绪紧张引起的胸痛等。医生根据文献估计45岁女性冠心病的患病率为1%,验前比为0.01/(1−0.01)=0.01(即1:99)。如患者症状符合典型的心绞痛表现(其阳性似然比≈100),可依次计算验后比和验后概率:验后比=验前比×似然比=0.01×100=1,验后概率=1/(1+1)=50%。该患者自述典型心绞痛病史后,患病概率从1%升至50%。随后又做了心电图,发现心电图ST段压低2.2mm,根据文献资料查得ST段压低2.2mm时诊断冠心病的阳性似然比=11。之前结合典型心绞痛史的患病概率为50%,以其作为验前概率,验前比=0.5/(1−0.5)=1;验后比=验前比×似然比=1×11=11;验后概率=11/(1+11)=91%。综合患者症状体征和心电图结果,该患者患有冠心病的概率从1%增至91%。确诊后就可及时给予相应治疗。

现将一些常见病的诊断阳性似然比(+LR)列于表15-6,供诊断时参考。

基于已知验前概率和似然比,除了利用上述公式计算外,还可以借助一些参考书上提供的列线图

表15-6　部分常见病的诊断试验的阳性似然比

病名	"金标准"	诊断性试验	阳性似然比
冠心病	冠状动脉造影,狭窄≥75%	典型心绞痛发作	115
冠心病	冠状动脉狭窄(血管造影)	不典型心绞痛,有阳性病史	14
心肌梗死	心电图或尸检	肌酸激酶≥80u	7.75
深静脉血栓形成	静脉造影	深静脉血栓形成症状(疼痛、皮肤颜色改变、局部发热、压痛、周径增大3cm),全部体征伴周径增大	2.6
深静脉血栓形成	静脉造影	以上体征<4项,且无周径改变	0.15
深静脉血栓形成	静脉彩色多普勒	血浆D-dimer>1 295ng/ml	2.0~3.1
冠心病	冠状动脉狭窄(血管造影)	运动试验ST下抑≥2.5mm	39
		2~2.49mm	11
		1.5~1.9mm	4.2
		1.0~1.4mm	2.1
		0.1~0.9mm	0.92
冠心病	冠状动脉狭窄(血管造影)	放射性核素冠状动脉造影	3.6
β-溶血性链球菌咽炎	咽拭子培养	快速溶血性链球菌抗原试验	15.2
腹腔积液	腹部超声波	移动性浊音	2.3
腹腔积液	腹部超声波	波动感	5.0
腹主动脉瘤	彩色超声多普勒	腹部打诊包块>3.0cm	2.7

续表

病名	"金标准"	诊断性试验	阳性似然比
胰腺癌	手术或尸检	B超改变：肯定阳性	5.6
		可疑阳性	2.1
		CT：肯定阳性	26
		可疑阳性	4.8
结肠直肠癌	活检或手术	结肠镜检	5.0
结肠直肠癌	活检或手术	癌胚抗原（CEA）≥20ug/L	3.5
		10~19μg/L	2.3
		5~9.9μg/L	1.4
贫血	Hb<110g/L 或 HCT<35%	面色苍白	3.8
肺结核	结核菌培养	痰菌：阳性	31
		阴性	0.79

注：引自 Sackett DL. Clinical Epidemiology, 1991.

直接估算验后概率。如图 15-5 所示，可将验前概率和相应诊断试验的似然比连线，其右侧延长线与右侧垂直线相交处即为验后概率，方便直观，避免了计算的麻烦，快速得到验后概率，有助于床旁快速循证决策。图 15-6 则给出似然比分别为 0.2 和 10 两种情况下验前概率和验后概率的曲线图。

三、高敏感度或高特异度诊断证据的临床应用

敏感度和特异度分别反映了诊断效能的两个方面。高敏感度的试验有利于排除诊断（即高敏感度试验阴性结果可排除诊断，highly sensitive test when negative rules out, SnNout），而高特异度的试验有利于肯定诊断（即高特异度试验阳性结果可确立诊断，highly specific when positive rules in, SpPin）。理想的诊断试验是同时具有高敏感度和高特异度，但通常情况下是"鱼和熊掌不可兼得"。高敏感度时常常伴有更多的假阳性，高特异度时常常则有更多的假阴性。要根据临床具体需要、权衡假阳性和假阴性可能造成的后果，再考虑高敏感度（如疾病漏诊可能带来很大的社会危害），或者高特异度（疾病误诊可能给患者或者家庭带来很大的经济或者精神负担）可能带来的利弊。如目前检测新冠病毒感染的方法主要有三种：以 PCR 核酸检测为代表的分子检测（检测病毒 RNA）、抗原快速检测（检测病毒蛋白）和抗体检测（检测 IgG 和 IgM 抗体）。三种检测方法各有优劣，在不同环境中，选择具体的检测策略都需要综合考量检测目的和可用资源，并平衡准确性、可及性、可负担性以及对检测效率的要求。

临床实践中，高敏感度试验适用于：①疾病严重但又是可治疗的，疾病的早期诊断将有益于患者，而

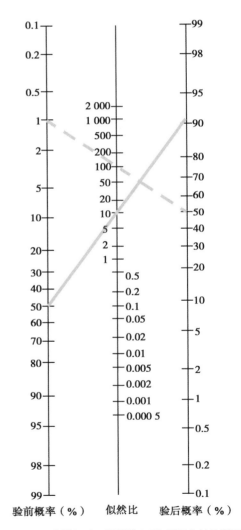

图 15-5　验前概率、似然比和验后概率的列线图
注：来源于 FAGAN TJ. Nomogram for Bayes's theorem N Engl J Med Jul 31, 1975; 293（5）: 257.
虚线：验前概率 1%，似然比 100，估计验后概率约 50%。实线：验前概率 50%，似然比 11，估计验后概率约 91%。

疾病漏诊可能造成严重后果者,例如结核病/霍奇金淋巴瘤等;②有几个诊断假设,为了排除某病的诊断;③用于筛检无症状患者而该病的患病率又比较低,高敏感度试验阴性结果的临床价值最大。

高特异度试验适用于:①假阳性结果会导致患者精神和肉体上严重危害时,例如恶性肿瘤的诊断,并准备实施化疗;②要肯定诊断时,高特异度试验阳性结果的临床价值最大。总之,高敏感度诊断试验一般用于筛查或者排除疾病,高特异度诊断试验一般用来确诊疾病。

倘若诊断试验结果为连续性变量数据,可通过选择不同的阈值来确定合适的敏感度和特异度。但此时,较高的敏感度往往其特异度较低,而较高的特异度则对应较低的敏感度。

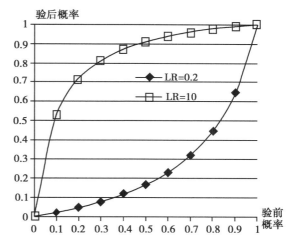

图 15-6 似然比(LR)分别为 0.2 和 10 时验前概率和验后概率的变化

四、诊断证据的联合应用

鉴于敏感度和特异度俱佳的诊断试验不多,所以在不同的临床诊断需求下,采用多项诊断试验的联合应用,以期提高循证诊断水平。联合诊断试验方法是提高敏感度或者特异度的一种有效而又经济的方法。联合试验包括平行试验(parallel tests)和系列试验(serial tests)。平行试验是同时做几个试验,只要有一个阳性,即判定为阳性(患病)。系列试验则是几个依次相继的试验序列,要所有试验皆阳性才能作出阳性(患病)判定。

独立性是计算联合试验敏感度和特异度的前提条件,即几个诊断试验之间是互相独立的,诊断手段和结果间无相互影响,或者诊断试验的原理截然不同。如诊断肝癌所用的血清学检查 AFP 和影像学检查增强 CT,两者的诊断原理不同,满足独立性;而两类影像学检查如 CT 和磁共振,都从影像占位诊断,两者存在一定关联。倘若联合试验中的几个试验相互独立,联合敏感度和特异度可由各自试验的敏感度和特异度计算而得。

1. 平行试验
联合敏感度=A 试验敏感度+B 试验敏感度×(1-A 试验敏感度)
联合特异度=A 试验特异度×B 试验特异度

2. 系列试验
联合敏感度=A 试验敏感度×B 试验敏感度
联合特异度=A 试验特异度+B 试验特异度×(1-A 试验特异度)

选择平行试验或者系列试验应依临床对敏感度或者特异度的需求而定。平行试验提高了敏感度,系列试验提高了特异度。而选择联合试验的顺序不仅取决于单个试验的效能(敏感度与特异度),还要考虑单个试验的安全性、可接受程度与成本等多方面因素。联合试验有助于合理安排不同检查手段的先后顺序,减少资源浪费,增加患者接受程度与安全性。

(俞 琼)

思考题

1. 诊断证据评价的三大核心要素和常用效能指标有哪些?
2. 通过文献复习探讨诊断证据在循证临床实践中的具体应用。

第十六章
疾病治疗证据的循证评价与应用

要点

1. 根据 PICO 原则提出并构建循证治疗问题。
2. 治疗原始研究证据的评价维度和要点。
3. 治疗二次研究证据的评价维度和要点。

临床医学核心任务是诊治疾病。患者一旦确诊,最为关心的就是治疗问题,如该病有哪些治疗方法,哪种方案最佳等。治疗性研究一直是临床研究和临床实践的重点领域,治疗证据也十分丰硕,但质量与水平参差不齐。特别是一些标榜有应用价值的治疗证据,在研究设计、资料收集、统计分析等方面存在明显缺陷,令人难以信服。因此,在循证治疗实践中,如何选择与应用最新最佳证据以形成对患者的最终治疗决策,将是未来临床工作的核心要务。本章主要阐述疾病治疗证据的循证评价与应用的有关内容。

第一节 提出并构建循证治疗问题

一旦患者被确诊,首当其冲的就是围绕疾病干预、提出关键的或者重要的问题,进而获取当前最佳的治疗证据,结合患者的实际和具体的医疗环境,作出科学的循证治疗决策,力求取得最佳治疗效果。因此,提出恰当、可回答的治疗问题,是实践循证治疗的第一步,更是关键一步。

一、发现并提出待循证问题

发现和提出一个架构良好的治疗性问题,能够帮助临床医生进一步认识证据的价值,有利于证据的查询和使用,以便进一步明确治疗目标,使治疗更具针对性;同时也可以帮助医生善于抓住临床诊治中的疑难、要点问题,并对临床问题的理解更加清晰,从而提高提出问题、分析问题和解决问题的能力,使临床质量及决策水平不断提升。

涉及治疗性的问题很多,从循证医学角度以及证据可及性方面分为两种情况:一种是无证创证,有关治疗性问题的证据缺乏,重点需要解决"创证"问题。这类治疗性问题往往成为临床研究题目的候选,由此可构建临床研究问题,并采取科学的研究方法生产制作证据,以便在今后的临床工作中推广应用。证据制作既可通过原始研究,如开展随机双盲对照试验,也可通过二次研究,包括系统综述/meta 分析、临床经济学评价、卫生技术评估等,形式多种多样。具体可参见本书有关章节。

另一种是有证循证,有关治疗性问题已有优质证据,需要关注如何"用证"问题。临床实践中经常会遇到一些未知的治疗"难题",依靠知识储备和临床经验无法解决,需要寻找最新最好的治疗证据。这些治疗"难题"可大可小,可以是一个具体的临床问题,也可以是问题的某一方面,例如:①临床上对急性坏死性胰腺炎患者如何选择治疗方案? ②消化性溃疡如何治疗? ③不明原因消化道出血患者的治疗方案应如何确定? ④幽门螺杆菌感染是否应予以根除,应如何选择治疗方案? 回答和解决这些问题,需要利用循证治疗实践的方式和方法。

二、构建循证治疗问题

强推荐使用 PICO 模式构建一个具体、可回答的循证治疗问题。其中,P 指特定的患病人群(population/problem,P),I 指干预或暴露(intervention,I),C 指对照组或另一种可用于比较的干预措施(comparison/control,C),O 为结局(outcome,O)。如"幽门螺杆菌感染患者进行幽门螺杆菌根除是否会比不根除在防治胃癌发生方面更有效"中,P-患者/问题,为幽门螺杆菌感染患者;I-干预,为幽门螺杆菌根除;C-对照,为不进行幽门螺杆菌根除;O-临床结局,即胃癌发生。

近年来在 PICO 模式基础上又增加了一些要素,如 PICOS/T,S 指研究类型(study),T 指"问题类型(type of question being asked)"或"设计类型(type of study design)"等。

第二节　治疗证据检索与筛选

带着拟解决的临床问题查阅有关文献,一直是循证临床实践的重要前提,否则"巧妇难为无米之炊"。临床医生应学会证据检索的基本方法,具备一定的证据检索能力。

一、治疗证据检索

(一)基本原则

治疗证据包括原始研究类证据和二次研究类证据。其中,原始研究证据的论证强度按照研究质量和可靠性,从高到低依次为随机对照试验(RCT)、队列研究、病例对照研究、系列病例观察、专家意见等;而二次研究证据主要为系统综述和 meta 分析,特别是 Cochrane 系统综述。一般认为基于 RCT 的系统综述/meta 分析以及设计良好的 RCT 研究结果是最优质的证据("金标准")。查询治疗证据主要应以上述两类证据为主,倘若检索不到,则应按照证据级别由高到低顺序依次查询获得。

(二)合理选择检索数据库

检索治疗证据时,可以根据"6S"原则,首先检索二次研究文献数据库,力争发现高质量的二次研究证据,若无,则检索原始研究文献数据库。

这里的二次研究文献数据库主要包括:Cochrane Library、UpToDate、Clinical Evidence、Best Evidence(包括 ACP Journal 和 Evidence Based Medicine)等。原始研究文献数据库主要包括:MEDLINE(PubMed、ovid 平台)、EMBASE、中国生物医学文献数据库、中国期刊全文数据库等。

(三)制定检索策略和实施检索

检索词可以根据 PICO 的原则分解、组合,并通过"AND""NOT"或"OR"等组配成检索式、制定检索策略,合理选择上述检索数据库实施检索。具体参见本书第三章。

二、治疗证据筛选

(一)结合疾病特点与治疗目的

找到最有效、最安全的治疗措施是证据检索的终极目标。疾病特点不同、治疗目的各异。如新型冠状病毒感染或急性大叶性肺炎等治疗目的是治愈;而大多数慢性非传染性疾病往往难以治愈,如心脑血管疾病,其治疗目的主要是期望能达到有效控制,缓解症状、减少并发症以改善生存质量、延长寿命等;又如恶性肿瘤,当早期诊断后,其病灶局限而无转移前予以手术根治,然后进行适当的化疗或放疗,其治疗目的是防止复发、长期生存等。

因此,应在明确某一疾病最佳治疗目的的前提下,针对患者某一具体治疗问题,检索与筛选相关证据,方可做到有的放矢。

(二)结合患者具体状况

应用最佳治疗措施是期望个体患者能获得最佳治疗效果。临床实践中存在个体差异,即使患者接受相同的治疗,效果往往迥异。应重点关注个体患者的具体状况,如其病情与最佳治疗措施能否真正"对号入座";即使能"对号入座",患者个体特征如种族、年龄、体质、功能状况是否"适配";即使"适配",患者在经济条件、心理和主观意愿上又是否能接受,特别是那些伴有额外风险的治疗措施,表现得尤为突出。

正如临床共同决策(shared decision making,SDM)所倡导的,循证临床实践应以患者为中心、重视患者参与医疗决策,使患者利益合理化、最大化。详见本书第十章、第十三章相关内容。

（三）证据质量

治疗证据数量尽管十分丰富,但质量往往差强人意。筛选证据时,除收集设计良好的 RCT 及其系统综述/meta 分析等治疗证据外,还要进一步考虑如样本量大小、盲法实施质量、随访过程及失访等因素可能带来的负面影响。

要尽量选择那些经过了专家筛选和评价的最佳证据。如英国医学杂志(BMJ)与美国内科学院杂志俱乐部(ACPJC)联合编辑的 Clinical Evidence 以及英国循证医学杂志(JEBM)发表的、附有专家点评的证据摘要(synopses),已通过严格评价,可直接供循证治疗实践之用。这些证据,尽管是来自单个研究,但却有重要的临床参考价值,成为临床医生在有限时间内寻求最佳证据的有效途径。

（四）证据时效性

有时可能遇到多个证据并存且质量相近的情况,此时要考虑证据产生时间和时效性。特别要关注:当时证据产生的条件目前是否已经发生了改变。为了提高证据的适用性,要尽量采用新近产生的优质证据。

第三节　治疗性原始研究证据的评价与应用

治疗性原始研究证据首推 RCT,但要注意 RCT 可能与真实世界脱节而导致外部真实性较差。如2002 年发表在《新英格兰医学杂志》的一篇 RCT 证实了药物洗脱支架可显著降低再狭窄率,被认为是冠心病介入治疗的革命性进展,而 2007 年《新英格兰医学杂志》一篇真实世界研究获得的证据,却发现药物支架置入 6 个月后心肌梗死、死亡等不良事件发生率明显升高,引起学术界的关注。真实世界研究(real world study,RWS)是在实际医疗环境中,对具体医疗干预和实际操作及其结果所开展的评估研究,反映了"真实治疗或临床环境"下的数据,外部真实性好。正是因为真实世界证据的产生,使循证医学由 1.0 进入 2.0 时代。真实世界研究立题贴近临床,医疗干预包括了患者接受的所有医疗措施,尽量减少了研究者人为主动干预,最大限度还原临床自然情景。当然,真实世界证据不等同于真实证据,要客观看待真实世界证据的优势与不足。详见本书第九章。

对治疗性原始研究类证据的评价,同样从三个方面进行,即真实性评价、重要性评价以及适用性评价。

一、治疗性研究证据的真实性评价

（一）证据是否源于真正的随机对照试验

真正的随机对照试验(RCT)的偏倚风险最低,是治疗性研究证据的首选。但有些 RCT 在设计方法、统计分析以及结果报告中存在一些不足之处,偏倚风险高导致主要结果的真实性受到质疑。严格评价时需要重点关注:①研究对象是随机抽样或非随机抽样的连续纳入? ②采用何种随机方法分组? ③随机分配方案是否隐藏(concealment)? 即研究者在分组时,是否不知晓研究对象究竟是试验组还是对照组,在观测与分析试验结果时是否也采用"隐蔽"措施? ④试验各组间基线指标是否均衡可比,对重要的预后因素,如年龄、病情等是否作了校正? 上述如能得到满意答案,说明该 RCT 偏倚风险低。倘若某个随机对照试验仅仅以简单的"采用随机化分组"表达叙述,而缺乏具体的随机化内容介绍,则该 RCT 的真实性值得商榷。

假如未检出 RCT 证据,则应调整检索策略以防漏检。若最终确无 RCT 证据,则要考虑是否纳入非 RCT 证据。非 RCT 证据评价与应用宜注意以下几点:

（1）凡研究所获得的证据为阴性结果者,即无效或有害,或者弊大于利者,则可信度为高,因为绝大多数非随机对照试验往往是假阳性结果远较假阴性结果多,即阳性结果可能被高估。

（2）如果是对难治、预后很差的疾病所作的非随机对照试验,其结果（证据）显示佳,经分析而不像假阳性结果,则当属可信。如像重症肝炎肝功能衰竭,选用中西医结合治疗降低了病死率;急性细菌感染——败血症,采用敏感有效的抗生素治疗而使患者痊愈。这属于"全"或"无"证据范畴,可推广应用。

（3）有些疾病本身发病率很低,无法开展随机对照临床试验,其证据只可能源于临床系列报道或病例报道。有些慢性非根治性疾病患者,若同时接受多种药物治疗,需要进行弃弊保利的用药决策时,可以考虑单个患者的随机对照试验（an individual randomized trial, n-of-1 trial）的研究证据。

（二）研究对象是否随访完整？随访时间是否足够？

随机分组后任何观察病例的丢失,都会直接影响最后的结果和证据的真实性。倘若疗效差的患者退出或者失访,可能会导致治疗效果高估;有的患者因药物或者干预措施的副作用从治疗组中退出,可能会低估其危害性;若以死亡作为结局观察指标,且失访者多为与研究相关的死亡者,则可能会夸大治疗效果。理想的情况是所有纳入的研究对象在研究过程中均未失访,但在实际临床研究中很难实现。一般要求将失访率控制在 10% 以内,若失访率超过 20%,研究质量会变差,结果的真实性会降低。判断失访率对研究结果的影响程度,常用敏感性分析,即将试验组失访的全部病例,当作无效病例处理,而对照组丢失的病例,则全部计入有效病例内。若仍与原有结论一致,则可接受原有结果;倘若不一致,则需要考虑失访对本研究结果的影响。

同时,应确保随访期足够长,能够观察到重要的临床效应结果。如用幽门螺杆菌根除方案治疗幽门螺杆菌感染患者,若仅随访 1 个月,不可能观察到终点事件如胃癌发生。随访时间的长短取决于目标疾病的病程特点,通常临床观察的疗程至少数月,有些甚至数年方能充分显示防治措施的重要效果。

（三）是否进行了意向性治疗分析？

随机入组病例在随访期间可因各种原因退出、失访或不依从。如因发生治疗副作用而中途停药者,患者依从性差而未认真按医嘱服药者以及发生沾染或者干扰者,还有主动撤回知情同意书及因搬迁而无法联系者等。倘若这部分患者不纳入分析,必然会破坏随机化原则和基线的可比性,最终影响结果的真实性。为消除此影响,要求意向性治疗分析（intention to treat analysis, ITT）,即按最初随机分配入组的病例,无论其是否接受或未接受治疗药物,均纳入最后的结果分析。ITT 分析目前已被广泛采用,成为疗效真实性评价的一个重要方面。

（四）是否对研究对象、医生和研究人员实施盲法？

随机分组可以最大限度地控制选择性偏倚,但实施过程中还会出现测量性偏倚。如受试者知晓自己接受的是治疗措施还是对照措施,研究者或结果测量者知晓受试者的分组情况,这往往会高估疗效。盲法实施则可减少测量性偏倚、确保观察结果的真实性。

当无法对患者和医生实施盲法时（如外科手术）,可以请第三方评价临床记录、检查结果或使用客观指标评价治疗效果。评估结果时应去除所有可能导致破盲的信息,使盲法得以真正实施。

盲法可以是单盲、双盲或三盲,以双盲较为常用。由于不同研究者对"盲"的理解有所不同,严格评价时不能只关注是否提及采用盲法,还要关注其对盲法实施过程的具体描述,以判断其正确性。

（五）除试验方案不同外,各组患者接受的其他治疗措施是否相同？

除了接受规定的治疗方案外,若患者同时还有意或无意接受了其他类似的干预措施,必然影响结果的真实性。最常见的两种情况是沾染（contamination）和干扰（co-intervention）。前者是指对照组的患者接受了试验组的防治措施,使得试验组和对照组间的疗效差异减小;后者是指试验组或对照组接受了类似试验措施的其他处理,人为扩大或减小组间疗效的真实差异。因此,除了研究因素之外,RCT 应保证其他任何治疗包括支持疗法在组间均衡一致,这样才可能排除各种偏倚的影响,以确保研究结果的真实性。

除此之外,还可使用一些现成的 RCT 评估工具。首选 2008 年正式发布的 Cochrane 风险偏倚评估工具(Cochrane Collaboration's tool for assessing risk of bias in randomized trials,RoB),于 2016 年升级为第二版(RoB2.0)。该评估工具从多个角度评估 RCT,包括随机过程中产生的偏倚、偏离既定干预的偏倚、结局数据缺失的偏倚、结局测量的偏倚,以及结果选择性报告偏倚等。

二、治疗性研究证据的重要性评价

当治疗证据通过真实性评价后,继续评价其临床价值即重要性,只有具备了一定的临床价值,方可用于临床实践。

治疗性研究证据的重要性评价应注重两个方面,即正面的有效性和负面的不良反应,只有疗效佳、负效小者才具有临床应用价值。

(一)治疗性研究证据的效应强度大小

1. 正效应强度指标　疗效强度通常用率表示,即有效率、治愈率、病死率、病残率等。即使有些疗效指标本身是连续性变量,也多转换为“有效率”等分类变量。循证临床实践中需进一步量化临床重要程度,具体指标有:

(1)相对危险降低率(relative risk reduction,RRR):是绝对危险降低率占对照组事件发生率的比值,表示某事件发生率下降的相对水平。$RRR=\dfrac{CER-EER}{CER}$,其中 CER=control event rate(对照组事件率),EER=experiment event rate(试验组事件率)

如一个幽门螺杆菌根除治疗预防胃癌 RCT 中,随访观察 10 年,幽门螺杆菌根除治疗组的胃癌发病率为 4.3%(EER),对照组的胃癌发病率为 5.7%(CER),则:$RRR=\dfrac{5.7\%-4.3\%}{5.7\%}=25\%$

RRR 表示相对改变量,并不反映组间疗效的绝对差值。如表 16-1,假如试验组和对照组胃癌事件的发生率同时降低 1 000 倍,RRR 保持不变。因此,不能单纯依据 RRR 大小判定治疗措施效果的水平,而应重点参照基础发生率,才能分析其临床价值。

表 16-1　幽门螺杆菌根除治疗预防胃癌 10 年追踪效果

情形	组别	胃癌事件率	RRR	ARR	NNT
A	试验组	4.3%	25%	1.4%	72
	对照组	5.7%			
B	(假设)				
	试验组	0.004 3%	25%	0.001 4%	71 429
	对照组	0.005 7%			

(2)绝对危险降低率(absolute risk reduction,ARR):是对照组事件发生率与试验组事件发生率之间的绝对差值。该值越大,说明治疗产生的临床效果越大。该指标较 RRR 更能真实反映疗效大小。ARR=CER−EER

如上例的 ARR 为:ARR=5.7%−4.3%=1.4%

(3)需要治疗的人数(number needed to treat,NNT):与对照组比较,需要多治疗多少例患者才可预防 1 例不良结局事件的发生。$NNT=\dfrac{1}{ARR}$

如上例的 NNT 为 1/0.014=72。

NNT 在一定程度上反映了治疗措施的作用和效果。NNT 越小,说明其治疗效果越好,临床价值就大。临床决策时,最好同时计算 NNT 的 95% 置信区间。NNT 计算方便,适用于各种疗法的评价。但 NNT 也有其局限性:①NNT 不宜进行不同疾病间比较,特别是使用了不同的效应量表达。如根除幽门螺杆菌治疗功能性消化不良患者,改善其症状的 NNT 等于 19,而若预防胃癌的 NNT 也为 19,但两者意义不同,不宜直接比较。一种干预措施的 NNT 不仅依赖于治疗本身,还取决于基线危险度,即在基线时患者出现该结果的可能性。因此,在应用时要考虑基线的可比性。②NNT 与时间因素有关。由于 NNT 是在特定时间的研究结果,因此,只有在同一时间内检测时,比较才有意义。另外,如果 NNT 的获得与随访时间有关,在比较不同观察时间治疗措施的 NNT 时需要对时间进行调整。

2. 负效应强度指标 通常某种新药的临床试验,特别是与安慰剂比较时,新药的不良反应往往较对照组明显,甚至可能发生较严重的药物不良反应(adverse drug reaction,ADR)。因此,重要性评价除疗效外,还要评估其安全性:①绝对危险增加率(absolute risk increase,ARI):指试验组和对照组不良事件率的绝对差值。②害-需治疗人数(number needed to harm,NNH):表示与对照组比较,需要多治疗多少例患者才出现 1 例不良反应事件。NNH=1/ARI。③相对危险增加率(relative risk increase,RRI):指与对照组比较,试验组不良反应事件增加百分比。负效应强度计算方法、要求与注意事项可参照上述正效应强度指标。

(二)治疗性研究证据的精确度估计

上述指标仅表示效应强度的点估计值大小,需要进一步计算置信区间,反映研究结果的精确性。通常用 95% 置信区间(95% CI)表示效应强度的精确度或范围,置信区间越窄,研究结果的精确性越好;进而再根据上下限值判断研究结果是否有临床意义。如某药物治疗心肌梗死的 OR 值为 0.7,95% 置信区间为 0.35~0.85,上限小于 1,说明该药物对心肌梗死治疗有效且有统计学意义。样本量对精确性的影响显著,样本量越大,置信区间越窄。

三、治疗性研究证据的适用性评价

在对证据真实性与重要性评价并获得肯定结论后,还需要结合患者具体情况和主观意愿和价值观等,评估治疗证据的适用性。通常考虑以下几点:

(一)被评价的证据是否与患者情况不符而不能应用?

主要关注疾病的诊断标准是否可靠,证据中的研究对象是否与拟引证的患者相符,其生理功能与病理学的依据、病情特点、年龄、性别以及社会经济状况是否存在显著差异等,假若以上特点一致或大体一致,则该治疗证据基本适用,否则不可取。

除治疗证据的整体评价外,也应注意亚组证据。有些证据在整体上可能缺乏适用性,但患者病情若与某亚组情况相似,该亚组证据适用。特别是符合以下条件者,则亚组证据有重要的适用价值:①确有生物学和临床依据者;②确有统计学意义和临床价值者;③亚组本身的研究假设为事先设计,而非试验过程中添加;④证据不仅仅存在于少数亚组;⑤该证据在其他研究中也被证实。

(二)当前的医疗环境和条件是否适合?

拟采用的治疗证据,可能需要在一定资质的医院及具体的医疗环境和条件下方可使用,如医生技术水平,医院管理机制及设备条件、患者意愿以及经济承受能力等。诸如肝肾联合移植、风湿性心脏瓣膜疾病的换瓣手术等,即使对患者有利且效果颇佳的证据确凿,倘若不具备上述条件,也不可行。

(三)治疗证据对患者的利弊如何?

在对患者施予某一可行性好的最佳治疗措施之前,还需进一步全面评估该措施可能带来的益处以及风险,要求利大于弊,且有利弊量化指标作为依据。

利弊量化指标首选 NNT(益处)及 NNH(害处),倘若缺乏,可采用两种办法帮助解决。方法一是确定患者预期事件发生率（patient's expected event rate, PEER），即若不治疗，其最终结局事件的发生率，可用临床试验中安慰剂组的事件发生率（CER）估计；如无 CER 证据，也可根据临床积累的未治疗或者缺乏特效治疗患者的观察结果作为 PEER 参考值，如像急性心肌梗死患者 PEER 约 15%；或以亚组分析中的 CER 作为 PEER 等等。当获得 PEER、RRR 及 RRI 等指标值后，可用下列公式推算：NNT=1/（PEER × RRR），NNH=1/（PEER × RRI）；方法二是应用列线图，用已知的 PEER 与 RRR 数据两点直线连接的延伸线，与 NNT 线上的交叉点，即为 NNT 估计（图 16-1）。

倘若自己的患者确与引用证据中的患者不同，如发生不利结果的概率（CER）大 1 倍，可用校正值 f_t=2 表示；相反如不利结局发生率小 1 倍，则以 f_t=0.5 表示。f_t 值可根据自己的临床经验决定。用 NNT 值除以 f_t，即作为自己患者受益的例数。以干扰素治疗多发性硬化症为例，NNT 为 9，若对患者不予治疗，在相同观察期内，发生致残率比试验中患者大 2 倍，则 NNT/f_t 为 9/3=3。亦即用干扰素治疗危险性更高的多发性硬化症患者，每治疗 3 个病例，就可避免 1 例致残的后果发生。

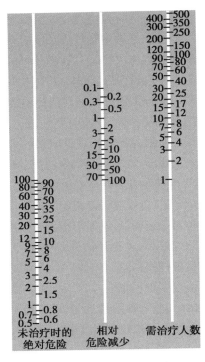

图 16-1　估计 NNT 的列线图

同理，也可利用不同的副作用发生概率对 NNH 进行校正。即用不同假设值 f_h 除 NNH，NNH/f_h 值愈大，则拟用的防治措施安全性愈高。反之，对自己患者的安全性就低。

通常应用治疗措施（或药物）的 NNT 与 NNH 计算其利弊比（likelihood of being helped vs harmed, LHH），LHH=（1/NNT）/（1/NNH）。如幽门螺杆菌根除治疗预防胃癌的 NNT 为 72，NNH 为 5 000，则：LHH=（1/72）/（1/5 000）=70，这意味着选择幽门螺杆菌根除治疗预防胃癌的收益是风险的 70 倍，显然 LHH 越高越好。

（四）患者对于治疗措施的价值取向与期望如何？

循证临床决策中要尊重患者对治疗的价值取向，即患者是否愿意接受或者不愿意接受，或愿意接受哪一种备选者（药物或有关治疗措施），而且要了解患者对治疗结局的预期。

医者应有仁爱之心，在治疗过程中务必要认真观察治疗反应，关心帮助患者，这有利于增进医患间互信和谐关系，避免不必要的误解或纠纷。对于任何治疗措施，一定要给患者作尽可能地解释，包括利弊两个方面以及费用问题，这样利于患者的积极配合治疗，保持良好的依从性。参见本书第十章。

以上是从真实性、重要性以及适用性三个方面介绍对治疗性原始研究证据的评价方法。在临床实践中，学习掌握与应用这些标准和方法对循证治疗实践至关重要。

第四节　治疗性二次研究证据的评价与应用

基于优质 RCT 的系统综述（systematic review, SR）及 meta 分析，被公认为最佳治疗证据，同原始研究证据一样，并非所有系统综述都是高质量的，需要严格评价其真实性、重要性和适用性。

一、真实性评价

评价系统综述的真实性，需要从以下几个方面加以考虑。

（一）对所关注的问题是否做了清楚的描述

主要包括是否明确提出了临床问题，并定义了干预措施、受试人群和结局指标等 PICO 要素。

（二）纳入的研究类型是否合适

首先应明确该系统综述纳入的是随机对照试验还是非随机对照试验。若是前者,则必须进一步确认是否为真正的随机对照试验。如果还纳入了与研究问题相关的其他类型研究,则要看是否说明了纳入的理由以及收集文献的具体类型,如非随机对照试验、队列研究等。

（三）对文献的检索过程是否有详尽的描述？是否纳入相关的重要研究？

应仔细阅读总结报告中与检索有关的方法学部分,特别是检索策略制订的合理性。包括检索范围是否广泛,主要医学文献数据库是否全覆盖,如 MEDLINE、EMBASE、Cochrane Library 等;关键词运用是否合理;除了计算机检索外,是否采用包括手工检索期刊、会议记录、各种论文、药企数据库以及联系作者等多种检索手段;是否限定为单一语种等。

（四）对纳入文献的研究质量是否做了严格评价？

系统综述中每一篇纳入文献都应进行质量评价。首先应明确文献质量的评价方法和标准。如 Cochrane 协作网评估偏倚风险工具,内容包括:随机序列产生、分配方案隐藏、盲法实施、结果数据的完整性、选择性报道结果、其他偏倚来源;其次还需明确文献纳入及采用的质控措施,如是否由两人或多人独立进行。

（五）获得的效应估计值是否合理？

需要考虑是否有清楚的合并结果,合并过程是否合理,包括方法学和临床适用性;是否考虑研究结果间的异质性,对异质性是否进行了处理,采用何种方法处理,是否对存在的偏倚及其对结果的影响做了估计等。

二、重要性评价

如果系统综述通过了真实性评价,继续评价其重要性。

（一）效应强度

系统综述中是否清楚表述了合并效应结果,是否采用了明确的效应指标,如 NNT、RRR、OR、RR 等,对总体效应估计值是否作出有效、无效或者尚无法确定的判断。鉴于 NNT 更容易被临床医生理解和接受,当前已有许多系统综述用 NNT 来表示结果,同时还有一些辅助工具可将 RR、OR 转换为NNT。部分常见转换可参见表 16-2 及表 16-3。

表 16-2　OR-NNT 转换表（OR<1）

患者预期事件发生率（PEER）	OR 值						
	0.9	0.8	0.7	0.6	0.5	0.4	0.3
0.05	209[a]	104	69	52	41	34	29[b]
0.10	110	54	36	27	21	18	15
0.20	61	30	20	14	11	10	8
0.30	46	22	14	10	8	7	5
0.40	40	19	12	9	7	6	4
0.50	38	18	11	8	6	5	4
0.70	44	20	13	9	6	5	4
0.90	101[c]	46	27	18	12	9	4[d]

注:引自 John Geddes,personal communication,1999.
（a）此处相对风险减少（RRR）为 10%。（b）此处 RRR 为 49%。（c）此处 RRR 为 1%。（d）此处 RRR 为 9%。

（二）效应精度

与原始研究证据评价一样,仍需要采用 95% 置信区间来评价系统综述结果的精确性,以表述效果强度的区间范围。

表 16-3　OR-NNT 转换表（OR>1）

患者预期事件	OR 值						
发生率（PEER）	1.1	1.25	1.5	1.75	2	2.25	2.5
0.05	212	86	44	30	23	18	16
0.10	113	46	24	16	13	10	9
0.20	64	27	14	10	8	7	6
0.30	50	21	11	8	7	6	5
0.40	44	19	10	8	6	5	5
0.50	42	18	10	8	6	6	5
0.70	51	23	13	10	9	8	7
0.90	121	55	33	25	22	19	18

注：引自 John Geddes，personal communication，1999.
表中数字是特定 PEER 水平、OR 值所对应的 NNT。此表适用于治疗效应与副作用。

三、适用性评价

1. 证据对自己的患者是否有用？

主要考虑系统综述的研究条件与当地情况是否存在明显差异？证据所纳入的患者与自己的患者情况是否相似？根据此证据有无可能改变临床决策？患者对治疗结局和提供的治疗方案的态度和期望如何？

2. 是否考虑到其他重要的结局指标？

合并估计值是否包括重要的结局指标？这些结局指标是否能满足患者的决策需要？是否清楚地给出不同患者或不同情况下各亚组证据？是否有其他重要问题尚未考虑到？

3. 是否考虑结果利弊大小？成本效果如何？

治疗对患者的潜在利益和损害有哪些？新的干预措施是否能使患者受益？

综上所述，尽管系统综述是治疗证据的首选，但并非所有 SR 都是完美的，仍存在纳入的原始研究质量差、制作水平参差不齐、缺乏质控措施等问题。其次在一些情况下，系统综述证据对临床决策的作用有限，有时甚至是毫无作用。如对一些罕见疾病，个案报道是证据主体，有时是唯一证据，此时，难以进行系统综述；对不良反应的评价，由于纳入的对象往往相对不足，较难发现一些罕见的不良反应，其结论也有一定的局限性。

应用治疗证据时，首先掌握所用证据的特点和要素，进而结合患者实际情况、医院具体条件，以患者为中心、强化医患沟通、充分尊重患者意愿后共同决策，这样才能真正发挥治疗证据的作用。

（丁士刚）

思考题

针对治疗性问题："幽门螺杆菌感染患者的根除治疗方案中，双联方案是否更优于三联或四联方案"，如何检索、评价相关证据？应用证据时还需考虑哪些方面的内容？

第十七章

疾病预后证据的循证评价与应用

扫码获取
数字内容

要点

1. 预后是对疾病将来发展为各种不同后果与结局(痊愈、复发、恶化、病残、并发症或死亡)的预测与判断。

2. 预后证据的评价应围绕真实性、重要性和适用性依次展开。

3. 循证预后个体化实践应在最佳证据基础上结合患者疾病特征、病理生理特点、社会人文特征以及实际环境和技术条件。

预后是临床实践中经常遇到的问题,无论是重症疾病(如冠心病、急性心肌梗死)还是难治性疾病(如恶性肿瘤),一旦确诊,首先要考虑的就是治疗及其预后问题:哪种方案治疗效果好? 平均存活多长时间? 除了诊断、病因、治疗外,临床医生还要学会循证预后实践,围绕待循证的预后问题,检索、收集预后证据,利用预后证据、科学判断预后,同时通过干预预后因素、改善患者临床结局。

第一节 疾病预后相关案例

一、背景概述

预后(prognosis)是指疾病发生后,对将来发展为各种不同后果与结局(痊愈、复发、恶化、病残、并发症或死亡)的预测与判断,通常用概率值表示,如生存率等;预后因素(prognostic factors)是指影响患者结局的变量或因素(包括人口学变量或并发症等)。预后研究就是针对疾病各种结局发生概率及其影响因素的研究,包括:①将发生什么结果(定性研究);②发生不良结局的可能性有多大(定量研究);③什么时候会发生(定时研究);④哪些因素与预后结局有关(预后因素研究)等具体类型。

针对当前病情给予恰当干预后,应对疾病预后有准确的判断,特别对急危重症及疑难杂症患者,由于其病情复杂导致诊疗难度高,且影响预后的因素也错综复杂,个体患者特征及病理生理状态都可能作为预后因素影响患者的结局,所以临床医生在诊疗过程中既要全面了解疾病发生、发展过程,更要仔细梳理相关预后因素及其相关关系,建立疾病预后及预后因素的思维导图,检索预后证据、寻求答案,并基于患者预后判断及时调整方案,倘若缺乏预后证据,也可以此提出预后问题、开展预后与预后因素研究。

二、预后病例分享

(一)病历摘要

一位 64 岁女性患者,"发现血糖升高 30 年,尿微量白蛋白升高 10 年,血肌酐水平升高 5 年,昏迷 1 天"后入院。患者 30 年前血糖初升高时空腹血糖 14.2mmol/L,餐后 2 小时血糖 25mmol/L,诊断"2 型糖尿病",间断应用多种口服降糖药及赖脯胰岛素 25 控制血糖,血糖长期控制欠佳。自 10 余年前开始患者尿中出现微量白蛋白升高(尿微量白蛋白肌酐比值 ACR 64mg/g),5 年前发现血肌酐水平为 113μmol/l;1 天前患者居家无诱因出现意识不清,家属呼叫 120 救护车将患者送至急诊,给予抗感染、补液纠酮、改善循环等治疗后,病情较前好转,遂收入病房。

既往史:高血压 30 余年,口服 ARB+CCB 控制血压在(140~145)/(80~90)mmHg;发现冠心病 10 余年,表现劳累性心绞痛;陈旧性多部位"腔隙性"脑梗死病史 7 年。

体格检查:体温 37.5℃,脉搏 112 次/min,呼吸 18 次/min,血压 147/62mmHg,体重指数 24.17 (kg/m²)。神志清醒,精神尚可,双肺呼吸音粗并可闻及中下肺明显干湿性啰音,以右肺为著;心率 92 次/min,心音有力,心律齐;腹软,无压痛、无反跳痛及肌紧张;双下肢水肿,双侧足背动脉搏动减弱。

诊疗经过:住院后继续给予抗生素控制感染,胰岛素泵治疗:门冬胰岛素基础量 12IU/24h 皮下持续泵入及门冬胰岛素三餐大剂量 6IU、6IU、6IU 餐前皮下泵入控制血糖降糖;硝苯地平 30mg/d 控制降压,单硝酸异山梨酯 40mg/d 扩冠改善心脏循环,酒石酸美托洛尔 12.5mg 2 次/d 减慢心率,硫辛酸 0.6mg,1 次/d,营养神经等治疗。患者于住院后第 3 天出现言语不清,急查头 MRI 提示:①脑干区、左侧丘脑区新发缺血性病灶,双侧基底节区软化灶;②脑白质稀疏;③脑萎缩;请神经内科会诊,考虑急性新发脑干及丘脑脑梗死,给予氯吡格雷 50mg/d 抗血小板,患者下胃管注入营养匀浆膳(院内制剂)维持营养,并调整胰岛素泵剂量,停用口服降糖药,同时升级应用抗生素级别,并根据 eGFR 调整剂量,复查血感染指标明显升高(WBC 27.5×10⁹/L,N% 91%,PCT>200.00μg/ml),此时肾功能进行性恶化(Scr 343μmol/L,eGFR13.38ml/min),住院第 5 天出现昏迷、每天尿量进一步减少,给予利尿剂后尿量增加,与家属深度沟通后仍拒绝转入 ICU 病房、拒绝实施 CRRT 肾脏替代治疗。

(二)预后因素分析

该患者病情危重且基础疾病比较复杂,影响预后不良因素有:①糖尿病酮症;②严重肺感染;③冠心病-心力衰竭;④急性脑干及丘脑梗死;⑤慢性肾功能衰竭伴急性肾功能衰竭。这些不良预后因素叠加,使患者的病情持续恶化,如肺感染促使心力衰竭加重、糖尿病酮症加重肾功能衰竭,所以针对上述因果关系明确者加以干预可以改善预后,而有些预后因素之间的相互关系至今尚不甚清楚,需要通过循证临床实践加以解决(图 17-1)。

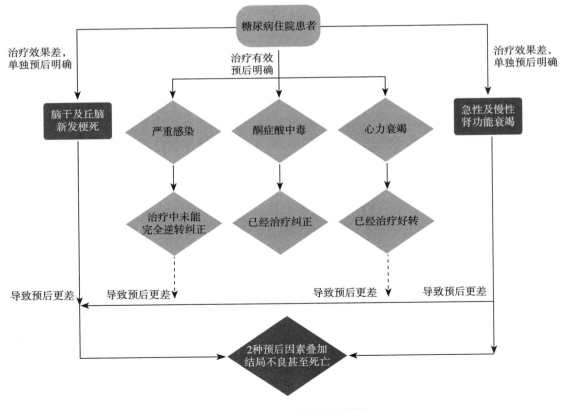

图 17-1　预后因素分析示意图

三、循证预后实践过程

预后案例循证过程将按经典的循证临床实践五个步骤进行。

（一）提出并构建待循证问题

这是循证实践过程中的第一步。关键在于如何将非结构化的临床问题转化为结构化的循证问题。结构化的预后问题包含 PEPO 要素：P 指特定人群（population，P），E 指暴露（exposure，E），P 预后因素（prognostic factors，P），O 指结局（outcome，O），其中预后因素包括性别、年龄、合并疾病情况及治疗干预的效果等内容。

本例循证问题：2 型糖尿病合并糖尿病性肾脏疾病（DKD）的急慢性肾功能衰竭患者发生脑干梗死及丘脑梗死后的生存率、死亡率分别是多少？

（二）检索证据

根据 Haynes 等提出的 6S 金字塔（pyramid of EBM resources），预后证据资源包括：①总结概要和指南类，如 UpToDate，Clinical Evidence，Best Practice；②预先经过评价的循证医学资源，如：Cochrane library，Evidence Update，ACP journal club；③未经评价的循证医学资源，如 Pubmed-MEDLINE（未经过滤的临床研究），Pubmed-Clinical Queries（经过滤的临床研究）；④联合检索平台（搜索引擎）：ACCESSSS、Trip、SumSearch 等。

预后证据的检索原则和顺序：首先检索概要总结和指南；若未找到满意的答案，继续检索预先经过评价的循证医学资源；倘若均未检出，下一步只能检索数量庞大的未经过评价的循证医学资源，建议使用过滤器、以提高检索效率，如 Pubmed-Clinical Queries；最后为查新查全预后证据，建议利用联合检索平台/搜索引擎等，同时跨库搜索循证医学资源，如 Trip、ACCESSSS 等。

基于本例循证问题，按 PEPO 原则分解、组合检索词：P-肾脏疾病、E-脑梗死、P-肾功能衰竭、O-生存率和死亡率，制定检索策略，依次检索指南及概要（UpToDate）、经过整理的医学文献数据库（Cochrane library）、选择有过滤功能的 Pubmed-Clinical Queries 继续检索未经过整理的医学原始文献数据库。进而通过相应的数据库获取原文。本例应用 Pubmed- Clinical Queries 检索（图 17-2）检

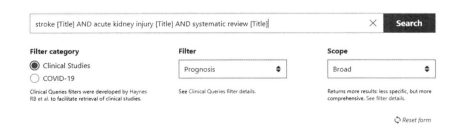

图 17-2　Pubmed- Clinical Queries 检索过程

索到一篇系统综述："Incidence and impact on outcomes of acute kidney injury after a stroke：a systematic review and meta-analysis"。

（三）评价证据

以上述文献为例说明如何借助 GRADE 工具评价预后证据。

1. 文献摘要

背景：脑卒中后的慢性肾脏疾病患者预后较差；然而，脑卒中后的急性肾脏损伤情况尚未得到广泛的研究。

方法：使用 MEDLINE 和 Embase 对已发表的研究进行了系统综述和 meta 分析。基于成人缺血性和出血性卒中后发生急性肾损伤的风险和预后的数据，借助随机效应模型计算合并 OR 值及其 95% 置信区间（95% confidence intervals）。

结果：纳入 8 项研究，其中 5 项来自美国，占纳入患者 99.9%。3 项研究均使用肌酐值定义急性肾损伤，另外 5 项研究用国际疾病分类编码定义急性肾损伤。合并发病率为 9.61%（95% CI：8.33%~10.98%）。肌酐定义研究的发生率为 19.51%（95% CI：12.75%~27.32%）、编码定义研究为 4.63%（95% CI：3.65%~5.72%），其异质性较高。伴急性肾损伤的脑卒中患者死亡率明显增加（OR=2.45；95% CI：1.47~4.10）。有 3 项研究报告了急性肾损伤的危险因素，其他研究这方面信息很少。

结论：脑卒中患者发生急性肾损伤后的死亡率显著升高。然而，研究报告发生卒中后急性肾损伤其发生率差异很大，使用疾病编码定义急性肾损伤将被低估。今后需要更大规模的国际研究确定潜在的预后因素，以减少脑卒中后的急性肾损伤和改善其结局。

2. 证据评阅要点

（1）文献标题（title）及文献来源（source）

标题：脑卒中后急性肾损伤的发病率及对结局的影响：一项系统综述和 meta 分析

来源：BMC Nephrology（2018）19：283

（2）研究目的（objective）及研究背景（background）：脑卒中是全球范围内导致神经功能障碍的主要原因，疾病负担重。慢性肾病（CKD）与增加脑卒中的风险相关，其中一些与共同的传统危险因素有关，如高血压、高胆固醇血症、糖尿病和吸烟，然而，CKD 本身也被认为是卒中的一个危险因素。一项包括 83 项研究的系统综述/meta 分析中证明肾小球滤过率（GFR）每下降 10mls/min/1.73m，卒中风险就会增加 7%。急性肾损伤（AKI）是一种临床综合征，定义为肾功能突然下降导致体内电解质紊乱和酸碱稳态失调。脑卒中发生后，由于神经缺损导致吞咽困难和身体残疾，同时也影响包括血压变化和脑盐消耗等生理功能，老年共病患者发生 AKI 的风险最大，因此，预防脑卒中患者发生 AKI 具有重要意义。虽然 CKD 和卒中预后之间关系探讨备受系统综述和 meta 分析者所青睐，但 AKI 和脑卒中之间的关系尚不清楚。因此，本文旨在探讨脑卒中后 AKI 发生率以及 AKI 与脑卒中预后之间的关系。

（3）研究设计（research design）：①原始研究设计方案：病例对照或队列（前瞻性或回顾性）研究；②报告形式：采用 PRISMA 报告规范；③医学主题词：急性肾损伤、急性肾衰竭、急性肾衰竭、急性肾功能不全、合并脑血管意外、脑血管疾病、脑血管疾病、脑出血、脑梗死和脑卒中；④文献收录时间：1974 年至 2017 年 6 月 30 日；⑤备注：仅限于人类研究，没有任何语言限制。

（4）研究对象（research subjective）：①诊断标准：急性肾损伤有明确的定义（不能仅凭肌酐数值）；②文献纳入标准及样本量：样本量超过 500 例因急性缺血性或出血性卒中住院的成人患者；③排除标准：蛛网膜下腔出血未纳入本系统综述。

（5）干预措施（intervention）：仅一项研究使用血管紧张素转换酶抑制剂（ACEi）和血管紧张素 II 受体阻滞剂（ARB）。

（6）结局测量（outcome measures）：①文献定义：文献作者、发表年份、发表国家、研究类型、临床环境、样本量、患者特征（年龄、性别、种族和共病）；②疾病定义：脑卒中的定义、类型和严重程度以及 AKI 的定义；③临床指标：包括入院时的临床参数，血清肌酐和/或 GFR（包括给予的造影剂量）；④临床结局:结果包括死亡率(mortality)、残疾情况(disability)、住院时间(length of stay)、发生再次卒中(re-stroke)及心脏事件(cardiac events)。

(7)统计方法(biostatistics methods):使用 Review Manager v5.3.5 软件(The Cochrane Collaboration, UK)and StatsDirect v3.0(StatsDirect Limited, UK)进行数据合成和统计分析;二分类变量效应值用 OR 及其 95% CI 表示;使用随机效应模型汇总效应值。

(8)研究结果(research results)

1)脑卒中后 AKI 的危险因素:三项研究探讨了脑卒中发生后患 AKI 的危险因素,脑卒中患者入院时高龄、肾功能恶化、缺血性心脏疾病、心力衰竭以及较高的脑卒中等级评分(NIHSS),与卒中患者 AKI 的进展独立相关。

2)AKI 和脑卒中的严重程度:两项研究发现脑卒中的严重程度(由 NIHSS 评分决定)与 AKI 的进展之间存在关联,NIHSS 评分每增加 5 分,调整后的 OR 为 1.13(95% CI 1.07~1.19;P<0.001)。

3)AKI 和残疾严重程度:两项研究用 NIS 数据编码、出院目的地作为残疾的替代指标。出院分为:无至最低残疾,任何其他出院状态(家庭保健、短期医院或其他设施,包括中级护理和疗养院或死亡)为中度至重度残疾。多重混杂调整后,AKI 患者中度至重度残疾的发生率更高。

4)AKI 和死亡率:6 项研究比较了 AKI 组与非 AKI 组的死亡率,均报告了 AKI 患者死亡率增加。两项研究报告了与 AKI 严重程度相关的粗死亡率(crude mortality rates);4 项研究报告了住院死亡率(in-hospital mortality);2 项研究报告了 30 天死亡率(30-day mortality);AKI 患者的全因住院死亡率(all-cause in-hospital mortality)的 OR 为 2.11(95% CI 1.09~4.07),具有较高的异质性(I² 100%),见图 17-3。

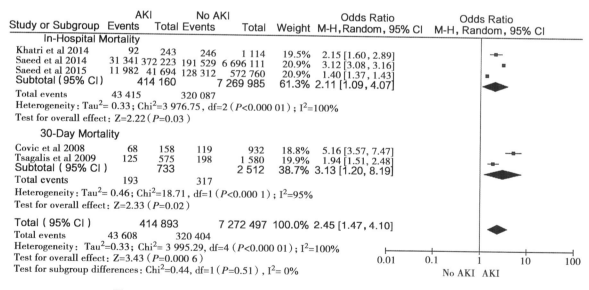

图 17-3 所有卒中患者急性肾损伤与住院死亡率、30 天死亡率相关性

两项研究提供了缺血性卒中后住院死亡率(in-hospital mortality)的数据,合并 OR 值为 3.30(95% CI 2.56~4.26),低异质性(I² 31%);两项研究提供了脑出血后住院死亡率(in-hospital mortality)数据,合并 OR 值为 1.40(95%CI 为 1.37~1.43),低异质性(I² 0%);仅有一项研究提供了长达 10 年的长期死亡率数据,AKI 与 no-AKI 组相比 1 年累积死亡率(cumulative mortality)为 34.6 和 22.1,10 年累积死亡率(cumulative mortality)更高,分别是 75.9 和 57.7,P=0.001。利用 Cox 比例风险模型调整性别、高血压、高胆固醇血症、吸烟、收缩压、脑水肿、红细胞压积及降压药等混杂因素后,AKI 是 10 年死亡率的独立预测因子。见图 17-4。

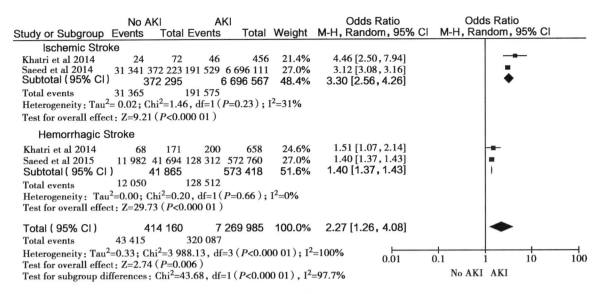

图 17-4　缺血性和出血性卒中患者急性肾损伤与住院死亡率相关性

（9）研究结论（research conclusion）：AKI 是住院脑卒中患者常见的并发症，与高死亡率、患者残疾相关，需进一步深入研究，以减少 AKI 发生、降低死亡率。

3. 应用 GRADE 评价预后证据质量

（1）GRADE 预后证据质量评价表：预后证据旨在回答一个定义明确的临床群体中未来可能出现的临床结局及其预后影响因素。应用 GRADE 系统评价预后证据质量，同样需要综合考虑 5 个降级因素和 3 个升级因素。降级因素包括偏倚风险（risk of bias）、间接性（indirectness）、不一致性（inconsistency）、不精确性（imprecision）和发表偏倚（publication bias）；升级因素包括效应量大（large effect）、存在剂量效应关系（dose-response gradient）和效应低估混杂（plausible confounding）。据此将预后证据质量分为高、中、低和极低 4 个等级（表 17-1），同时要明确预后证据的研究类型和研究目标。

表 17-1　GRADE 预后证据质量等级

质量水平	定义
高	非常有信心 - 与预后因素（有/无预后因素的患者未来事件的概率）相关的风险变化与估计值接近
中度	适度相信 - 与预后因素（有/无预后因素的患者未来事件的概率）相关的风险变化可能接近估计，但有可能有本质上的差异
低	有限相信 - 与预后因素（有/无预后因素的患者未来事件的概率）相关的风险变化可能与估计有很大的不同
极低	几乎毫无信心 - 与预后因素（有/无预后因素的患者未来事件的概率）相关的风险变化可能与估计完全不同

建议用证据概要表和/或结果总结表提供各研究的相关信息、证据质量评价的详细信息及结果一览。GRADE 证据概要表（evidence profile，EP）包含了每个证据质量的评价及结局相关内容；GRADE 结果总结表（summary of finding table，SoF）包括了每个证据质量评价，但未提供具体的证据质量评价信息。

应用于本例患者的"急性肾功能衰竭加重脑卒中预后恶化的系统综述：Incidence and impact on outcomes of acute kidney injury after a stroke：a systematic review and meta-analysis"，经过对上述证据认真梳理，提取文献中相关数据，形成了基于 GRADE 的预后证据质量评价表，本例重点评价了"急性肾损伤对卒中结局的影响"的预后证据（表 17-2）。

表17-2　基于GRADE系统的预后证据质量评价表（急性肾损伤对卒中结局的影响）

序号	研究设计	总病例数	效果			质量评价									
			死亡率			偏倚风险	不一致	非直接性	不精确性	发表偏倚	大效应量	剂量效应关系	合理混杂	真实性	重要性
			对照组	病例组*	OR或HR										
1	回顾研究	1 090	非AKI(出血性卒中风险相对低):12.8%	AKI(更可能发生出血性卒中)风险相对高):43.1%	未报告	不严重	不严重	不严重	不严重	不严重	不存在	存在	存在	中++	低
2	回顾研究	1 357	AIS不合并AKI:10% ICH未合并AKI:30%	AIS合并AKI:33% ICH合并AKI:40%	仅适用于AIS OR 3.08(95% CI 1.49~6.35)#	不严重	不严重	不严重	不严重	不严重	存在	存在	存在	高++++	高
3	前瞻研究	2 683	未报告	未报告	未报告	不严重	不严重	不严重	不严重	不严重	不存在	无	存在	中+	低
4	回顾研究	7 068 334	AIS未合并ARF:2.9%	AIS合并ARF:8.4%	OR 2.2(95% CI 2.0~2.2)†	不严重	不严重	不严重	不严重	不严重	存在	无	存在	高++	高
5	回顾研究	614 454	ICH未合并ARF:22.4%	ICH合并ARF:28.7%	OR 1.5(95% CI 1.4~1.6)§	不严重	不严重	不严重	不严重	不严重	不存在	无	存在	中++	高
6	前瞻研究	2 155	急性卒中无AKI 30天死亡率:12.5% 急性卒中无AKI 10年死亡率:57.7%	急性卒中伴AKI 30天死亡率:21.8% 急性卒中伴AKI 10年死亡率:75.9%	10年死亡率HR 1.24(95% CI 1.07~1.44)&	不严重	不严重	不严重	不严重	不严重	不存在	存在	存在	高++	高
7	回顾研究	4 634 682	AIS未合并AKI-D: 5.6% ICH未合并AKI-D: 28.5%	AIS合并AKI-D: 31.8% ICH合并AKI-D: 40.4%	AIS:OR 1.30(95% CI 1.12~1.48)☆ ICH:OR 1.95(95% CI 1.61~2.36)☆	不严重	不严重	不严重	不严重	不严重	不存在	无	存在	中++	高

AKI:acute kidney injury,急性肾损伤;AIS:acute ischemic stroke:急性缺血性卒中;ICH:intracranial hemorrhage:颅内出血;ARF:acute renal failure:急性肾衰竭;AKI-D,acute kidney injury requiring dialysis,需要透析的急性肾损伤患者。

*:与对照组相比,死亡率有统计学意义。

#:调整了年龄、性别、种族、共病、吸烟、CTA(CT血管造影)、肌酐、NIHSS评分(美国国立卫生院卒中量表)。

†:根据年龄、性别、种族、共病、胃肠道出血、尼古丁依赖进行调整。

§:根据年龄、性别、种族、共病、尼古丁依赖、酒精滥用、医院病床大小、医院教学状况进行调整。

&:根据性别、血压、红细胞比容、共病、脑水肿、抗高血压药物、他丁类药物的使用进行调整。

☆:经人口统计学、医院特征、Charlson共病指数和其他诊断调整。

临床实践中围绕待循证问题,可能检出大量预后证据,结论不一致甚至截然相反,基于 GRADE 系统的预后证据质量评价表有助于透明化汇总各类证据、解决争议。首先填写研究设计类型,是观察性研究还是随机对照试验,接着录入样本量、结局相关的数据(事件发生率,OR 或 HR 值),进而结合 5 个降级因素和 3 个升级因素综合评价证据质量,最后围绕预后证据的真实性、重要性下整体结论,该过程实现了公开、透明、可重复,使证据评价清晰明了,有助于医生快速科学决策。

GRADE 证据概要表及结果总结表可以借助在线 GRADEpro GDT 完成。具体参见本书第十一章。

GRADE 基于研究设计类型给予初始质量评级,随机对照试验为高质量,观察性研究属于低质量。进而逐一考核 5 个降级因素和 3 个升级因素给予升降级,随机对照试验若存在高偏倚风险,则降为中等质量,而观察性研究若满足 3 个升级因素之一者,则升级为中等质量,倘若观察性研究存在高偏倚风险,则降级为极低质量。本例预后问题为"急性肾损伤对卒中结局的影响",无法进行随机对照试验,否则有悖伦理,证据以观察性研究为主。

（2）质量升降级的注意事项

1）不一致性判定。需要综合考虑点估计值间的相似性、置信区间的重叠程度以及异质性检验统计学意义和 I^2 大小。证据本身不会因具有一致性而升级,但会因不一致而降级。表格中 1-2、4-7 研究均提示卒中后急性肾衰患者死亡率增加,一致性较高。循证预后实践中,个别预后证据若与大多数不一致,需要探讨不一致的原因:设计上比较研究人群特征、合并症、研究方法是否有差异;实施过程中有无发生偏倚和存在混杂因素等。倘若证据质量高、结果可信,需进一步比对自己的患者与证据来源研究的对象是否相似,进而判断其推广应用价值。

2）效应量大,可以理解为干预和对照间的差异足够大且超出偏倚的影响范围。需结合疾病病种及临床价值加以定义:相对危险度(RR)=2~5 或 RR=0.2~0.5 且无偏倚混杂的影响,提示效应量大;若证据 RR>5 或 RR<0.2 且无偏倚风险或精确性好(足够窄的置信区间),提示效应量非常大。本例第 2、4 研究中的 OR 值大于 2,考虑存在大效应量,质量可适当升级。

3）剂量-反应关系,通常指某种暴露(干预)水平的变化与结局发生风险改变之间的潜在关系。本例纳入的第 1、2、6 研究中可看到不同肾脏疾病阶段与死亡率的相关性,提示存在剂量-反应关系。

4）效应低估混杂,是指一个或多个外来因素的存在,会掩盖或低估因果关联强度。本例第 2、4-7 研究的 OR 或 HR 经校正混杂后数值变大,可适当升级。

（四）形成决策

通过提出问题、检索证据、评价证据后,得出结论"卒中后急性肾损伤患者死亡率增加",进一步结合患者个体情况、形成预后个体化决策。

（1）本例患者情况是否与证据来源研究的患者情况相同？本例患者为老年女性,主因"发现血糖升高 30 年,尿微量白蛋白升高 10 年,血肌酐水平升高 5 年,昏迷 1 天"入院。既往高血压、冠心病、陈旧性多部位"腔隙性"脑梗死。本次入院考虑为:①糖尿病酮症;②严重肺感染;③冠心病-心力衰竭;④急性脑干及丘脑梗死;⑤慢性肾功能衰竭伴急性肾功能衰竭。

预后证据提示:年龄较大、肾功能较差、缺血性心脏病、心力衰竭、较高的卒中量表(NIHSS)评分与卒中患者 AKI 进展相关,这与个体患者情况相符。证据进一步证实卒中后急性肾损伤患者死亡率增加。糖尿病酮症酸中毒患者院内死亡风险较高,住院死亡率为 3.9%。同时调整年龄、性别、种族、收入、吸烟、BMI 和高血压后,糖尿病(RR=2.0,95%CI 1.2~3.2)和充血性心力衰竭(RR=2.8,95%CI 1.6~5.1)是死亡独立预测因子;合并心血管疾病的死亡风险增高,RR 为 3.0(95% CI 1.8~5.0)。综合本例患者糖尿病酮症、严重肺感染、心力衰竭,病情危重,且住院突然发作脑干梗死和丘脑梗死,同时出现急性肾功能衰竭及慢性肾功能衰竭,预后差、死亡概率高。

（2）基于预后证据和患者家属充分沟通交流:基于循证证据与患者家属深入沟通,充分告知患者目前病情严重程度及不良预后,让患者家属做好心理准备。具体告知方式、方法参见本书第十章。

（五）后效评价

患者于住院第 8 天呼吸心跳停止、经抢救无效死亡。循证证据表明脑卒中患者发生急性肾损伤后的死亡率显著升高，本例患者年龄较大、肾功能较差、缺血性心脏病、心力衰竭、较高的 NIHSS 评分等均预示预后差、短期死亡概率高。

在循证预后实践中，针对具体患者，应全面收集患者疾病信息、病理生理特征、实验室检测和影像检查资料，提出并构建循证预后问题，检索证据、评价证据，根据证据对患者预后进行初步判断，这对改善患者预后意义重大。

第二节　疾病预后证据及其特征

一、预后证据在临床实践中的作用与价值

预后证据质量取决于预后研究的质量。由于预后因素（包括有利与不利的）多与患者的病程相伴，故往往只能进行观察性研究，如队列研究（cohort study）及病例对照研究（case control study）等，通常不能对疾病自然预后进行试验性研究（如 RCT），因此，预后证据受偏倚混杂的影响更大，应审慎分析与评价。当然通过干预治疗来改善疾病预后，则不在预后研究范畴。

预后证据旨在指导医生作出正确的临床判断：对于不需要干预即可自行好转的疾病，医生就不应该建议治疗；对于无论采用何种治疗手段都预后不佳的疾病，医生应充分了解预后，安慰患者并告知未来结局，帮助患者应对长期疾病或残疾。预后证据的价值体现在：①有利于判断疾病的发展趋势；②有利于掌握影响疾病预后结局的因素（预后因素），制定改善患者预后的循证决策方案；③通过预后证据的分析与评价，可提升医疗质量、培养临床医生的"循证医学实践能力"。特别是预后证据日益丰富的今天，临床医生应学会分析、评价预后证据，去伪存真、去粗存精，将最佳证据用于指导临床实践。

二、预后及其时态特征

疾病的发生与发展及临床的最后结局有着各自的时态特点。通常在发病的早期病情为轻，若不及时治疗，则往往进展加快、临床病程缩短，预后变差。因此，预后证据的分析与评价，应结合疾病本身的时态特点、熟悉疾病自然病史（natural history）以及临床病程（clinical course）。

（一）疾病的自然病史

疾病自然史（natural history）是指在不给任何治疗或干预措施的情况下，疾病从发生、发展到结局的整个过程。疾病的自然史包括四个时期：①生物学发病期（biologic onset）指病原体或致病因素作用于人体引起有关脏器的生物学反应，开始出现病理生理学改变；②亚临床期（subclinical stage）是指病变的脏器损害有所加重，但患者无明显症状，采用敏感度高的诊断手段，可以发现疾病已经存在；③临床期（clinical stage）指患者病变脏器的损伤更加严重，出现了临床症状、体征和实验室检查异常；④结局（outcome）指疾病经历了上述过程，发展到终末的结局，如痊愈、伤残或死亡等。疾病自然病史对开展病因和预后研究、早期诊断和预防、评估治疗效果等都有重要意义。

（二）疾病的临床病程

临床病程（clinical course）是指疾病的临床期，即首次出现症状和体征，一直到最后结局所经历的全过程，临床医生可采取干预措施来改变其疾病进程。

病程和自然病史不同（图 17-5），病程可通过医疗干预（包括各种治疗措施）影响病情变化、改善预后。病程早期就采取积极医疗干预措施，往往预后较好，而在病程晚期进行，干预效果不佳，疾病预后也比较差。

了解与掌握疾病在自然病史与临床病程中的不同特点，明确两者病理损害与病情的差异，这对准确评估具体患者的预后情况十分有用。

三、预后因素

凡影响疾病预后的因素都可称为预后因素。若患者具有这些因素,在疾病过程中,会影响某种结局的发生概率。特别要注意预后因素与危险因素的区别和联系。两者就区别而言:①含义上不同。危险因素指能增加发病危险性的因素,预后因素指对已患某病者的结局产生影响的因素。②发生率不同。危险因素预测的是低概率事件。临床医生很难对暴露后的危险性进行确切

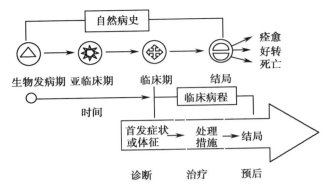

图 17-5　自然病史与临床病程

估计;预后描述的是相对频繁的事件,有经验的临床医生常可在一定程度上进行估计。③两者作用所产生的结果不同。危险和预后描述的是不同的现象,危险对应的结局事件是疾病发作;预后对应的则是疾病的不同结局,包括死亡、出现并发症、残疾和痛苦等。两者就联系而言:①某因素可以是某疾病发生的危险因素,但与该病的预后关系不大,如吸烟是肺癌的危险因素,但与其预后无关。②某因素只是某疾病的预后因素,而与该病的发生无关,如急性心肌梗死预后与梗死部位、是否合并心力衰竭和/或心律失常有关,而这些因素与心肌梗死的发生无关。③某些因素既是某种疾病发生的危险因素,又与该疾病的预后有关。如中年男性较女性更易患冠心病,若男女都患该病,男性更易死亡,而男女罹患急性心肌梗死的危险和死亡的风险都随年龄增长而增加。

临床实践中常常见到罹患同一疾病且病情相似的患者,但预后迥异。这些差别有些是客观存在的,有些则与不同预后因素的暴露有关:①人口学因素,如年龄、性别等。②体质与心理因素,如体壮与体弱、营养状态、免疫功能、心理状态等不同。③疾病特点,如病情轻与重、病程早与迟等。④与疾病发病、预后均有关的因素,如高血压系心脑血管发病的危险因素,同时又是影响其预后的危险因素等。⑤医疗环境,如早诊与晚诊、诊治恰当与否等。⑥社会经济因素,如社会与家庭的关心照料、医疗保险、经济条件等。

四、预后证据的类型与分级

(一) 预后证据的来源研究分类

疾病预后证据主要来源于观察性研究,如队列研究(cohort study)和病例对照研究(case-control study)。

1. 队列研究　又称定群研究,是经典的由因及果研究,可比较两组或两组以上的预后因素。以前瞻性队列研究可靠性最高,研究对象按自然分组,并有同期对照,进行长期随访,纵向调查获得研究资料。队列研究用于预后研究有以下特点:①可以观测一个或多个队列。如一项关于北京市社区脑卒中后老年生存研究,根据是否患有脑卒中,分为脑卒中队列和非脑卒中队列,随访近 5 年时间,研究表明社区脑卒中后老年人的生存率明显降低,脑卒中是老年人死亡的重要因素之一。②要有明确的疾病诊断标准、纳入标准和排除标准。样本具有一定的代表性,能够代表目标患者人群。③要有明确的起始点即零点时间(zero time)。根据不同的研究目的,明确在病程的哪一点进行观察,如发病日、疾病确诊日、手术日或治疗开始时间算起。若选择的是疾病早期病例,即集合时间接近疾病的初发日期的队列类型称为起始队列(inception cohort)。④研究对象入组时尚未发生临床关注的结局事件和并发症。如研究冠状动脉粥样硬化性心脏病预后因素,以心力衰竭、心房颤动为终点观察指标,有心力衰竭、心房颤动或此类并发症的既往史的患者应排除。⑤采用客观明确的结局指标,判定标准统一,必要时采用盲法判定。⑥随访时间(follow-up time)要足够长。基于疾病特征和临床预后的需求设置随访观察时间。如慢性疾病的随访时间不够长,很容易出现假阴性结果。

2. 病例对照研究　根据疾病的不同结局,分为病例组和对照组,进行回顾性分析(retrospective analysis),追溯产生该种结局的影响因素,属于由果到因的研究。病例对照研究仅能提供预后因素的相关证据,而不能对疾病预后进行评定,即无法提供生存率等证据。适用于不良结局事件发生少、需要长时间观察才能发现的慢性疾病。病例对照研究发生偏倚风险高,如选择病例和对照时可能存在选择性偏倚,收集资料时会发生回忆性偏倚。同时病例对照研究只能计算比值比(odds ratio,OR)。

疾病预后研究类型除了上述队列研究、病例对照研究外,还有纵向描述性研究、病例分析、专家意见以及个案报道等。

（二）预后证据的分级

按照研究设计方案的论证强度以及偏倚风险的大小,疾病预后证据可以分为 5 个级别(表 17-3)。

表 17-3　疾病预后证据的分级

级别	研究设计	级别	研究设计
Ⅰ	队列研究	Ⅲ	纵向描述性研究
Ⅰa	前瞻性队列研究	Ⅳ	病例分析
Ⅰb	回顾性队列研究	Ⅴ	专家意见,个案报道
Ⅱ	病例对照研究		

预后证据分级取决于预后研究过程中的偏倚风险大小。常见偏倚包括:

1. 集中性偏倚(assembly bias)　是指预后研究中的医疗机构,由于级别不同,导致前来就诊的患者病情轻重各异。通常病情轻者多就诊于基层医院,病情重且复杂者往往到三甲医院就诊,会造成基层医院患者的预后指标(如治愈率)好于三甲医院! 这就是"集中性偏倚"造成的。

2. 存活队列偏倚(survival cohort bias)　是指无论病情轻重,全部病例在就诊时尚存活,即使病逝于医院急诊室,仍有据可查。然而那些未到医院即已死亡者,则无据可查,由于预后证据中缺乏院外死亡病例的信息,可能高估预后证据,这就是由存活队列偏倚引起的。如入院就诊的急性心肌梗死患者病死率为 15% 左右,用此数据估计急性心肌梗死患者人群的病死率可能偏低,有些院外就已过世的病例未被统计在内。

3. 回忆性偏倚(recall bias)　是指在回顾性队列研究或病例对照研究的预后信息获得,除了病历资料外,往往还会涉及患者或亲属的回忆,有些回忆涉及遥远的过去(如过去是否接触某种危害因素)。受回忆是否准确或是否完整的若干影响,难免有信息丢失的现象,会直接影响证据的真实性。

4. 失访偏倚(lost to follow up bias)　直接影响预后证据的分析与评价。追踪率越高(即失访率越低),则预后证据越可信。严格意义上追踪率应 90% 以上,至少不应低于 80%,即失访率应低于 20%,否则证据质量会受到严重的影响。

5. 测量偏倚(measurement bias)　来源预后研究的多个环节。无论是前瞻性的观测或回顾性从病历中收集信息,除了死亡或存活这类客观证据外,还有一些与预后相关的定性或定量指标,如生化指标、影像资料,评判或数据采集往往带有一定的主观性,这类情况属测量偏倚,也可影响证据的真实性。

6. 转诊偏倚(referral bias)　与样本代表性有关,即患者入组前经过了初筛,人为造成样本特征偏离于目标人群。如社区医院向三级医院转诊过程中,通常转向三级医院的患者都是疑难危重患者(筛选),这种偏倚称作转诊偏倚。

上述六种偏倚直接影响预后证据的质量。控制偏倚手段包括:随机化(randomization)、限制(restriction)、配比(matching)、分层(stratification)、标准化(standardization)和多因素分析方法等,具体可参见临床流行病学的相关章节。预后因素研究常比较复杂,往往有多个预后因素且因素间相互作用、相互影响。单因素分析有时难以全面评估各预后因素对结局的影响,多因素分析方法则可同时处理多个预后因素,以便从中筛选出与疾病结局有关的主要预后因素及其影响力,以 COX 风险比例模型最为常用。

第三节　疾病预后证据的严格评价

在循证临床实践中,针对患者的病情,为正确评估预后和改善预后,应带着问题检索、收集证据,并进行严格评价(critical appraisal),以去伪存真,进而结合患者特点和医疗环境,将最佳证据融入改善预后的临床决策之中。

预后证据的严格评价,建议采用 Sackett DL 等编著的 Evidence Based Medicine 中有关预后证据的评价原则。首先评价证据的真实性(validity),有四条标准;其次是评价证据的重要性(importance),有两条标准;进而评价证据的适用性(applicability),共两条标准,这里每一条标准都会有具体的内容和对应的条目。“三性”评价中的真实性是基础,如证据不够真实,则无所谓重要和适用;反之,真实性好的证据,也不一定都是重要和适用的。

一、预后证据的真实性评价

1. 样本中所纳入的患者是否在临床病程上都有共同起始点?

样本一般通过从患者目标人群中随机抽取或连续性纳入,以确保样本的代表性。同时每个入选患者要符合统一的诊断标准、纳入标准和排除标准,以及明确一致的观察起始点,即全部对象应处于临床病程的同一阶段(或起点),如同百米赛跑,所有运动员应在同一起跑线上,否则有失公允。因此,预后证据评价,首要的是明确其处于临床病程的哪个阶段,是亚临床期、临床期或是临床结局期? 处于不同临床阶段的患者预后各异。如Ⅰ、Ⅱ期或Ⅲ期恶性肿瘤患者的预后结局差异明显,不能混为一谈。

理想的预后证据能反映整个患病群体的自然预后。倘若获得冠心病患者从动脉粥样硬化之初开始直至终末的心肌梗死等结局为止全过程的预后证据,当然最好。然而现实却不大可能,是因为该病自然病史及临床病程太长和太复杂,只可能从患病群体中以一定方式分期、分阶段抽样观察并根据分期的临床特点,进行预后评价。如果样本量很大、证据足够丰富,可按亚组进行分层分析,以探讨不同病程期或病理损害的不同预后,这对指导临床实践大有帮助。

2. 随访观察期是否足够长、随访是否完整?

应根据所探讨疾病的临床病程特点,合理设置随访观察时间,追踪时间窗不能过短,否则可导致假阴性结果。因此,评价预后证据的真实性,要结合具体疾病特点以及自己专业知识判定随访时间是否合适。同时重点关注追踪率,追踪率越高,则证据的真实性会更好。追踪率应≥90%,至少不低于 80%,这里有个“5 和 20”规则用于判断失访的影响:如失访率≤5%,则很少受偏倚的影响,结论可信;如失访率≥20%,则会严重影响预后证据的真实性。对失访的处理,常用敏感性分析,分别计算事件发生率的最低和最高值,供评估证据时参考。如对 100 例患者进行 5 年随访,结果有 4 人死亡,16 例失访,不宜用随访完全的 84 例计算病死率(4.8%,4/84)。此时,首先假设失访的 16 例全部存活,以 100 例计算最低病死率为 4%,再假设 16 例失访全部死亡,计算最高病死率为 20%,还可进一步估计最低和最高病死率的 95% 置信区间,结果是否可信,仍需结合专业、专病的特点而定。

3. 是否采用了盲法测试结果?

倘若最终结局是死亡或痊愈,属于客观硬指标,可不用盲法。而介于两者之间的若干结局,如好转与否及好转程度、缓解与否及缓解程度、病残与否及病残程度等,判定往往带有一定主观性,因此,为确保预后证据的真实性,应在设计之初为不同预后结果制订客观的判定标准,宜采用盲法评价。

4. 假如亚组预后不同,对重要的预后因素是否进行了校正分析?

倘若存在影响预后的偏倚或混杂因素,有可能出现虚假结果,可以采用多因素 Logistic 回归或

COX 风险比例模型进一步校正预后因素,有助于判断重要的预后因素。当确定预后因素之后,为探讨对不同类型患者的影响程度,往往根据亚组进行分层分析。亚组分析是按主要预后因素的不同水平进行分层校正分析,从而得出合理的结论。如拟探讨慢性持续性房颤患者引起脑血管意外的预后,可按心脏瓣膜病有无、年龄等进行分层,形成 4 个独立亚组(图 17-6),最后追踪各亚组脑卒中发生率以评价心房颤动的危害程度。

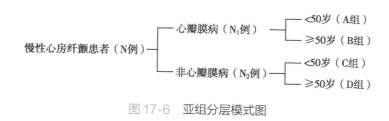

图 17-6　亚组分层模式图

需要注意的是,亚组分析仅适用于大样本研究,且分层因素不宜过多,应选最重要的 1~3 个预后因素为宜,否则各亚组病例过少、机遇因素干扰增大,影响证据的正确判断。

二、预后证据的重要性评价

分析与评价了真实性后,继续评价证据的重要性。一般需要借助一些指标定量反映其临床重要性,包括频率指标,如治愈率、缓解率、复发率、致残率等,生存率与生存曲线(寿命表法、Kaplan-Meier 法)以及 HR 及其 95% 置信区间(Log-rank 检验、COX 风险比例模型)等。

1. 预后结果能否合理表达全时效应?

在获得上述真实的预后证据后,则要进一步评估效应的覆盖范围,是否系从始至终全时程的预后观测结果。首推 Kaplan Meier 生存曲线,借助不同的生存曲线,可以全时、全程评价预后状况(参见有关统计学专著)。此外,还可利用预后因素不同暴露水平下的事件发生率建立预后风险模型。

2. 预后结果的精确度如何?

鉴于预后证据均来源于样本而非患者总体,抽样误差(机遇因素)在所难免,若样本量足够大,机遇因素的影响将相应减小(如小于 5%),预后证据的可信度增大,反之,可信度就大打折扣。评价预后证据的精确度时,需要计算 95% 置信区间以明确结果的区间范围,进而探讨预后证据受样本量及机遇因素影响的程度。95%CI 越窄,则精度越高,结果越可靠,反之,则估计精度差。

三、预后证据的适用性评价

若预后证据是真实可靠且有重要价值,那么这种证据可否用于指导具体患者的预后判断和改善患者预后的防治决策呢? 要结合患者的实际进行个体化处理。

1. 是否个体患者情况与证据来源研究中的患者情况不同,而不宜采用?

对于真实、重要的预后证据肯定要与自己的患者"对号入座",即人口学特征、患者病情、病程、医疗条件、医疗环境、经济状况等均为考虑范畴,能"对号入座"则用,否则弃之。

2. 基于预后证据的医患沟通与共同决策

获得最佳的预后证据后,应结合患者的实际进行决策,取得患者理解与合作,方能获得理想效果。因此,凡是有肯定意义的决策应与患者交流,说明改善预后决策的重要价值。如急性心肌梗死患者经抢救存活,假设该患者合并高血压及高脂血症且患者又吸烟嗜酒,这些预后因素若不加以控制,再梗死或意外事件发生率仍会居高不下。因此,要针对性主动干预,如控制高血压及降血脂治疗,并嘱患者戒烟、忌酒,这些措施的顺利执行,离不开患者的理解与合作。

以上为预后证据评价的三条八项原则,掌握这些基本原则与方法,将有助于全面提升循证预后实践能力。

第四节　疾病预后证据的个体化应用

一、基本原则

疾病预后证据的临床应用过程实际上是循证个体化实践过程。在临床实践中,由于许多事件的发生是随机的,对个体患者来说治疗措施的疗效、远期预后常常是不确定的或难以准确预测的,究竟采用何种决策最好,很难简单作出决定。疾病预后证据的临床个体化应用,应遵循以下原则:①真实性原则,即应用的预后证据必须是真实且经过科学验证的;②先进性原则,即充分利用现代信息手段、尽可能收集并严格评价国内外证据,找到最新最佳证据、循证决策;③效益性原则,即遵循优胜劣汰的原则,选择更有效、更安全、更经济的方案,能获得最大的社会效益与经济效益者为首选;④重要性原则,即选择的证据与其他备选证据相比,其差异应该具有重要的临床意义。

二、注意事项

对预后证据进行循证个体化应用,应特别注意以下几点:①考虑证据的临床实用性;②紧密结合患者的病情;③对患者及其家属进行合理解释和充分沟通;④基于最佳证据给予患者积极的预后指导。

预后证据的循证个体化实践,具体要求还可参见本书第十三章;有关疾病预后证据循证评价与应用的具体案例,参见本书融合教材及配套教材。

(邱阜生)

思考题

1. 预后证据的最佳研究设计方案是哪一种？为什么？
2. 为什么说预后证据的三性评价中,真实性评价是基础？

第十八章
循证医学实践的自我评价

要点

1. 循证医学实践自我评价的内涵和外延。
2. 对"提出循证问题"能力的评价。
3. 对"寻找最佳外部证据"能力的评价。
4. 对"严格评价证据"能力的评价。
5. 对"应用最佳证据指导临床决策"能力的评价。

前面章节重点介绍了诊断、病因、治疗、预后循证实践"五步法"中的前四个步骤:提出问题、检索证据、评价证据、应用证据,循证实践的第五步是后效评价,即应用循证医学的理论和方法进行循证决策、付诸临床实践后必定会有成功的经验或失败的教训,临床医生若能够及时、认真总结经验教训,进行后效评价,不但自身能从中受益,本人学术和医疗水平得以不断提升,同时也有利于同行之间的互相交流和学习、共同进步,还可为尚未或难以解决的问题提供进一步研究的方向。因此,后效评价对于临床医生进行终身继续教育、自主学习和自我提高是非常关键的过程。

后效评价分为自我能力评价和效果评价等。因循证个案的效果评价随访时间长、难度大、影响因素复杂,本章将重点介绍循证实践能力的自我评价。

第一节 循证医学实践能力的自我评价

循证医学实践中最重要自我评价方式就是对自我设计及行动的反思,自我评价应从学生时代开始,并贯穿于医生的整个职业生涯。自我反省不但能够帮助临床医生发现自身能力缺陷和不足,而且也能够帮助临床医生将可获得的最佳证据与临床实践相结合,不断提升循证医学实践能力。实践能力的自我评价阐述如下。

一、评价"提出循证问题"的能力

评价者应问自己以下这 5 个问题(表 18-1)。首先,是否提出问题? 其次,对问题的描述是否符

表 18-1　对"提出问题"的自我评价

序号	自我评价内容
1	有无提出临床问题
2	问题的陈述是否简洁明了,符合一定的格式
2a	有关"背景"知识的问题要素
2b	有关诊断、防治等"核心"知识的问题要素
3	有无用绘图法来明确自己的知识缺陷,并对最初提出的问题进行修改
4	提出问题的过程中若遇见障碍,能否想办法克服
5	有无养成随时记录问题、以待以后解决的习惯

合一定的格式？在积累了一定的经验之后，可否进一步明确主要问题的关键所在，反省自己还欠缺哪些知识，并对最初提出的问题进行修改？提出问题的过程中若遇到障碍，能否想办法自己克服？是否有时间和动力、及时记录临床实践中随时可能出现的新问题，以待今后解决？倘若没有这个习惯，临床医生可能会失去一些自身提高临床技能的机会，应继续复习循证医学中"提出问题"这部分内容。参见本书第二章。

　　提出问题过程中应该考虑提出问题的成功率是否提高了，若提出问题的成功率很高，可以继续保持、再接再厉；若成功率较低，此时可咨询其他资深的同行或导师，也可以参加一些 EBM 继续教育学习班等，补齐短板。

二、评价"寻找最佳外部证据"的能力

　　表 18-2 罗列的相关问题有助于对"寻找最佳外部证据"的能力和效果进行自我评价。有无去寻找证据？是否了解涉及临床决策的、现有最佳临床证据源？能否迅速找到临床实践所需的硬件、软件及最佳证据？当开始检索时，能否从庞杂的信息来源中快速找到所需的外部证据？检索效率是否更高？能够可以利用掌上电脑等终端快速检索 CD 光盘、Cochrane Library 的系统综述、医学教科书、MEDLINE 的原始研究文献等。

表 18-2　对"寻找最佳外部证据"的自我评价

序号	自我评价内容
1	有无去寻找证据
2	是否了解本领域内现有的最佳临床证据源
3	能否迅速找到临床实践所需的硬件、软件及最佳证据
4	能否从庞杂的信息来源中寻找到有用的外部证据
5	寻找证据过程中的检索效率有无逐步提高
6	检索 MEDLINE 数据库时有无使用截词符、布尔检索符、MeSH 词、词典、限制词及智能检索等检索技巧
7	与文献管理专业人员以及同行的检索相比，检索结果如何

　　继续提问：检索 MEDLINE 数据库时是否使用了医学主题词表（MeSH）、辞典、限制词以及智能检索（intelligent free text）等检索技巧？是否设置了有效的检索过滤？

　　评价检索技能的有效方法就是请医学信息、图书管理等专业人士重复检索过程，然后比较两次检索的检索策略和检索结果的一致性。能从三方面获益：①可提高自我评价"寻找最佳外部证据"的能力；②有机会学到更好的检索技巧；③能够获得更多的、可回答临床问题的外部证据。

　　倘若在检索效率和效力方面仍有困难，还可以联系附近的医学图书馆，参加图书馆举办的课程或是索要有关的指南以便自我学习，达到实践循证医学所要求的文献检索能力。甚至还可邀请一位文献管理专业人员加入自己的团队，以提高检索水平。

　　实践证明，与循证医学有关的文献检索专业培训对于提高临床实践者的文献检索能力非常有帮助。如 Rachel Stark 等曾在住院部轮转的住院医生中做了一次随机对照试验，40 名住院医生参加了循证医学文献检索培训，与对照组相比，尽管在检索成功率上无差别，但接受培训组在应用 MEDLINE 和 Cochrane Library 等 EBM 资源的满意度要高于对照组。参见本书第三章。

三、评价"严格评价证据"的能力

　　表 18-3 列举了评价"证据严格评价能力"所涉及的问题。首先，是否确实严格评价了外部证据？若无，能否找出具体的原因是什么？如何克服这些障碍？需强调的是：若能加入某个小组（如各种杂志俱乐部）中，不但有助于循证医学实践，还能随时获得有用的反馈意见。

表 18-3　对"严格评价证据"的自我评价

序号	自我评价内容
1	是否对外部证据进行了严格评价
2	严格评价的指南是否易于使用
3	能否逐渐做到准确且熟练地使用某些严格评价指标,如似然比、NNTs 等
4	是否创建过严格评价的话题(CATs),并及时总结

外部证据的严格评价,将有助于提高证据应用的有效性和精确性。当然,在这个过程中还需进一步考虑某些效应指标(如似然比、NNTs 等)的运用是否熟练而准确。可通过对比临床医生与同行间的评价结果,或者从二次研究证据的来源文献中提取原始数据,自行计算结果,再与二次证据的结论进行比较。

最后,也是最高层次的要求,是否创建了严格评价话题(critically appraised topics,CATs)并加以总结。总结评分可用牛津循证医学中心提供的 CATMaker 完成。若使用了 CATMaker,则提问"粗略估算结果是否与 CATMaker 软件汇总结果一致"。尽管 CATMaker 评价工具很有用,但实际操作较为麻烦,也可采用更为简便的方式,包括研究引用、临床底线、研究方法的两行式描述以及结果总结简表等来简要记录评价结果。具体参见本书第四章及相关参考文献。

四、评价"应用最佳证据指导临床决策"的能力

循证实践的第四步是将经过严格评价的证据与临床经验,以及患者价值观或意愿相结合,作出临床决策。这个环节的自我评价需要考虑以下问题(表 18-4):首先,能否真的是将经过严格评价的证据整合到临床实践中去。如果是,是否更有效、更精准的依据个体患者的实际情况调整临床决策?这方面能力的自我评价,一个有效的方法是看能否通过循证决策、解决临床争议。具体参见本书第十章、第十三章。

表 18-4　对"应用最佳证据与临床决策"的自我评价

序号	自我评价内容
1	是否将严格评价的证据应用到了临床实践中
2	能否逐渐做到准确且熟练地调整指标(如验前概率,NNT/f 等)以适应具体的病例个案
3	能否解释(和解决)将证据整合到决策中所出现的争议

第二节　循证医学实践的效果评价

经过上述四个步骤的自我评价之后,临床医生对于自身的能力和不足就应该有了充分的认识,循证实践能力也将进一步增强。与此同时,还要进行临床实践的效果评价,即评价一项有效的干预措施有没有被用于符合诊疗条件的患者,临床实践质量是否得到了提高?有多少临床实践确实可以做到有证可循?

案例 18-1:《中医药治疗晚期非小细胞肺癌预后的循证医学实践与后效评价》中,李和根等在现代医学针对晚期 NSCLC 化疗的基础上,开展了中医药联合化疗治疗中晚期 NSCLC 疗效的系统评价。结果表明,中医药联合化疗与单纯化疗比较,在病灶缓解率、稳定率、生存质量、1 年生存率等四方面均有显著提高。另外,单纯中药治疗在稳定瘤灶的同时提高了生存质量。结合上述循证医学证据,李和根等在治疗实践中更新了晚期 NSCLC 的诊疗方案,采用中医药联合晚期多线化疗和中医药维持治疗晚期 NSCLC。经过多年的临床应用和实践后,采用回顾性研究,连续性收集住院接受中西

医结合治疗的晚期 NSCLC 病例资料,开展临床实践的后效评价。结果表明:①长期辨证中医药治疗能有效延长晚期 NSCLC 患者的生存期;②多疗程中医综合治疗能使患者获益并延长生存期;③晚期 NSCLC 的最佳治疗模式是以中医药贯穿始终的多线综合治疗;④单纯中医药治疗能延长老年 NSCLC 患者的生存期。

一、临床实践质量是否得以改善

从循证临床实践的效果角度来看,临床医生实践能力的提高对于改善临床实践质量起关键作用,表 18-5 列举了 2 个关于自我评价"改变临床实践行为"能力的问题。当临床医生发现有新证据表明既往的临床决策需要改变时,能否克服旧的思维惯性而进行适当的调整? 对具体循证实践过程,如诊断、治疗、预后等方面是否进行过分析或审计,以评价效果?

表 18-5　对"改变临床实践行为"的自我评价

序号	自我评价内容
1	当有新证据表明临床实践改变时,能否克服障碍进行相应的行为调整
2	是否进行质控检查,如对诊断、治疗或其他循证医学实践方面的审计

临床质控审计非常重要,审计结果可以评价临床医生的整体表现如何,同时审计会以多种方式进行,特别是个体反馈,这对改善医生的临床工作会有极大的帮助。审计工作若能长期、持续、恰当地进行,将会促进临床实践质量不断提高。具体审计形式包括:随机选择患者,审计小组通过讨论这些患者最初诊断、干预措施等的依据,评价经"循证"实践的患者所占比例。国外许多医院已建立起完善的专职审计(或质量控制)委员会,具体审计方法可参考其他相关专著。

二、临床实践有证可循的现况

究竟有多少临床实践真正做到了有证可循? 是评价循证医学实践效果的另一个方面。Iain Chalmers 等人于 1989 年发表了一项研究结果,系统分析了当时在产科使用的 226 种方法的相关证据,结果表明:只有 20% 有效或疗效大于副作用,30% 有害或疗效可疑,50% 缺乏随机试验证据。1995 年 Ellis 等对牛津某临床机构当月诊断的 109 名患者进行审计,包括每个病例的诊断、干预和相关讨论,结果显示:对其中 90 名(82%)患者施加的干预是有证可循的,其中 53% 患者所接受的干预措施得到了一项或多项随机临床试验或系统综述的支持,29% 患者所接受的干预措施有明显可信的、非试验性研究证据的支持。另有 18% 患者所接受的对症治疗或支持治疗虽未检索到有力的证据支持,但目前的干预优于其他干预或没有干预。该研究结果发布后在整个医学界引起了轰动,继而全球范围内的多家临床机构也进行了类似研究,如 Lee JS 等在 2000 年又对 50 名胸部手术患者进行了评价,结果 50 个患者中 7 个患者的手术治疗有随机对照试验证据支持;32 个患者有可信的非试验性研究证据支持;11 个患者的治疗则无证据支持。事实上,临床医生接诊的绝大多数患者都只是若干常见病、多发病中的一种,罕见病例往往是零星分布的。因此,为常见病寻找证据将会比为罕见病寻找证据的效率高。随着循证医学实践和教学的发展,越来越多临床实践将会做到有证可循。

三、提升循证实践能力的教学新方法

开展循证医学教育培训是提升循证实践能力的关键举措,并且应该从医学生阶段即开始,贯穿于医学教育的不同阶段,包括毕业后教育。传统的讲授式方法由教师主导,学生比较被动地接受知识,已经不能适应时代的发展要求。国内外随机对照试验证明,以问题为基础的学习(problem-based learning,PBL)是一种能够提升医学生循证实践能力的有效教学方法。

PBL 是以问题为中心,把教学内容贯穿于复杂而有意义的问题情景中,通过让学生以小组合作的形式、共同解决实际临床问题,系统学习隐含于问题背后的科学知识,从而使他们学会合作,提高他们自主学习、解决问题和终身自我学习的能力。另外,有教学研究发现,有图书管理专业人员参与的小组 PBL 教学与无专业人员参与小组 PBL 教学相比,前者能够显著提升学生临床信息资源的知识水平和循证检索技能。

(田文静)

思考题

1. 需要从哪几个方面对循证医学实践能力进行自我评价?
2. "提出循证问题" 能力的自我评价包括哪些内容?
3. "寻找最佳外部证据" 能力的自我评价包括哪些内容?
4. "严格评价证据" 能力的自我评价包括哪些内容?
5. "应用最佳证据指导临床决策" 能力的自我评价包括哪些内容?

推荐阅读

［1］康德英,许能峰. 循证医学. 3 版. 北京:人民卫生出版社,2015.

［2］王家良. 循证医学. 2 版. 北京:人民卫生出版社,2010.

［3］王家良. 循证医学. 北京:人民卫生出版社,2005.

［4］刘爱忠. 临床流行病学. 3 版. 北京:高等教育出版社,2018.

［5］王吉耀. 循证医学与临床实践. 4 版. 北京:科学出版社,2019.

［6］唐金陵. MUIR GRAY. 循证医学:循证医疗卫生决策. 北京:北京医科大学出版社,2004.

［7］詹思延. 循证医学与循证保健. 北京:北京医科大学出版社,2002.

［8］曾宪涛,任学群. 应用 STATA 做 meta 分析,2 版. 北京:中国协和医科大学出版社,2017.

［9］胡善联. 卫生经济学. 上海:复旦大学出版社,2004.

［10］舍曼·富兰德,艾伦·C. 古德曼,迈伦·斯坦诺. 卫生经济学. 3 版. 北京:中国人民大学出版社,2004.

［11］陈文. 卫生经济学. 4 版. 北京:人民卫生出版社,2017.

［12］刘国恩. 中国药物经济学评价指南 2020. 北京:中国市场出版社,2020.

［13］李幼平. 循证医学. 4 版. 北京:高等教育出版社,2020.

［14］陈洁. 卫生技术评估. 北京:人民卫生出版社,2013.

［15］赵琨. 卫生技术评估与卫生政策评价. 理论方法篇. 北京:人民卫生出版社,2016.

［16］STRAUS SE,RICHARDSON WS,GLASZIOU P. 循证医学实践和教学. 3 版. 詹思延,译. 北京:北京大学出版社,2006.

［17］陈耀龙,杨克虎,王小钦,等. 中国制订/修订临床诊疗指南的指导原则(2022 版). 中华医学杂志,2022,102(10):697-703.

［18］顾杰,姜林娣. 健康状况的效用值和测量方法. 中华行为医学与脑科学杂志,2009,18(1):84-85.

［19］陆瑶,杨秋玉,赖鸿皓,等. 诊断试验准确性比较研究系统评价的证据分级. 中国循证医学杂志,2022,22(10):1233-1240.

［20］田晨,杨秋玉,赖鸿皓,等. 诊断性试验准确性比较研究. 中国循证医学杂志,2022,22(05):590-594.

［21］廖晓阳,金成勇. 如何在诊断性试验研究中正确应用有关测量指标. 华西医学,2000,(02):146-147.

［22］BRIGGS A,SCULPHER M,CLAXTON K. Decision modelling for health economic evaluation. Oxford:Oxford University Press,2006.

［23］EDLIN R,MCCABE C,HULME C,HALL P,WRIGHT J. Cost effectiveness modelling for health technology assessment. Springer Nature Switzerland AG,2015.

［24］HUNINK MG,WEINSTEIN MC,WITTENBERG E,DRUMMOND MF,PLISKIN JS,WONG JB,GLASZIOU PP. Decision making in health and medicine. 2nd ed. Cambridge University Press,2014.

［25］PETITTI DB. Meta-analysis,decision analysis and cost-effect analysis:methods for quantitative synthesis in medicine. 2nd ed. Oxford University Press,2000.

［26］ANWAR M,CHEN Q,OUYANG D,et al. Pyrotinib Treatment in Patients With HER2-positive metastatic Breast Cancer and Brain metastasis:Exploratory Final Analysis of Real-World,Multicenter Data. Clin Cancer

Res,2021,27（16）:4634-4641.

［27］ARBAB-ZADEH A,MILLER JM,ROCHITTE CE,et al. Diagnostic accuracy of computed tomography coronary angiography according to pre-test probability of coronary artery disease and severity of coronary arterial calcification. The CORE-64（Coronary Artery Evaluation Using 64-Row Multidetector Computed Tomography Angiography）International Multicenter Study. J Am Coll Cardiol. 2012,59（4）:379-387.

［28］COENEN A,ROSSI A,LUBBERS MM,et al. Integrating CT Myocardial Perfusion and CT-FFR in the Work-Up of Coronary Artery Disease. JACC Cardiovasc Imaging. 2017,10（7）:760-770.

［29］GULATI M,LEVY PD,MUKHERJEE D,et al. 2021 AHA/ACC/ASE/CHEST/SAEM/SCCT/ SCMR Guideline for the evaluation and diagnosis of chest pain:A report of the American College of Cardiology/American Heart Association Joint Committee on Clinical Practice Guidelines. Circulation. 2021,144（22）:e368-e454.

［30］HENSCHKE UK,FLEHINGER BJ. Decision theory in cancer therapy. Cancer,1967,20（11）:1819-1826.

［31］JARA A,UNDURRAGA E A,GONZÁLEZ C,et al. Effectiveness of an Inactivated SARS-CoV-2 Vaccine in Chile. N Engl J Med,2021,385（10）:875-884.

［32］LEEFLANG MM. Systematic reviews and meta-analyses of diagnostic test accuracy. Clin Microbiol Infect. 2014,20（2）:105-113.

［33］LEVINE GN,O'GARA PT,BECKMAN JA,et al. Recent innovations,modifications,and evolution of ACC/AHA Clinical Practice Guidelines:an update for our constituencies:a report of the American College of Cardiology/American Heart Association Task Force on Clinical Practice Guidelines［J］. Circulation,2019, 129:e879-e886.

［34］MANDREKAR JN. Receiver operating characteristic curve in diagnostic test assessment. J Thorac Oncol. 2010, 5（9）:1315-1316.

［35］MCDONALD MA,SIMPSON SH,EZEKOWITZ JA,et al. Angiotensin receptor blockers and risk of myocardial infarction:systematic review. BMJ,2005,331（7521）:873.

［36］NEUNERT C,TERRELL DR,ARNOLD DM,et al. American Society of Hematology 2019 guidelines for immune thrombocytopenia. Blood Advances,2019,3（23）:3829-3866.

［37］PETROU S,GRAY A. Economic evaluation alongside randomised controlled trials:design,conduct,analysis, and reporting. BMJ,2011,342:d1548.

［38］PETROU S,GRAY A. Economic evaluation using decision analytical modelling:design,conduct,analysis,and reporting. BMJ,2011:342:d1766.

［39］PHILIPS Z,BOJKE L,SCULPHER M,et al. Good practice guidelines for decision-analytic modelling in health technology assessment:a review and consolidation of quality assessment. Pharmacoeconomics 2006;24:355-371.

［40］RICHARDSON WS,DETSKY AS. Users' guides to the medical literature. Ⅶ. How to use a clinical decision analysis. A. Are the results of the study valid? Evidence-Based Medicine Working Group. JAMA 1995;273: 1292-1295.

［41］RICHARDSON WS,DETSKY AS. Users' guides to the medical literature. Ⅶ. How to use a clinical decision analysis. B. What are the results and will they help me in caring for my patients? Evidence-Based Medicine Working Group. JAMA 1995;273:1610-1613.

［42］STEPHEN G,JEROME. Decision analysis. New Engl J Med,1987,316（5）:250-259.

［43］WANG YB,YAN SY,XU XF,et al. Comparison on the efficacy and safety of different surgical treatments for benign prostatic hyperplasia with volume >60ml:a systematic review and Bayesian network meta-analysis of randomized controlled trials,Am J Mens Health,2021,15（6）:15579883211067086.

中英文名词对照索引

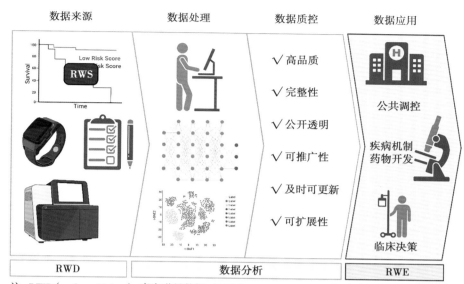

注:RWD(real world data):真实世界数据;RWE(real world evidence):真实世界证据。

图 9-2 真实世界数据转化为真实世界证据的基本路径

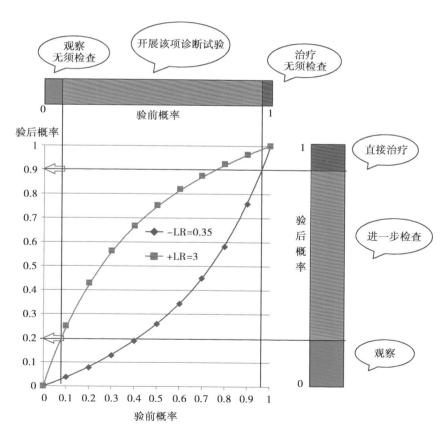

图 15-2 验前概率、似然比和验后概率与就诊者诊疗计划的关系